근육뼈대계통
기초 해부학

근육뼈대계통 기초 해부학

초판 1쇄 인쇄   2022년 8월 10일
초판 1쇄 발행   2022년 8월 15일

지은이   어중선
펴낸이   한준희
펴낸곳   (주)아이콕스

표지디자인   이지선
본문디자인   프롬디자인
영업   김남권, 조용훈, 문성빈
경영지원   손옥희, 김효선

주소   경기도 부천시 조마루로385번길 122 삼보테크노타워 2002호
홈페이지   www.icoxpublish.com
쇼핑몰   www.baek2.kr (백두도서쇼핑몰)
이메일   icoxpub@naver.com
전화   032) 674-5685
팩스   032) 676-5685
등록   2015년 7월 9일 제386-251002015000034호
ISBN   979-11-6426-225-0 (93510)

쉽게 이해하는 **해부학 첫걸음**

근육뼈대계통
기초 해부학

어중선 지음

문헌마다 작게는 600개에서 많으면 700개의 근육이 있다고 말하지만 600~700개의 근육이 모두 정리되어있는 문헌은 찾아보기 힘듭니다.

해부학 분야에서도 극히 일부인 근육뼈대계통 해부학(Musculoskeletal anatomy, 근골격계 해부학)만 공부하는데도 그 양이 많고, 해부학 책마다 표현되지 않은 근육이 있거나 한 조직을 두고 다양하게 표현되는 경우가 있어 공부하며 혼란을 느끼는 경우가 있습니다.

그리고 근육 하나하나에 집중해 공부하다 보면 근육들의 위치나 인체를 이루는 모양, 형태에 대한 이해가 어렵게 느껴지는 경험도 해보았을 겁니다.

이 책은 해부학 공부를 하는 데 있어 추가로 다른 책이나 매체를 찾아보는 수고를 덜고 단순히 암기하는 것뿐만 아니라 이해를 돕기 위해 아래와 같이 구성하였습니다.

첫째, 입체적인 뼈와 근육의 그림을 통해 실제 근육형태와 크기를 알 수 있습니다.

둘째, 인체의 영역에서 여러 겹으로 구성된 근육들이 어떤 형태를 이루고 있는지를 이해하기 위해 각각의 근육을 바깥에서부터 안으로, 안에서부터 바깥으로 나열했습니다. 챕터 별로 나눈 인체의 각 영역에서 개별 근육들이 서로 어떻게 위치하는지 이해하는 데 도움이 되길 바랍니다.

셋째, 용어가 만들어지게 된 배경을 내용에 담아 책을 읽으며 자연스럽게 용어가 이해될 수 있도록 구성하였습니다. 책을 편하게 읽다 보면 해부학 용어가 만들어지는 패턴을 이해할 수 있을 것입니다. 해부학 용어의 패턴을 이해하면 용어만 보고도 형태나 위치, 기능을 쉽게 떠올릴 수 있게 됩니다.

넷째, 정확하고 올바른 용어를 표현하기 위해 대한해부학회와 대한의사협회의 용어를 기준으로 표시하였고, 영어, 구용어, 신용어를 모두 표기하여 다양하게 표현되는 용어에 대해 혼란을 겪지 않도록 했습니다. 현장에서 해부학 용어를 사용할 때는 표준화된 용어가 아닌 부르기 편한 방식으로 표현하는 경우가 많아 혼란이 올 수도 있습니다. 본 책을 읽으며 정확한 표현의 해부학 용어를 알고 상황에 맞게 적용할 수 있기를 바랍니다.

운동지도자로서 움직임을 이해하고 올바르게 지도하기 위해 인체의 뼈대와 근육을 공부하는 것은 매우 중요합니다. 이 책을 통해서 인체를 구성하는 뼈와 근육, 인대와 조직들을 바르게 이해하길 바라고, 움직임과 연관 지어 공부하게 될 기능해부학과 운동학을 공부하기 전에 튼튼한 기초를 세울 수 있길 기대합니다. 그리고 운동 분야가 아닌 다른 분야에서 해부학 공부를 시작하시는 분들께도 해부학을 이해하는데 도움이 되길 희망합니다.

책을 출간할 수 있도록 기회를 주신 박천기 대표님, 정신적인 멘토가 되어주시는 국민대학교 체육대학 이미영 교수님, 은사 성민우 사부님, 현장의 동료이자 친구로서 책을 집필하는데 함께 고민하고 많은 도움을 주신 아이언피티짐 대표 김영호 선생님께 감사의 마음을 전합니다.

PART

03   뼈대계 Skeletal system   045

PART

01

해부학의
기본개념

01 해부학이란

　'해부학Anatomy, 解剖學'이란 용어는 그리스어 ἀνατομή, anatomē, 'temnein' [자르다]라는 말에서 유래합니다. '解剖學해부학' 각 글자의 음과 훈은 해[풀이하다, 解] 부[쪼개다, 가르다 剖] 학[배우다, 학문 學]으로, '가르고 쪼개서 풀이하는 학문'을 의미합니다. 즉, 생명체를 이루고 있는 구조물의 생김새나 크기, 위치, 주위 조직과의 관계 등을 세밀하게 연구하는 학문으로 그 중에서 인간의 신체를 다루는 해부학을 '인체해부학Human anatomy, 人體解剖學'이라고 합니다.

　해부학은 학문의 목적에 따라 다양하게 분류됩니다. 우리가 일반적으로 눈을 통해 볼 수 있는 구조의 모양과 크기, 위치를 연구하는 학문을 맨눈해부학Gross anatomy 또는 Macroscopic anatomy이라 하고, 눈으로 보기 힘든 세포Cell나 조직Tissue 등의 구조를 현미경이나 검사 장비를 통하여 세밀하게 연구하는 학문을 현미경해부학Microscopic anatomy 혹은 조직학Histology 이라고 부릅니다. 기능해부학Functional anatomy은 인체해부학의 기본 지식과 근육뼈대계통Musculoskeletal system, 근골격계의 운동역학적 지식을 이용하여 인체의 움직임을 연구하는 학문입니다.

　해부학을 공부하는데 있어 머리, 가슴, 다리 등 영역을 나눠 해당영역을 자세하게 연구하는 것을 국소해부학Regional anatomy이라 부르고, 신체 전체의 영역에 걸쳐 각 계통System으로 나누어 연구하는 것을 계통해부학System anatomy이라고 합니다. 국소해부학은 각 영역을 구성하는 조직들을 자세하게 공부할 수 있고, 계통해부학은 인체 전반에 걸친 구조의 흐름을 공부하는데 장점이 있습니다. 인체의 구조를 정확히 알기 위해서 두 가지 방법의 해부학을 함께 공부하는 것이 좋습니다.

계통해부학(System anatomy)

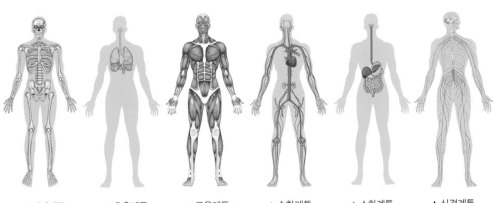

▲ 뼈대계통
(Skeletal system,
골격계)

▲ 호흡계통
(Respiratory system,
호흡계)

▲ 근육계통
(Muscular system,
근육계)

▲ 순환계통
(Circulatory system,
순환계)

▲ 소화계통
(Digestive system,
소화계)

▲ 신경계통
(Nervous system,
신경계)

국소 해부학(Regional anatomy)

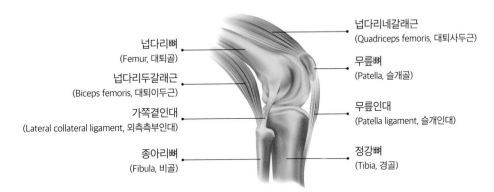

넙다리뼈
(Femur, 대퇴골)

넙다리두갈래근
(Biceps femoris, 대퇴이두근)

가쪽곁인대
(Lateral collateral ligament, 외측측부인대)

종아리뼈
(Fibula, 비골)

넙다리네갈래근
(Quadriceps femoris, 대퇴사두근)

무릎뼈
(Patella, 슬개골)

무릎인대
(Patella ligament, 슬개인대)

정강뼈
(Tibia, 경골)

▲ 무릎영역의 근육과 결합조직들
* 혈관, 신경, 기타 조직들은 표시되지 않음

02 해부학적 자세

인체에 대해 해부학적 소통을 할 때는 약속된 기준과 용어를 사용하여 표현합니다. 모든 구조와 위치를 표현하는데 기준이 되는 자세를 해부학적 자세Anatomical position라고 합니다. 해부학적 자세는 정면을 바라보고 바로 선 상태에서 양 발을 모으고, 양 팔을 몸 옆에 편히 두어 양 손바닥이 정면을 향한 자세를 말합니다.

일상에서 바로 선 자세인 차렷 자세를 기본자세Fundamental position라고 하는데 이 자세에서는 손의 해부학적인 구조나 움직임을 보는데 제한이 있습니다. 그래서 해부학적 자세는 손의 해부학적 구조를 볼 수 있도록 손바닥을 앞으로 향하는 것이 특징입니다. 인체의 해부학적 구조나 위치, 움직임 등을 표현할 때는 해부학적 자세를 기준으로 표현하게 됩니다.

·········· **해부학적자세(Anatomycal position)와 기본자세(Fundamental position)** ··········

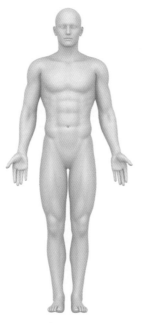

▲ 해부학적자세
(Anatomycal position)

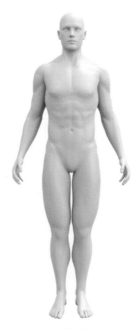

▲ 기본자세
(Fundamental position)

03 해부학적 면과 축

　인체는 3차원의 구조물이기 때문에 해부학적인 구조와 움직임을 표현하기 위해 해부학적 자세에서 3개의 면과 3개의 축을 가집니다. 3개의 면은 시상면Sagittal plane, 이마면Frontal plane, 가로면Transverse plane이고, 각각의 면에 수직으로 지나는 3개의 축은 전두축Frontal axis, 시상축Sagittal axis, 수직축Vertical axis 입니다.

　일반 해부학에서는 주로 3개의 면을 가지고 이야기를 하고, 기능해부학에서는 움직임의 축을 표현하기 위해 3개의 축이 사용됩니다. 다음에 설명 될 면과 축은 인체의 중앙을 기준으로 설명하지만 표현하고자 하는 구조의 위치에 따라 면과 축의 위치는 바뀔 수 있습니다.

3-1 시상면(Sagittal plane)

시상면Sagittal plane은 인체를 좌/우로 나누는 면으로 해부학적 자세를 기준으로 볼 때 인체의 옆(오른쪽 혹은 왼쪽)에서 바라보는 면을 말합니다. 시상면을 기준으로 움직임의 축이 되는 기준을 전두축Frontal axis이라고 합니다. 인체의 정중앙을 지나는 시상면을 정중시상면Median sagittal plane, 또는 정중면이라고 부릅니다.

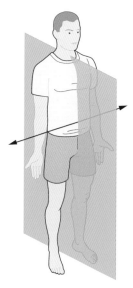

▲ 시상면(Sagittal plane)과
전두축(Frontal axis)

3-2 이마면(Frontal plane = Coronal plane)

이마면Frontal plane 혹은 Coronal plane은 관상면이라고도 부릅니다. 인체를 앞/뒤로 나누는 면으로 해부학적 자세를 기준으로 볼 때 인체의 앞이나 뒤에서 바라보는 면을 말합니다. 이마면을 기준으로 움직임의 축이 되는 기준을 시상축Sagittal axis이라고 합니다.

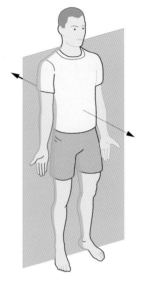

▲ 이마면(Frontal plane)과
시상축(Sagittal axis)

3-3 가로면(Transverse plane)

가로면Transverse plane은 수평면horizontal plane이라고도 합니다. 인체를 위/아래로 나누는 면으로 해부학적 자세를 기준으로 볼 때 인체의 위나 아래에서 바라보는 면을 말합니다. 가로면을 기준으로 움직임의 축이 되는 기준을 수직축Vertical axis 혹은 세로축Longitudinal axis이라고 합니다.

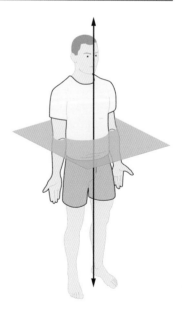

▲ 가로면(Transverse plane)과
수직축(Vertical axis)

04 해부학적 위치를 설명하는 용어들

인체의 구조를 설명할 때 정확한 위치를 설명하기 위해 약속된 용어가 있습니다. 이를 해부학적 방향용어Anatomical directional terminology라고 합니다. 해부학적 자세를 기준으로 이 용어들을 이용하여 말하고자 하는 구조의 위치를 표현하게 됩니다. 구조의 위치를 표현할 때는 항상 기준을 정하고 용어를 사용해야 정확하게 소통을 할 수 있습니다.

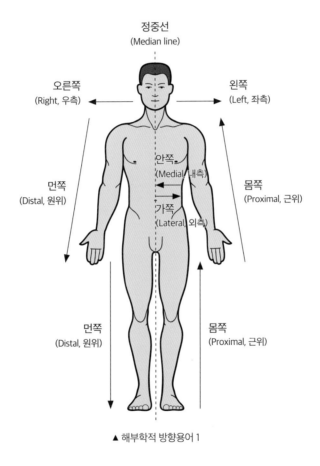

▲ 해부학적 방향용어 1

방향용어	의미
정중선(Median line)	인체의 중심이 되는 기준선
왼쪽(Sinister 혹은 Left, 좌)	정중선을 기준으로 왼쪽

오른쪽(Dexter 혹은 Right, 우)	정중선을 기준으로 오른쪽
안쪽(Medial, 내측)	정중선 혹은 신체의 중심에 가까운 쪽
가쪽(Lateral, 외측)	정중선 혹은 신체의 중심으로부터 먼 쪽
몸쪽(Proximal, 근위)	정중선 혹은 신체의 중심에 가까운 쪽
먼쪽(Distal, 원위)	정중선 혹은 신체의 중심에 먼 쪽

참고 **수평적 위치와 수직적 위치의 표현**

안쪽과 가쪽은 가로면이나 이마면상에서 수평적 위치를 표현할 때 주로 사용하고, 몸쪽과 먼쪽은 시상면이나 이마면 상에서의 수직적 위치를 표현할 때 주로 사용합니다.

예 무릎관절의 반달은 안쪽반달(Medial meniscus, 내측반월)과 가쪽반달(Lateral meniscus, 외측반월)이 있습니다. 무릎뼈(Patella, 슬개골)는 넙다리뼈(Femur, 대퇴골)의 먼쪽(Distal, 원위)과 정강뼈(Tibia, 경골)의 몸쪽(Proximal, 근위) 사이에 위치합니다.

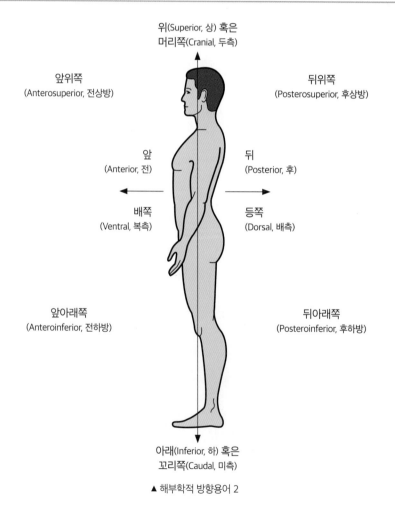

위(Superior, 상) 혹은
머리쪽(Cranial, 두측)

앞위쪽
(Anterosuperior, 전상방)

뒤위쪽
(Posterosuperior, 후상방)

앞
(Anterior, 전)

뒤
(Posterior, 후)

배쪽
(Ventral, 복측)

등쪽
(Dorsal, 배측)

앞아래쪽
(Anteroinferior, 전하방)

뒤아래쪽
(Posteroinferior, 후하방)

아래(Inferior, 하) 혹은
꼬리쪽(Caudal, 미측)

▲ 해부학적 방향용어 2

방향용어	의미
위(Superior, 상)	어떠한 기준을 중심으로 위쪽
머리쪽(Cranial, 두측)	머리에 가까운 쪽(위와 같은 의미로 사용)
아래(Inferior, 하)	어떠한 기준을 중심으로 아래쪽
꼬리쪽(Caudal, 미측)	발바닥에 가까운 쪽(아래와 같은 의미로 사용)
앞(Anterior, 전)	어떠한 기준을 중심으로 앞쪽
배쪽(Ventral, 복측)	손바닥이나 발바닥의 방향(앞과 같은 의미로 사용되기도 함)
뒤(Posterior, 후)	어떠한 기준을 중심으로 뒤쪽
등쪽(Dorsal, 배측)	손등, 발등의 방향(뒤와 같은 의미로 사용되기도 함)

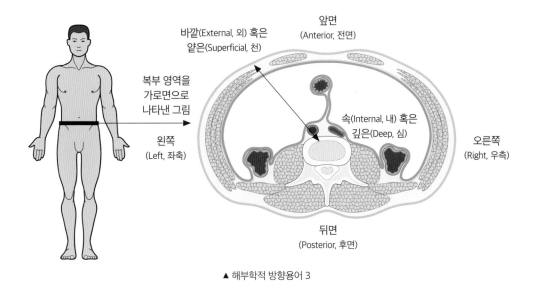

▲ 해부학적 방향용어 3

방향용어	의미
바깥(External, 외)	수평면 상에서 인체 중심에서 먼 쪽
얕은(Superficial, 천)	피부에 가까운 쪽(바깥과 같은 의미로 사용)
속(Internal, 내)	수평면 상에서 인체의 중심에 가까운 쪽
깊은(Deep, 심)	몸의 중심(깊은 곳)에 가까운 쪽(속과 같은 의미로 사용)

손바닥쪽 (Palmar, 장측)	손등쪽 (Dorsum of hand, 수배)	발등쪽 (Dorsum of foot, 족배)	발바닥쪽 (Plantar, 척측)
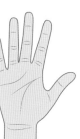	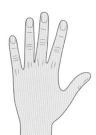	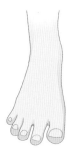	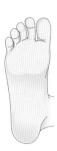

▲ 해부학적 방향용어 4

방향용어	의미
손바닥쪽(Palmar, 장측)	손과 관련된 구조를 가리킬 때는 '손바닥'의 의미 손바닥에서 방향의 의미를 가리킬 때는 '바닥쪽'으로 사용
발바닥쪽(Plantar, 척측)	발과 관련된 구조를 가리킬 때는 '발바닥'의 의미 발바닥의 방향의 의미를 가리킬 때는 '바닥쪽'으로 사용
손등쪽, 발등쪽(Dorsum, 배측)	손등과 발등 모두의 의미로 사용
손바닥쪽, 발바닥쪽(Volar, 장측)	손의 바닥(손바닥)과 발의 바닥(발바닥) 모두의 의미로 사용

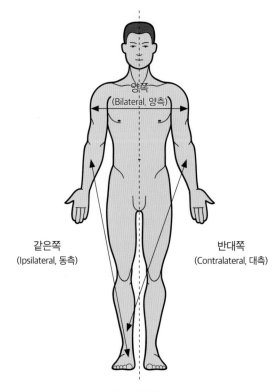

▲ 해부학적 방향용어 5

방향용어	의미
양쪽(Bilateral, 양측)	구조의 중앙을 기준으로 오른쪽과 왼쪽 모두를 표현
같은쪽(Ipsilateral, 동측)	구조의 중앙을 기준으로 오른쪽 혹은 왼쪽 중 같은 쪽에 있는 두 개의 구조를 표현
반대쪽(Contralateral, 대측)	구조의 중앙을 기준으로 두 개의 구조가 반대되는 쪽을 표현

참고 **방향용어의 혼합 사용**

본문에서 설명한 방향 용어를 기본으로 사용하며, 좀더 다양하고 정확한 위치를 표현하고자 할 때는 다음과 같이 혼합하여 사용합니다.

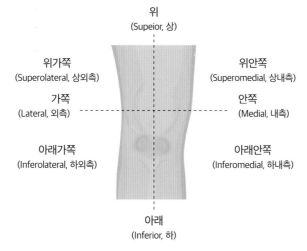

▲ 해부학적 방향용어 6 (오른쪽 무릎의 앞면)

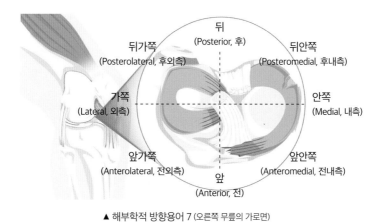

▲ 해부학적 방향용어 7 (오른쪽 무릎의 가로면)

인체의 구성

인체는 가장 작은 단위인 원자Atom에서부터 단계적으로 조직을 이루어 하나의 살아있는 생물인 유기체Organism로 구성될 때까지 6단계의 조직 구조를 이룹니다.

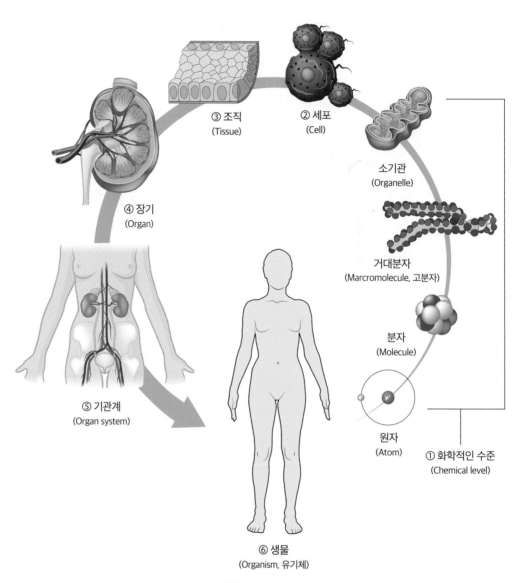

③ 조직
(Tissue)

② 세포
(Cell)

소기관
(Organelle)

④ 장기
(Organ)

거대분자
(Marcromolecule, 고분자)

분자
(Molecule)

⑤ 기관계
(Organ system)

원자
(Atom)

① 화학적인 수준
(Chemical level)

⑥ 생물
(Organism, 유기체)

▲ 유기체(인체)의 구조적 수준

01 화학적인 수준(Chemical level)

    물질의 가장 작은 단위인 원자Atom들이 2개 이상의 결합을 이루어 분자Molecules 구조를 형성합니다. O산소, Oxygen, C탄소, Carbon, H수소, Hydrogen, N질소, Nitrogen, Ca칼슘, Calcium, P인, Phosphorus, K칼륨, Potassium, S황, Sulfur, Na나트륨, Sodium, Cl염소, Chlorine, Mg마그네슘, Magnesium, Fe철, Iron 등의 원소는 생명을 유지하는데 필요한 중요한 요소입니다.

    위의 원소들을 포함한 다양한 원소들이 결합하여 분자Molecules 구조를 형성하는데, 가장 대표적인 분자 구조로는 유전자deoxyribonucleic acid, DNA와 인체의 에너지원인 포도당Glucose, 글루코스이 있습니다. 그 외에도 인체 내에 중요한 여러 화학물질을 형성합니다.

····· **화학적인 수준의 유전자와 포도당의 구조** ·····

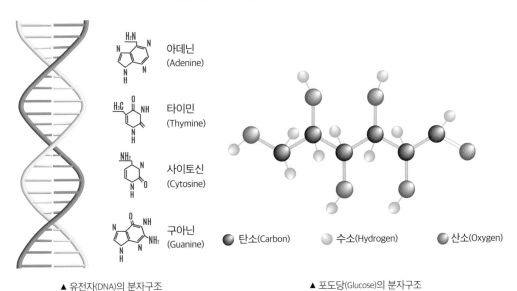

아데닌 (Adenine)

타이민 (Thymine)

사이토신 (Cytosine)

구아닌 (Guanine)

● 탄소(Carbon)　　● 수소(Hydrogen)　　● 산소(Oxygen)

▲ 유전자(DNA)의 분자구조　　　　　▲ 포도당(Glucose)의 분자구조

02 세포 수준(Cellular level)

　화학적인 수준의 분자들이 결합하게 되면 유기체의 가장 기본 구조인 세포Cell를 형성하게 됩니다. 세포는 다양한 기능을 통해 인체의 생명이 유지될 수 있도록 하는 기본 단위입니다. 생명을 유지할 수 있는 능력에 걸맞게 근육세포, 신경세포, 상피세포 등 각각의 기능에 맞춰 다양한 형태로 존재합니다.

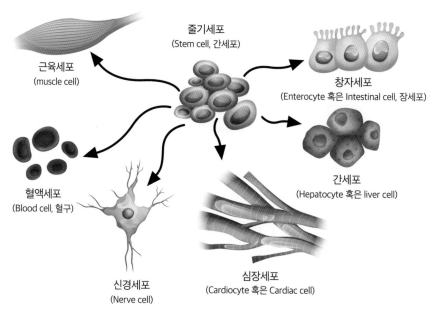

줄기세포
(Stem cell, 간세포)

근육세포
(muscle cell)

창자세포
(Enterocyte 혹은 Intestinal cell, 장세포)

혈액세포
(Blood cell, 혈구)

간세포
(Hepatocyte 혹은 liver cell)

신경세포
(Nerve cell)

심장세포
(Cardiocyte 혹은 Cardiac cell)

▲ 인체의 세포들

03 조직 수준(Tissue level)

인체 내에서 특정한 기능을 수행하기 위해 함께 기능하는 세포와 세포 주변 물질들의 결합을 조직Tissue이라고 합니다. 대표적으로 상피조직Epithelial tissue, 신경조직Nervous tissue, 결합조직Connective tissue, 근육조직Muscular tissue 등이 있습니다.

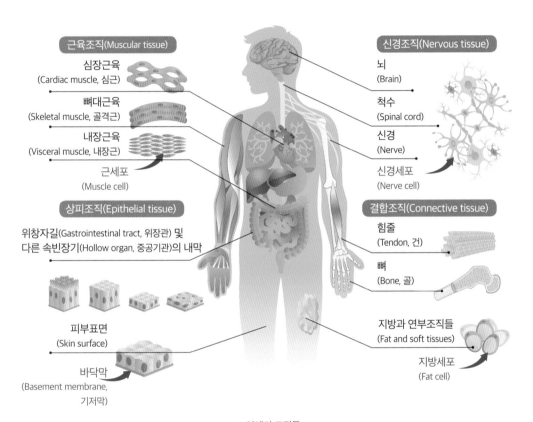

근육조직(Muscular tissue)
심장근육
(Cardiac muscle, 심근)
뼈대근육
(Skeletal muscle, 골격근)
내장근육
(Visceral muscle, 내장근)
근세포
(Muscle cell)

신경조직(Nervous tissue)
뇌
(Brain)
척수
(Spinal cord)
신경
(Nerve)
신경세포
(Nerve cell)

상피조직(Epithelial tissue)
위창자길(Gastrointestinal tract, 위장관) 및
다른 속빈장기(Hollow organ, 중공기관)의 내막

피부표면
(Skin surface)
바닥막
(Basement membrane,
기저막)

결합조직(Connective tissue)
힘줄
(Tendon, 건)
뼈
(Bone, 골)
지방과 연부조직들
(Fat and soft tissues)
지방세포
(Fat cell)

▲ 인체의 조직들

3-1 상피조직(Epithelial tissue)

인체 장기의 겉과 속을 형성하거나 인체의 표면을 구성하는 막_{Membrane} 형태의 조직으로 인체의 내부의 각 기관들끼리 혹은 인체와 외부 환경 사이에서 상호작용할 수 있는 역할을 합니다.

3-2 신경조직(Nervous tissue)

신경세포로 이루어져 있으며, 뇌_{Brain}와 척수_{Spinal cord}, 신경_{Nerve}으로 구성됩니다. 인체의 내부와 외부의 다양한 변화를 감지하여 근육을 수축하거나 샘_{Glandula, 선}을 자극하여 내분비샘_{Endocrine gland, 내분비선}인 호르몬_{Hormone}이나 외분비샘_{Exocrine glands, 외분비선}인 침, 땀, 눈물, 소화액 등을 배출하도록 신경활동전위_{Nerve action potential}라는 전기 신호를 생성합니다.

3-3 결합조직(Connective tissue)

근육의 힘줄_{Tendon, 건}, 뼈_{Bone, 골}, 인대_{Ligament}, 혈액_{Blood}, 지방_{Fat} 등 다양한 형태로 존재합니다. 이 조직들은 장기를 서로 연결하거나 보호하고 지지하며, 에너지를 지방의 형태로 저장하고 인체에 대한 면역력을 제공합니다.

3-4 근육조직(Muscular tissue)

수축하는 능력을 가진 세포의 결합으로 심장근육_{Cardiac muscle, 심근}, 내장근육_{Visceral muscle, 내장근}, 뼈대근육_{Skeletal muscle, 골격근}으로 구성됩니다.

이 세 근육조직은 근육세포의 무늬와 수축의 형태에 따라서 다음과 같이 분류하기도 합니다.

무늬 형태에 따른 분류

가로무늬를 형성하고 있는 가로무늬근Striated muscle, 횡문근과 가로무늬가 없는 민무늬근Smooth muscle, 평활근으로 분류합니다. 심장근육과 뼈대근육은 가로무늬근에 속하고, 내장근육은 민무늬근에 속합니다.

수축 형태에 따른 분류

심장근육과 내장근육은 심장과 장기를 움직이게 하는 근육으로 인간의 의지와 상관없이 생명을 유지하기 위해 끊임없이 수축하고 운동한다고 하여 제대로근Involuntary muscle, 불수의근으로 분류하고, 뼈대근육의 경우 인간의 의지대로 수축하여 움직임을 만들어 낼 수 있기에 맘대로근Voluntary muscle, 수의근으로 분류합니다.

근육조직의 종류	심장근육 (Cardiac muscle, 심근)	뼈대근육 (Skeletal muscle, 골격근)	내장근육 (Visceral muscle, 내장근)
무늬 형태	가로무늬근 (Striated muscle, 횡문근)	가로무늬근 (Striated muscle, 횡문근)	민무늬근육 (Smooth muscle, 평활근)
수축 형태	제대로근 (Involuntary muscle, 불수의근)	맘대로근 (Voluntary muscle, 수의근)	제대로근 (Involuntary muscle, 불수의근)

04 기관 수준(Organ level)

인체 내에서 특정한 기능을 수행하기 위한 서로 다른 조직들의 결합을 기관Organ 혹은 장기라고 합니다. 예를 들어 음식을 분해하는 위Stomach의 경우 위의 안과 겉을 상피조직이 감싸고, 결합조직은 위를 구성하는 근육조직과 신경조직, 상피조직을 연결하거나 위의 주변조직인 식도나 창자와 연결하는 기능을 합니다. 신경조직은 위에 음식이 들어오면 반응을 감지하고 음식을 분해하기 위해 소화액을 분비하고, 위의 근육조직에 꿈틀운동Peristalsis, 연동운동을 시작하라는 전기적 신호를 보내며 위가 음식물을 분해하게 합니다.

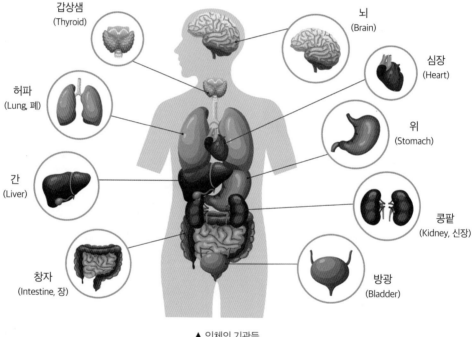

갑상샘
(Thyroid)

뇌
(Brain)

심장
(Heart)

허파
(Lung, 폐)

위
(Stomach)

간
(Liver)

콩팥
(Kidney, 신장)

창자
(Intestine, 장)

방광
(Bladder)

▲ 인체의 기관들

기관은 육안으로 볼 수 있는 각각의 형태와 고유의 기능을 가지고 있습니다. 심장은 혈액이 인체의 모든 영역으로 순환할 수 있도록 하는 펌프의 기능을 하고, 폐는 산소와 이산화탄소의 가스교환을 하며, 창자는 분해된 음식물에서 에너지를 흡수하고 찌꺼기를 몸 밖으로 배출하도록 합니다.

05 기관계 수준(Organ system level)

상호작용하여 공통된 기능을 수행하기 위한 기관의 모임을 기관계Organ system라고 합니다. 인체는 총 11개의 기관계로 구성되어 있습니다.

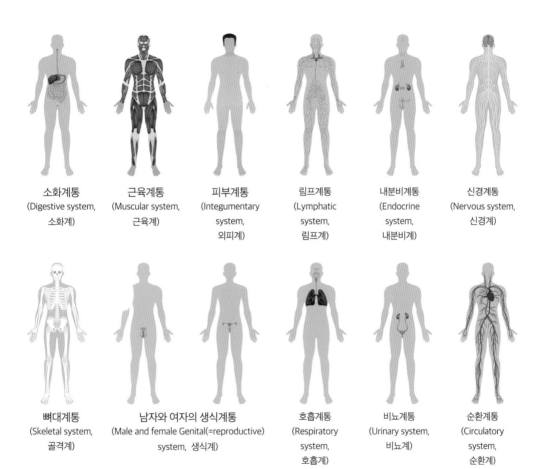

소화계통
(Digestive system,
소화계)

근육계통
(Muscular system,
근육계)

피부계통
(Integumentary
system,
외피계)

림프계통
(Lymphatic
system,
림프계)

내분비계통
(Endocrine
system,
내분비계)

신경계통
(Nervous system,
신경계)

뼈대계통
(Skeletal system,
골격계)

남자와 여자의 생식계통
(Male and female Genital(=reproductive)
system, 생식계)

호흡계통
(Respiratory
system,
호흡계)

비뇨계통
(Urinary system,
비뇨계)

순환계통
(Circulatory
system,
순환계)

▲ 인체의 기관계

소화계통(Digestive system, 소화계)

소화계통Digestive system, 소화계은 음식이 인체에 흡수될 수 있도록 작은 분자단위로 분해하는 기능을 합니다. 음식물을 섭취하는 입안Oral cavity, 구강에서부터 음식물을 분해하고 삼키는 혀Tongue, 설를 포함해 음식물 분해 및 소화를 돕는 위Stomach와 창자Intestine, 장를 지나 배설물을 배출하는 항문Anus까지 다양한 기관들이 모여 소화계를 구성합니다.

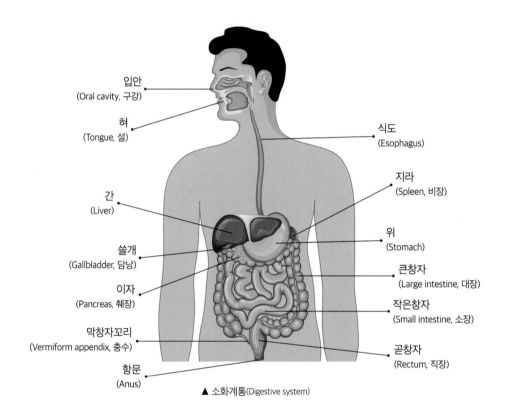

▲ 소화계통(Digestive system)

5-2 근육계통(Muscular system, 근육계)

근육계통Muscular system, 근육계은 근육조직의 수축과 이완을 통해 뼈대계통Skeletal system, 골격계과 함께 인체의 움직임을 만들거나 자세를 유지하고, 체내 물질의 이동과 열 발생의 기능을 합니다. 혈액의 순환을 위해 심장을 움직이는 심장근육Cardiac muscle, 심근과 음식물의 소화 및 이동을 위해 장기를 수축하는 내장근육Visceral muscle, 내장근, 인체의 움직임을 일으키는 뼈대근 육Skeletal muscle, 골격근 등 3가지의 근육조직들이 근육계통을 구성합니다.

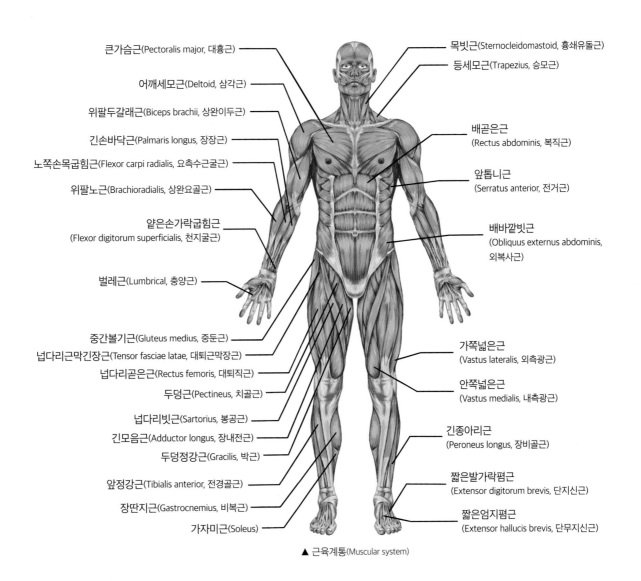

큰가슴근(Pectoralis major, 대흉근)
어깨세모근(Deltoid, 삼각근)
위팔두갈래근(Biceps brachii, 상완이두근)
긴손바닥근(Palmaris longus, 장장근)
노쪽손목굽힘근(Flexor carpi radialis, 요측수근굴근)
위팔노근(Brachioradialis, 상완요골근)
얕은손가락굽힘근
(Flexor digitorum superficialis, 천지굴근)
벌레근(Lumbrical, 충양근)
중간볼기근(Gluteus medius, 중둔근)
넙다리근막긴장근(Tensor fasciae latae, 대퇴근막장근)
넙다리곧은근(Rectus femoris, 대퇴직근)
두덩근(Pectineus, 치골근)
넙다리빗근(Sartorius, 봉공근)
긴모음근(Adductor longus, 장내전근)
두덩정강근(Gracilis, 박근)
앞정강근(Tibialis anterior, 전경골근)
장딴지근(Gastrocnemius, 비복근)
가자미근(Soleus)

목빗근(Sternocleidomastoid, 흉쇄유돌근)
등세모근(Trapezius, 승모근)
배곧은근
(Rectus abdominis, 복직근)
앞톱니근
(Serratus anterior, 전거근)
배바깥빗근
(Obliquus externus abdominis, 외복사근)
가쪽넓은근
(Vastus lateralis, 외측광근)
안쪽넓은근
(Vastus medialis, 내측광근)
긴종아리근
(Peroneus longus, 장비골근)
짧은발가락폄근
(Extensor digitorum brevis, 단지신근)
짧은엄지폄근
(Extensor hallucis brevis, 단무지신근)

▲ 근육계통(Muscular system)

5-3 피부계통(Integumentary system, 외피계)

인체의 외부를 감싸고 있는 피부계통Integumentary system, 외피계은 체온을 유지하고 외부로부터의 감염이나 부상에 대한 보호, 그리고 외부로부터의 감각 정보를 제공합니다. 우리가 알고 있는 피부 외에도 머리카락Hair 혹은 Capillus, 두모, 손톱Nail, 조, 땀샘Sweat gland, 한선 등도 피부계통을 구성하는 조직들로, 머리카락과 손톱은 신체를 보호하고, 땀샘은 체온 조절의 기능을 합니다.

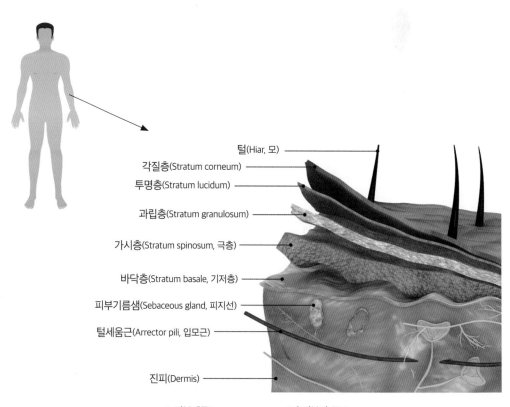

털(Hiar, 모)
각질층(Stratum corneum)
투명층(Stratum lucidum)
과립층(Stratum granulosum)
가시층(Stratum spinosum, 극층)
바닥층(Stratum basale, 기저층)
피부기름샘(Sebaceous gland, 피지선)
털세움근(Arrector pili, 입모근)
진피(Dermis)

▲ 피부계통(Integumentary system)과 피부의 구조

5-4 림프계통(Lymphatic system, 림프계)

림프계통Lymphatic system, 림프계은 인체의 외부나 내부로부터 질병을 일으키는 세균에 대해 저항하고 제거하는 여러 면역체계 중 하나로서 기능을 합니다.

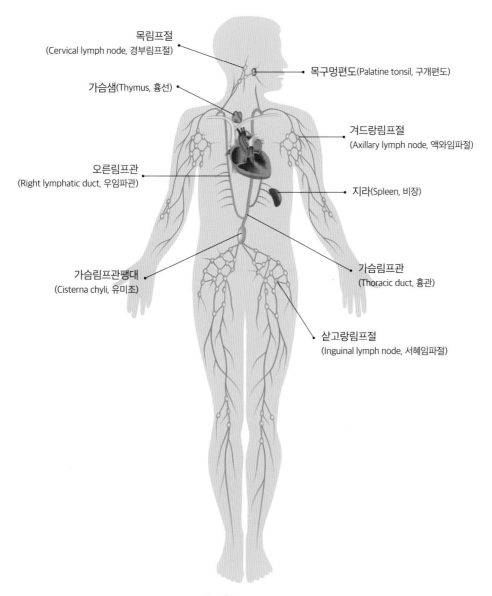

목림프절
(Cervical lymph node, 경부림프절)

목구멍편도(Palatine tonsil, 구개편도)

가슴샘(Thymus, 흉선)

겨드랑림프절
(Axillary lymph node, 액와임파절)

오른림프관
(Right lymphatic duct, 우임파관)

지라(Spleen, 비장)

가슴림프관팽대
(Cisterna chyli, 유미조)

가슴림프관
(Thoracic duct, 흉관)

샅고랑림프절
(Inguinal lymph node, 서혜임파절)

▲ 림프계통(Lymphatic system)

5-5 내분비계통(Endocrine system, 내분비계)

내분비계통Endocrine system, 내분비계은 호르몬Hormone을 혈액으로 분비하여 인체에 있는 거의 모든 유형의 세포를 흥분시키거나 억제시키는 조절기능을 합니다. 호르몬 분비를 통해 인체의 성장과 발달, 신진대사를 조절하고, 생식과정에 영향을 미칩니다.

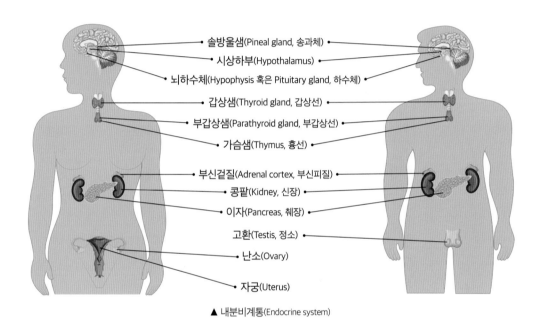

▲ 내분비계통(Endocrine system)

5-6 신경계통(Nervous system, 신경계)

신경계통Nervous system, 신경계은 내분비계통과 함께 인체를 조절하는 기능을 합니다. 인체 외부로부터의 자극이나 인체 내부의 반응을 감지하여(감각기능Sensory function) 뇌를 통해(통합기능Integrative function) 다시 자극에 맞는 적절한 반응(운동기능Motor function)을 나타나게 합니다.

호르몬계통은 호르몬이 혈액을 타고 지나며 인체를 조절하는 방법이라면, 신경계통은 각 인체조직에 연결된 신경들의 전기적 신호에 의해 인체를 조절합니다.

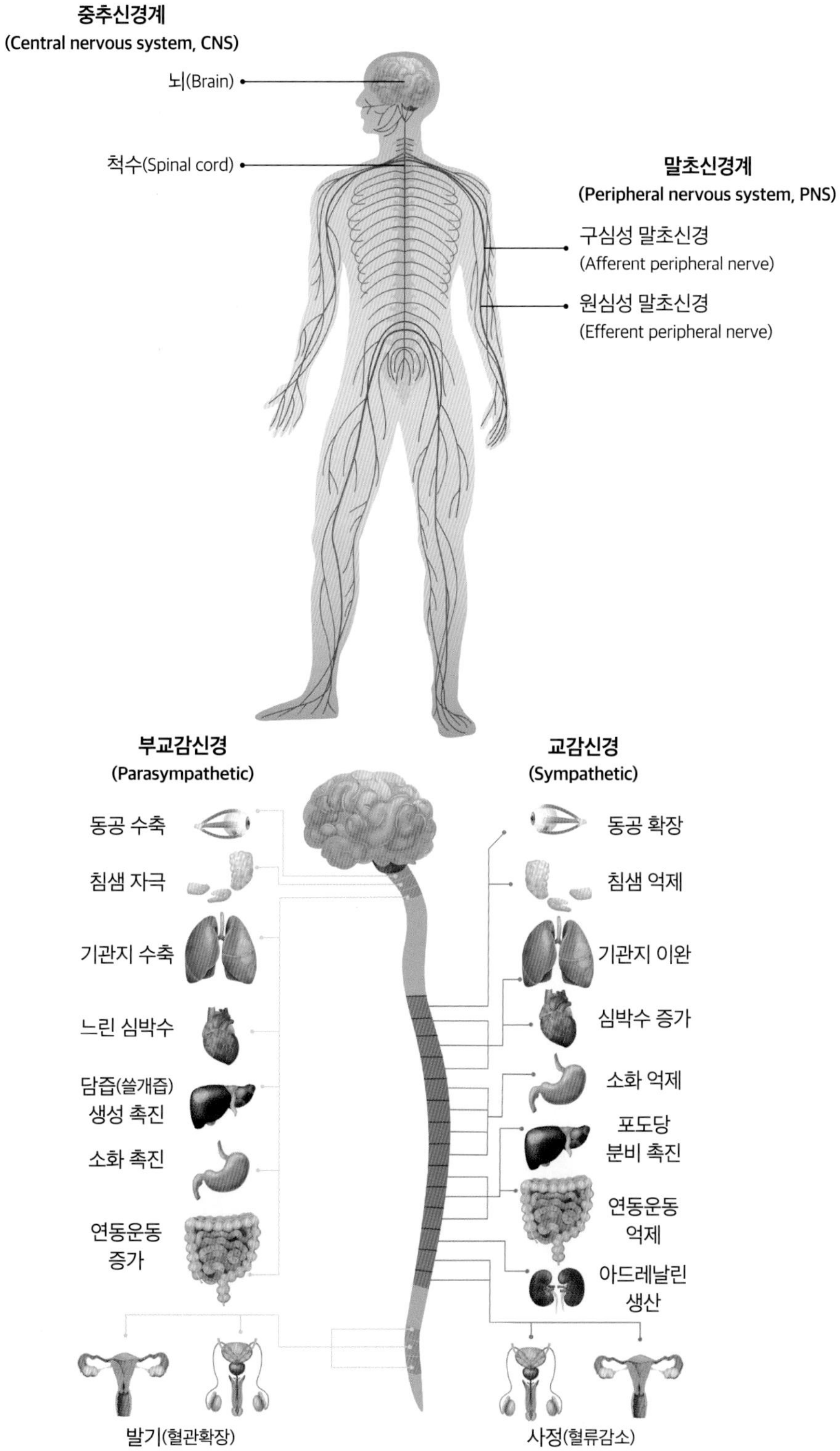

중추신경계
(Central nervous system, CNS)

뇌(Brain)

척수(Spinal cord)

말초신경계
(Peripheral nervous system, PNS)

구심성 말초신경
(Afferent peripheral nerve)

원심성 말초신경
(Efferent peripheral nerve)

부교감신경
(Parasympathetic)

동공 수축

침샘 자극

기관지 수축

느린 심박수

담즙(쓸개즙)
생성 촉진

소화 촉진

연동운동
증가

발기(혈관확장)

교감신경
(Sympathetic)

동공 확장

침샘 억제

기관지 이완

심박수 증가

소화 억제

포도당
분비 촉진

연동운동
억제

아드레날린
생산

사정(혈류감소)

▲ 신경계통(Nervous system)

5-7 뼈대계통(Skeletal system, 골격계)

뼈대계통Skeletal system, 골격계은 내장기관을 보호하고, 근육계통과 함께 인체를 지지하고 움직임을 발생합니다. 그리고 혈액을 생산하는 조혈기능과 미네랄을 저장하고 필요에 따라 분비하는 기능을 합니다.

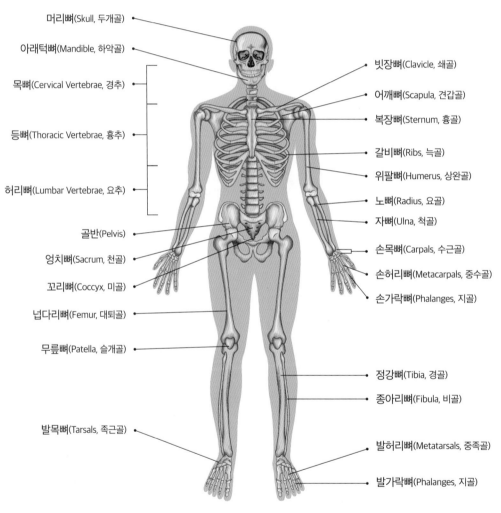

머리뼈(Skull, 두개골)
아래턱뼈(Mandible, 하악골)
목뼈(Cervical Vertebrae, 경추)
등뼈(Thoracic Vertebrae, 흉추)
허리뼈(Lumbar Vertebrae, 요추)
골반(Pelvis)
엉치뼈(Sacrum, 천골)
꼬리뼈(Coccyx, 미골)
넙다리뼈(Femur, 대퇴골)
무릎뼈(Patella, 슬개골)
발목뼈(Tarsals, 족근골)

빗장뼈(Clavicle, 쇄골)
어깨뼈(Scapula, 견갑골)
복장뼈(Sternum, 흉골)
갈비뼈(Ribs, 늑골)
위팔뼈(Humerus, 상완골)
노뼈(Radius, 요골)
자뼈(Ulna, 척골)
손목뼈(Carpals, 수근골)
손허리뼈(Metacarpals, 중수골)
손가락뼈(Phalanges, 지골)
정강뼈(Tibia, 경골)
종아리뼈(Fibula, 비골)
발허리뼈(Metatarsals, 중족골)
발가락뼈(Phalanges, 지골)

▲ 뼈대계통(Skeletal system)

5-8 생식계통(Genital(=reproductive) system, 생식계)

인간은 남성의 고환에서 생성된 정자와 여성의 난소에서 생성된 난자가 결합하여 아이가 탄생하는 유성생식Sexual reproduction을 합니다. 남성은 정자를 여성의 자궁으로 전달하기 위해, 여성은 임신 중 배아Embryo와 태아의 성장을 위해 생식계의 구조가 다른 특징이 있습니다.

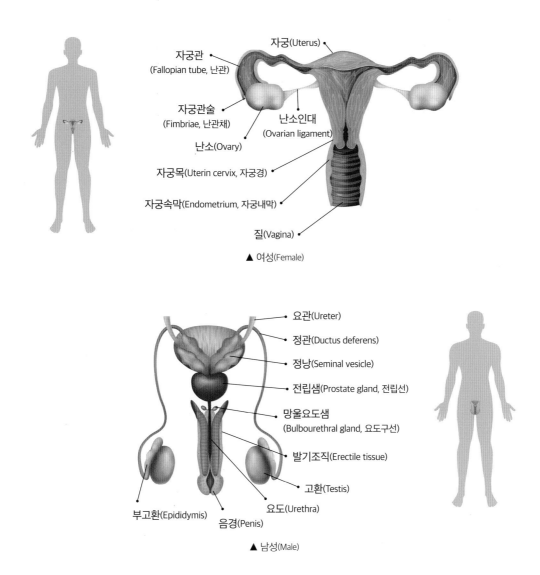

자궁(Uterus)
자궁관 (Fallopian tube, 난관)
자궁관술 (Fimbriae, 난관채)
난소인대 (Ovarian ligament)
난소(Ovary)
자궁목(Uterin cervix, 자궁경)
자궁속막(Endometrium, 자궁내막)
질(Vagina)

▲ 여성(Female)

요관(Ureter)
정관(Ductus deferens)
정낭(Seminal vesicle)
전립샘(Prostate gland, 전립선)
망울요도샘 (Bulbourethral gland, 요도구선)
발기조직(Erectile tissue)
고환(Testis)
요도(Urethra)
부고환(Epididymis)
음경(Penis)

▲ 남성(Male)

5-9 호흡계통(Respiratory system, 호흡계)

인체의 세포는 에너지 생성을 위해 산소(O_2)를 사용하고 이산화탄소(CO_2)를 배출합니다. 호흡계통은 산소를 공급하고 이산화탄소를 배출하는 가스교환Gas exchange 기능과 혈액의 수소이온농도Hydrogen ion concentration, pH 조절에도 관여합니다. 그리고 소리를 낼 수 있으며, 코 속에 후각신경Olfactory nerve, 후신경이 있어 냄새를 맡는 기관으로서의 역할도 합니다.

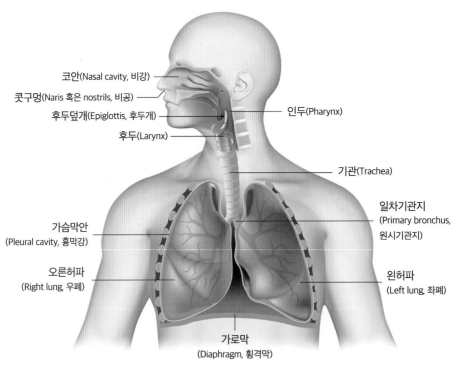

코안(Nasal cavity, 비강)
콧구멍(Naris 혹은 nostrils, 비공)
후두덮개(Epiglottis, 후두개)
후두(Larynx)
인두(Pharynx)
기관(Trachea)
일차기관지(Primary bronchus, 원시기관지)
가슴막안(Pleural cavity, 흉막강)
오른허파(Right lung, 우폐)
왼허파(Left lung, 좌폐)
가로막(Diaphragm, 횡격막)

▲ 호흡계통(Respiratory system)

5-10 비뇨계통(Urinary system, 비뇨계)

인체의 세포는 에너지 생성을 하며 이산화탄소 외에도 많은 폐기물을 만들어 냅니다. 호흡계통에서는 이산화탄소를 몸 밖으로 내보내고, 비뇨계통은 이산화탄소를 제외한 대부분의 폐기물을 처리합니다. 2개의 콩팥Kindey, 신장으로 혈액이 지나는 동안 혈액의 노폐물을 걸러내 소변으로 방광에 저장하고 몸 밖으로 내보내는 역할을 합니다. 비뇨계통은 노폐물 제거 외에도 혈액의 조성을 돕고, 수소이온농도를 조절하며 혈액의 삼투압을 유지합니다. 그리고 호르몬을 생산하는 기능도 합니다.

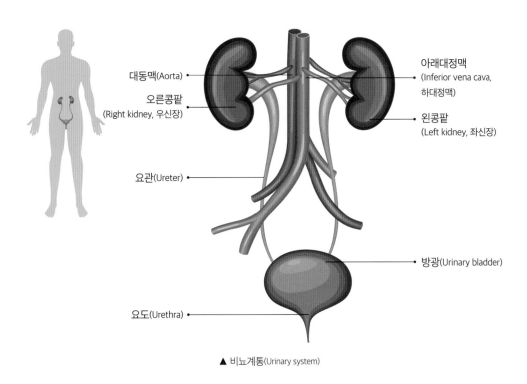

대동맥(Aorta)

오른콩팥
(Right kidney, 우신장)

요관(Ureter)

요도(Urethra)

아래대정맥
(Inferior vena cava,
하대정맥)

왼콩팥
(Left kidney, 좌신장)

방광(Urinary bladder)

▲ 비뇨계통(Urinary system)

순환계통(Circulatory system, 순환계)

심장Heart, 혈관Blood vessel, 피Blood, 혈액로 이루어진 순환계통은 심장의 수축에 의해 혈액이 혈관을 타고 이동하며 인체의 모든 세포에 산소와 에너지를 공급하고, 이산화탄소와 노폐물을 운반하여 인체 밖으로 내보내는 기능을 합니다.

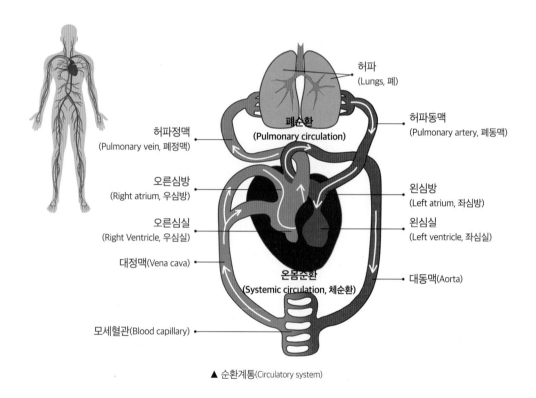

허파
(Lungs, 폐)

폐순환
(Pulmonary circulation)

허파동맥
(Pulmonary artery, 폐동맥)

허파정맥
(Pulmonary vein, 폐정맥)

오른심방
(Right atrium, 우심방)

왼심방
(Left atrium, 좌심방)

오른심실
(Right Ventricle, 우심실)

왼심실
(Left ventricle, 좌심실)

대정맥(Vena cava)

온몸순환
(Systemic circulation, 체순환)

대동맥(Aorta)

모세혈관(Blood capillary)

▲ 순환계통(Circulatory system)

06 생물(Organism, 유기체)

앞서 살펴본 다양한 기관계통이 모여 하나의 살아있는 생명체를 이룹니다. 각 기관계는 독립적으로 기능을 수행하는 것이 아니라 서로 상호작용하여 생명을 유지하기 위해 기능을 합니다. 서로 상호작용을 하기 때문에 어느 한 기관계통의 기관이 문제가 있으면 다른 기관계통에서도 영향을 받을 수 있습니다.

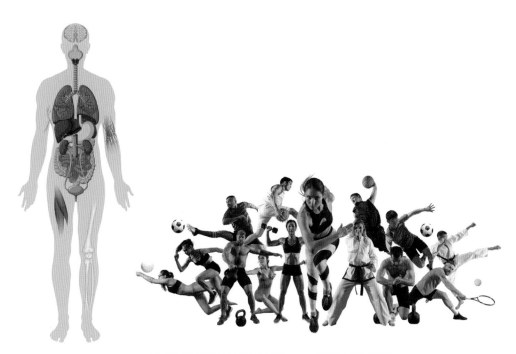

▲ 기관계통의 상호작용을 통한 유기체(Organism)의 역동적인 움직임

PART

03

뼈대계
Skeletal system

01 뼈의 기능

　　인체의 골격을 구성하는 뼈는 신생아 시기에 약 305개 정도이지만, 성장하면서 일부의 뼈가 유합되어 성인이 되면 206개가 됩니다. 이러한 206개의 뼈들을 통틀어 뼈대 혹은 골격Skeleton이라 부릅니다.

　　뼈는 신체를 지지Support하고, 인체의 내장기관을 보호Protection하며, 물렁조직Soft tissue, 연조직과 근육의 부착지점을 제공하여 근육과 함께 움직임Movement을 만들어 냅니다. 또한 미네랄(특히 칼슘과 인)을 저장하고 필요에 따라 미네랄을 혈액으로 분비하여 미네랄 항상성Mineral homeostasis에도 기여합니다. 뼈 속의 적색뼈속질Red bone marrow, 적색골수을 통해 혈액을 생성하는 조혈작용Hematopoiesis의 기능과 황색뼈속질Yellow bone marrow, 황색골수을 통해 지방(주로 중성지방)을 저장 및 분비하여 에너지 저장 및 제공의 역할도 수행합니다.

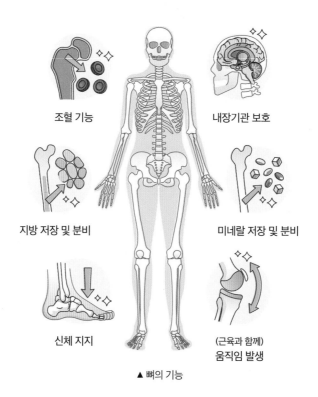

조혈 기능　　　　　　　　내장기관 보호

지방 저장 및 분비　　　　미네랄 저장 및 분비

신체 지지　　　　　　　(근육과 함께) 움직임 발생

▲ 뼈의 기능

02 뼈의 구조

뼈는 다양한 모양을 하고 있지만 일반적으로 긴뼈Long bone, 장골로 분류되는 넙다리뼈Femur, 대퇴골나 위팔뼈Humerus, 상완골의 모양이 대표적인 뼈로 표현됩니다. 긴뼈는 뼈끝Epiphysis, 골단과 뼈몸통Diaphysis, 골간으로 구성됩니다. 뼈끝Epiphysis, 골단은 뼈의 양 끝을 이루고 있고, 뼈끝 사이에 긴 영역을 뼈몸통Diaphysis, 골간이라고 합니다. 뼈몸통 안쪽은 뼈속질공간Medullary(=marrow) cavity, 골수강이라는 빈 공간이 있습니다. 뼈끝과 뼈몸통 사이의 영역을 뼈몸통끝Metaphysis, 골간단이라고 하며, 뼈몸통끝 영역에는 뼈끝판Epiphyseal plate, 골단판이라고 부르는 유리질 연골층이 있는데 우리가 흔히 부르는 성장판을 말합니다. 성장이 다 끝나면 뼈끝판은 석화되어 뼈끝선Epiphyseal line, 골단선이 됩니다.

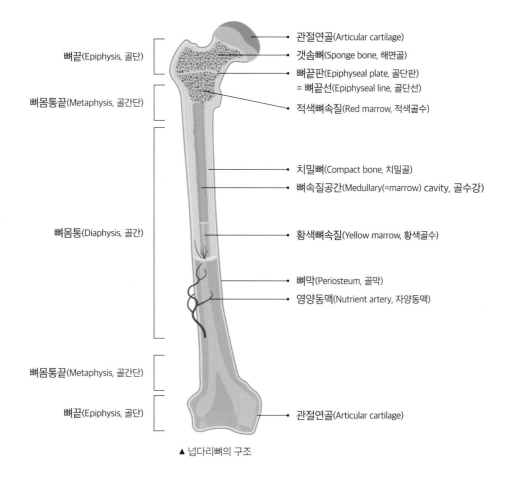

뼈끝(Epiphysis, 골단)

뼈몸통끝(Metaphysis, 골간단)

뼈몸통(Diaphysis, 골간)

뼈몸통끝(Metaphysis, 골간단)

뼈끝(Epiphysis, 골단)

관절연골(Articular cartilage)
갯솜뼈(Sponge bone, 해면골)
뼈끝판(Epiphyseal plate, 골단판)
= 뼈끝선(Epiphyseal line, 골단선)
적색뼈속질(Red marrow, 적색골수)

치밀뼈(Compact bone, 치밀골)
뼈속질공간(Medullary(=marrow) cavity, 골수강)

황색뼈속질(Yellow marrow, 황색골수)

뼈막(Periosteum, 골막)
영양동맥(Nutrient artery, 자양동맥)

관절연골(Articular cartilage)

▲ 넙다리뼈의 구조

뼈조직은 밀도에 따라 치밀뼈Compact bone, 치밀골와 갯솜뼈Sponge bone, 해면골로 구분합니다. 뼈의 바깥 영역을 구성하는 치밀뼈 조직은 밀도가 높아 뼈에 전달되는 충격과 스트레스에 대한 저항에 유리하고, 치밀뼈보다 안쪽에 있는 갯솜뼈는 치밀뼈보다 밀도가 낮아 구멍이 송송 나있는 모양을 보입니다. 밀도가 낮기 때문에 뼈의 무게를 줄일 수 있고, 갯솜뼈 사이에 있는 뼈속질Bone marrow, 골수을 지지하고 보호합니다.

뼈끝은 관절연골Articular cartilage이라는 얇은 유리연골hyaline cartilage, 초자연골이 덮고 있습니다. 매끄러운 관절연골은 다른 뼈와 관절을 이루어 움직임을 일으킬 때 마찰을 줄이고, 충격을 흡수합니다. 관절연골을 제외한 뼈의 표면은 단단한 결합조직인 뼈막Periosteum, 골막으로 덮여 있습니다. 뼈막은 뼈를 보호하고, 뼈조직에 영양을 공급하며, 인대와 힘줄의 부착점이 됩니다.

뼈몸통 영역의 안쪽에는 뼈속질공간Medullary cavity, 골수강이 있고, 뼈속질공간에는 뼈속질Bone marrow, 골수이 있습니다. 뼈속질은 태아 때는 적색뼈속질Red bone marrow, 적색골수로 이루어져 있지만, 출생 후 성장하며 노화에 따라 지방세포가 많이 함유 된 황색뼈속질Yellow bone marrow, 황색골수로 변하여 성인이 될수록 적색뼈속질과 황색뼈속질의 비율이 변하게 됩니다. 뼈는 영양동맥Nutrient artery, 자양동맥을 통해 뼈 속으로 혈액교환이 이뤄지고, 뼈막에는 신경들이 분포하고 있습니다.

03 뼈의 유형

뼈는 모양에 따라 다섯 가지로 분류합니다.

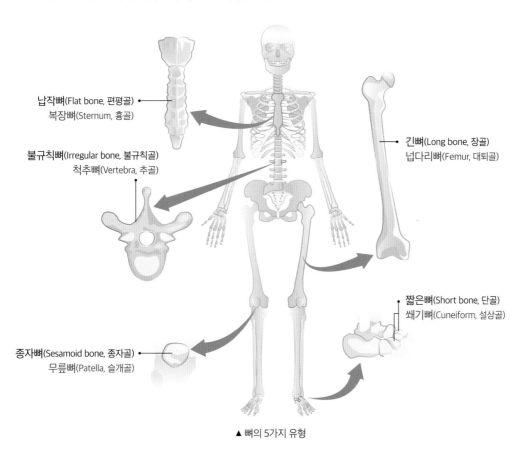

납작뼈(Flat bone, 편평골)
복장뼈(Sternum, 흉골)

불규칙뼈(Irregular bone, 불규칙골)
척추뼈(Vertebra, 추골)

긴뼈(Long bone, 장골)
넙다리뼈(Femur, 대퇴골)

짧은뼈(Short bone, 단골)
쐐기뼈(Cuneiform, 설상골)

종자뼈(Sesamoid bone, 종자골)
무릎뼈(Patella, 슬개골)

▲ 뼈의 5가지 유형

3-1 긴뼈(Long bone, 장골)

긴뼈Long bone, 장골는 너비보다 길이가 더 긴 모양의 뼈입니다. 완전한 직선 보다는 대부분 약간의 휜 모양으로 되어 있는데 이러한 휨이 충격을 더 잘 흡수하고 분산시킵니다. 긴뼈는 크기와 길이가 다양하며 위팔뼈Humerus, 상완골, 자뼈Ulna, 척골, 노뼈Radius, 요골, 손가락뼈와 발가락뼈Phalanges, 지절골, 넙다리뼈Femur, 대퇴골, 정강뼈Tibia, 경골, 종아리뼈Fibula, 비골 등 주로 팔다리를 이루는 뼈들이 긴뼈의 모양을 하고 있습니다.

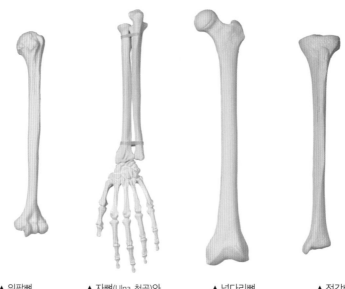

▲ 위팔뼈
(Humerus, 상완골)

▲ 자뼈(Ulna, 척골)와
노뼈(Radius, 요골) 그리고
손가락뼈들(Phalanges, 지절골)

▲ 넙다리뼈
(Femur, 대퇴골)

▲ 정강뼈
(Tibia, 경골)

3-2 짧은뼈(Short bone, 단골)

짧은뼈Short bone, 단골는 너비와 길이가 거의 같고, 뼈의 여러 면이 관절하는 특징이 있습니다. 주위 뼈들과 다양한 관절을 맺기 때문에 충격 흡수에 용이한 역할을 합니다. 주로 손목뼈 Carpal bones, 수근골와 발목뼈Tarsal bones, 족근골들이 해당됩니다.

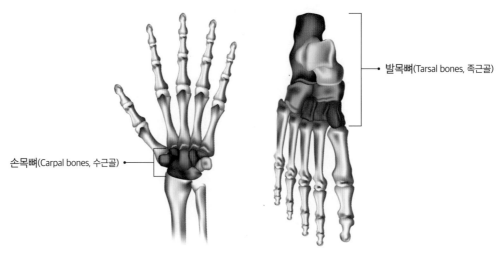

발목뼈(Tarsal bones, 족근골)

손목뼈(Carpal bones, 수근골)

▲ 짧은뼈(Short bones)의 예

3-3 납작뼈(Flat bone, 편평골)

납작뼈Flat bone, 편평골는 약간 곡선의 모양을 이루며 두꺼운 뼈부터 얇은 뼈까지 모양이 다양합니다. 뼈가 넓기 때문에 뇌와 심장 같은 중요 기관을 보호하는 역할과, 근육이 부착할 수 있는 넓은 영역을 제공합니다. 대표적으로 머리뼈Cranial bone, 두개골를 이루는 이마뼈Frontal bone, 전두골, 마루뼈Parietal bone, 두정골, 뒤통수뼈Occipital bone, 후두골와 복장뼈Sternum, 흉골, 갈비뼈Ribs, 늑골, 어깨뼈Scapula, 견갑골 등이 있습니다.

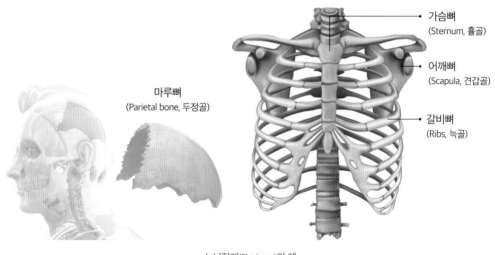

마루뼈
(Parietal bone, 두정골)

가슴뼈
(Sternum, 흉골)

어깨뼈
(Scapula, 견갑골)

갈비뼈
(Ribs, 늑골)

▲ 납작뼈(Flat bone)의 예

3-4 불규칙뼈(Irregular bone, 불규칙골)

불규칙뼈Irregular bone, 불규칙골는 형태를 정의내리기 어려운 모양의 뼈들을 이야기 합니다. 척추뼈Vertebrae, (척)추골, 볼기뼈Hip bones, 관골, 얼굴뼈Facial bone, 안면골, 발꿈치뼈Calcaneus, 종골 등이 있습니다.

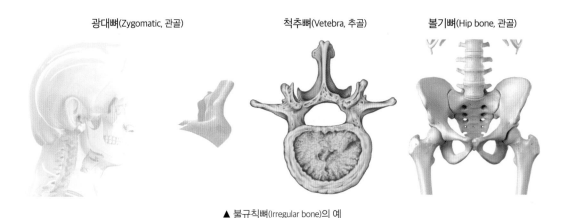

광대뼈(Zygomatic, 관골)　　척추뼈(Vetebra, 추골)　　볼기뼈(Hip bone, 관골)

▲ 불규칙뼈(Irregular bone)의 예

> **참고** 광대뼈의 '관골(觀骨)'과 볼기뼈의 '관골(寬骨)'
>
> 광대뼈(Zygomatic)와 볼기뼈(Hip bone)의 구용어는 모두 '관골'이라는 용어를 사용합니다. 광대뼈의 관(觀)은 '보다, 보이게 하다'라는 뜻이 있어 눈을 구성하는 뼈로서 사용된 용어로 추정이 되고, 볼기뼈는 모양이 크고 넓은 편에 속하기 때문에 '넓다, 관대하다'라는 의미의 관(寬)을 사용하였습니다.

3-5 종자뼈(Sesamoid bone, 종자골)

종자뼈Sesamoid bone, 종자골는 그리스어로 '참깨'라는 뜻에서 유래하였습니다. 그만큼 작은 뼈로 근육의 힘줄tendon, 건 속에 묻혀 움직임이나 스트레스가 많은 관절에서 마찰을 줄이고, 움직임을 일으킬 때 역학적 효율을 높여주는 기능을 합니다. 주로 무릎, 손바닥, 발바닥 등에서 발견이 되고 종자뼈의 수는 사람마다 다를 수 있습니다. 크기가 매우 작은 뼈 이지만 무릎뼈Patella, 슬개골와 손목의 콩알뼈Pisiform, 두상골는 예외적으로 굉장히 큰 형태를 가지고 있어 명확한 이름이 있습니다.

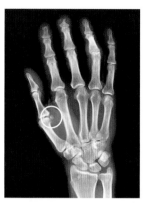 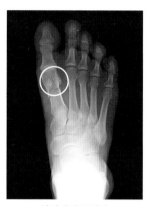 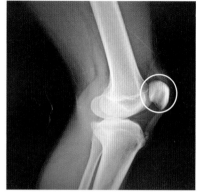

손바닥의 종자뼈
(Sesamoid bone, 종자골)

발바닥의 종자뼈
(Sesamoid bone, 종자골)

무릎의 종자뼈 (Sesamoid bone, 종자골)
크기가 크고 명확하여 무릎뼈(Patella, 슬개뼈)라
는 명칭이 있다

▲ 종자뼈(Sesamoid bone)의 예

04 뼈의 표면 표시

　　뼈의 표면은 기능에 따라 구조적으로 두 가지 특징적인 모양을 하고 있습니다. 대표적으로 표면이 오목Depression 혹은 구멍Opening의 모양을 하거나 돌기Process가 솟은 것 같은 모양을 나타냅니다. 형태의 크기와 정도에 따라 두 가지 특징적인 모양에서 해부학적인 용어가 나뉘어 사용됩니다.

　　용어는 신용어(영어, 구용어)의 순으로 나열하였고, ( ) 안 영어 뒤에 용어가 없는 경우는 신용어와 구용어가 같은 경우를 말합니다.

4-1 오목(Depression) 혹은 구멍(Opening)

　　뼈의 오목Depression하거나 구멍Opening이 있는 부위는 혈관Blood vessels, 신경Nerves, 인대Ligament가 지나는 통로의 역할을 하거나 볼록한 형태의 다른 뼈와 관절을 형성하는 표면의 형태를 갖습니다.

| 오목하거나 구멍이 있는 부위를 표현하는 해부학 용어들 |

용어	설명	예
패임(Notch, 절흔)	뼈의 가장자리에 오목하게 들어간 부분	노패임(Radial notch, 요골절흔), 자패임(Ulnar notch, 척골절흔)
오목(Fossa, 와)	오목한 부위 (머리에 있는 부위에서는 머리뼈우묵(Cranial fossa, 두개와), 관자우묵(Temporal fossa, 측두와)과 같이 '우묵'이라는 표현을 쓰기도 합니다)	갈고리오목(Coronoid fossa, 구돌와)
오목(Fovea, 와)	작고 얕게 오목한 부위 (Fossa보다 작은 범위를 말합니다)	넙다리뼈머리오목(Fovea capitis femoris, 대퇴골두와)
고랑(Groove = Sulcus, 구)	길고 좁은 통로 혹은 오목한 부위	노신경고랑(Groove for radial nerve, 요골신경구)
구멍(Foramen, 공)	혈관이나 신경이 지나는 구멍	큰구멍(Foramen magnum, 대공)
길(Meatus = Canal, 도 또는 관)	관 같은 통로	바깥귀길(External acoustic meatus, 외이도)
굴(Sinus, 동)	비어 있는 공간	이마굴(Frontal sinus, 전두동)

4-2 돌기(Process)

뼈의 표면에서 돌출되어 있는 돌기Process 부위는 결합조직Connective tissue인 인대나 힘줄의 부착점이 되거나 오목한 부위의 뼈와 관절을 이루는 면을 형성합니다.

| 돌출된 부위를 표현하는 해부학 용어들 |

용어	설명	예
관절융기(Condyle, 관절돌기, 과)	뼈 끝에 매끄러운 관절면이 있는 크고 둥근 돌기	넙다리가쪽관절융기(Lateral condyle of femur, 가쪽관절융기)
위관절융기(Epicondyle, 상과)	관절융기 위의 거친 돌출부위(Epi- : ~위에)	가쪽위관절융기(Lateral epicondyle, 외측상과)
결절(Tubercle)	주위의 면과 달리 뚜렷하게 돌출되어진 작은 융기(-cule, -cle은 작은 것을 가리키는 뜻이 있습니다)	갈비뼈결절(Tubercle of rib, 늑골결절)
거친면(Tuberosity, 조면)	뼈의 거친 면	자뼈거친면(Tuberosity of ulna, 척골조면)
융기(Eminence, 두덩)	뼈의 표면에 있는 융기	이마뼈융기(Frontal eminence, 전두융기)
돌기(Process)	두드러지게 돌출된 부위	가로돌기(Transverse process, 가로돌기)
능선(Crest, 능)	산등성이와 같이 돌출된 부위	엉덩뼈능선(Iliac crest, 장골릉)
선(Line)	능선보다 작은 돌출선	거친선(Linea aspera, 조선)
가지(Ramus, 지)	돌기보다 두껍고 불규칙한 돌출부	어깨돌기가지(Ramus acromialis, 견봉지)
가시(Spine, 극)	뾰족한 돌출부	위앞엉덩뼈가시(Anterior superior iliac spine, 상전장골극)
각(angle)	뼈 끝의 급격한 경사를 이루는 돌기	갈비뼈각(Angle of rib, 늑골각)
돌기(Trochanter, 전자)	큰 돌출부	넙다리뼈의 큰돌기(Great trochanter of femur, 대퇴골의 대전자)

05 뼈의 개수

총 206개의 인체에 있는 모든 뼈를 뼈대Skeleton, 골격라고 부릅니다. 뼈대는 인체의 중심을 이루는 몸통뼈대Axial skeleton, 축골격와 팔다리를 이루는 팔다리뼈대Appendicular skeleton, 사지골격 혹은 부속골격로 구분됩니다.

··· **뼈대의 분류** ···

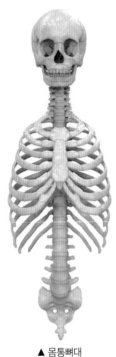

▲ 몸통뼈대
(Axial skeleton, 축골격)

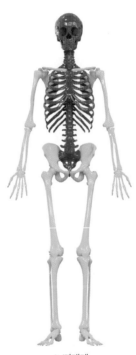

▲ 뼈대계
(Skeleton, 골격계)

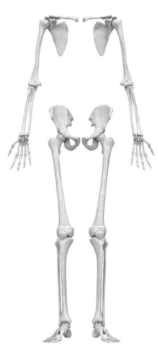

▲ 팔다리뼈대
(Appendicular skeleton, 사지(=부속)골격)

5-1 몸통뼈대(Axial skeleton, 축골격)

80개의 뼈로 구성되어진 몸통뼈대Axial skeleton, 축골격는 머리뼈Skull, 두개골 22개, 귀속뼈Auditory ossicle, 이소골 6개(3쌍), 목뿔뼈Hyoid bone, 설골 1개, 가슴우리를 이루는 갈비뼈Ribs, 늑골 24개(12쌍)와 복장뼈_{Sternum, 흉골} 1개, 척추뼈_{Vertebrae, 추골} 26개로 구성되어 집니다.

몸통뼈대는 인체의 중심을 이루는 뼈대로 팔다리뼈대의 부착점이 되고, 뇌와 폐, 심장
그리고 중요 장기를 보호하는 역할을 합니다.

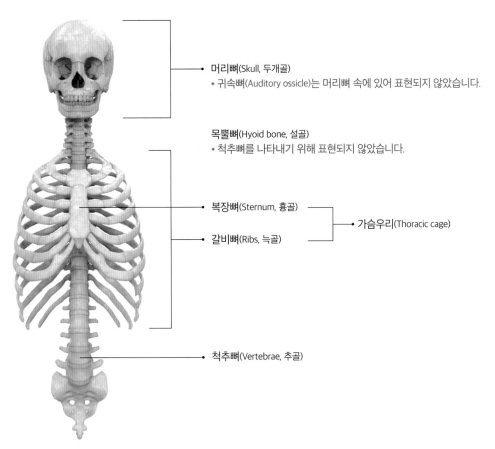

머리뼈(Skull, 두개골)
* 귀속뼈(Auditory ossicle)는 머리뼈 속에 있어 표현되지 않았습니다.

목뿔뼈(Hyoid bone, 설골)
* 척추뼈를 나타내기 위해 표현되지 않았습니다.

복장뼈(Sternum, 흉골)
갈비뼈(Ribs, 늑골)
가슴우리(Thoracic cage)

척추뼈(Vertebrae, 추골)

▲ 몸통뼈대(Axial skeleton, 축골격)

<u>5-1-1</u> 머리뼈(Skull, 두개골)

22개의 뼈로 구성되는 머리뼈_{Skull, 두개골}는 뇌를 보호하는 8개의 머리뼈_{Cranial bone, 두개골}와
얼굴을 형성하는 14개의 얼굴뼈_{Facial bone, 안면골}로 구성되어 있습니다.

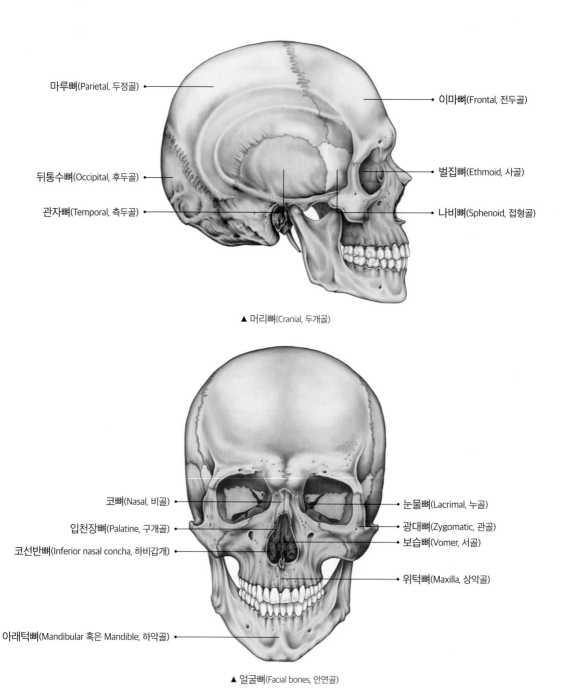

마루뼈(Parietal, 두정골) •

이마뼈(Frontal, 전두골)

뒤통수뼈(Occipital, 후두골) •

벌집뼈(Ethmoid, 사골)

관자뼈(Temporal, 측두골) •

나비뼈(Sphenoid, 접형골)

▲ 머리뼈(Cranial, 두개골)

코뼈(Nasal, 비골) •

눈물뼈(Lacrimal, 누골)

입천장뼈(Palatine, 구개골) •

광대뼈(Zygomatic, 관골)

코선반뼈(Inferior nasal concha, 하비갑개) •

보습뼈(Vomer, 서골)

위턱뼈(Maxilla, 상악골)

아래턱뼈(Mandibular 혹은 Mandible, 하악골) •

▲ 얼굴뼈(Facial bones, 안면골)

8개의 머리뼈Cranial bones, 두개골는 이마뼈Frontal, 전두골 1개, 마루뼈Parietal, 두정골 2개(1쌍), 뒤통수
뼈Occipital, 후두골 1개, 관자뼈Temporal, 측두골 2개(1쌍), 나비뼈Sphenoid, 접형골 1개, 벌집뼈Ethmoid, 사골 1
개로 구성됩니다.

14개의 얼굴뼈Facial bones, 안면골는 코뼈Nasal, 비골 2개(1쌍), 눈물뼈Lacrimal, 누골 2개(1쌍), 입천장뼈Palatine, 구개골 2개(1쌍), 광대뼈Zygomatic, 관골 2개(1쌍), 보습뼈Vomer, 서골 1개, 아래코선반(코선반뼈)Inferior nasal concha, 하비갑개 2개(1쌍), 위턱뼈Maxilla, 상악골 1개, 아래턱뼈Mandible, 하악골 1개로 구성됩니다.

5-1-2 귀속뼈(Auditory ossicles, 이소골)

귀속뼈Auditory ossicles, 이소골는 귀속에 있는 뼈로 망치뼈Malleus, 추골, 모루뼈Incus, 침골, 등자뼈Stapes, 등골로 구성되어 있습니다. 3개의 뼈는 가운데귀Middle ear, 중이 속에서 소리의 진동을 속귀Inner ear, 내이로 전달하는 역할을 합니다.

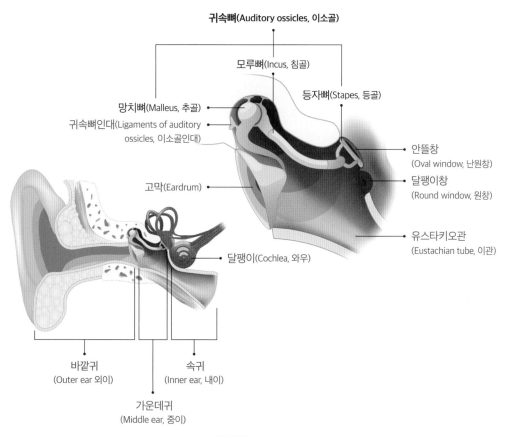

▲ 귀속뼈(Auditory ossicles)

5-1-3 목뿔뼈(Hyoid bone, 설골)

알파벳 'U' 모양의 목뿔뼈Hyoid bone, 설골는 아래턱뼈와 후두Larynx의 방패연골Thyroid cartilage, 갑 상연골 사이에 위치하여 어느 뼈와도 관절하지 않는 특징이 있습니다. 음식물을 삼킬 때 관여 하는 혀Tongue, 설와 인두Pharynx, 목 근육의 부착점이 됩니다.

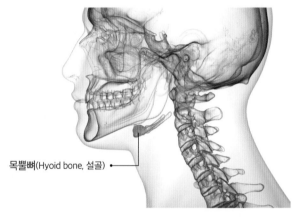

목뿔뼈(Hyoid bone, 설골)

▲ 얼굴뼈(Facial bones, 안면골)

5-1-4 척주(Vertebral column)

척주Vertebral column는 '회전하다'라는 뜻을 가진 Vertebra복수형 Vertebrae와 '기둥'이라는 뜻을 가진 Column라틴어 Columna이 합쳐진 용어입니다. 그래서 척주Vertebral column는 '회전하는 기둥' 이라는 의미가 있습니다.

척주는 척수Spinal cord를 보호하고, 머리를 지지하며, 갈비뼈와 팔이음뼈Shoulder girdle, 다리 이음뼈Pelvic girdle를 부착합니다. 신생아 시기에 척추뼈는 33~35개로 구성이 되지만 성인이 되면서 5개의 엉치뼈Sacrum, 천골와 3~5개의 꼬리뼈coccyx, 미골가 하나의 뼈로 유합되어 성인이 되면 26개의 척추뼈로 구성됩니다.

26개의 척추뼈는 7개의 목뼈Cervical vertebra, 경추, 12개의 등뼈Thoracic vertebra, 흉추, 5개의 허리 뼈Lumbar vertebra, 요추, 1개의 엉치뼈Sacrum, 천골, 1개의 꼬리뼈Coccyx, 미골로 구성되고 척추뼈 사이 에 있는 척추원반Intervertebral disc, 추간판을 포함하여 척주라 부릅니다.

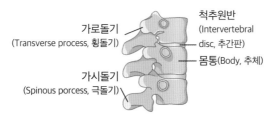

▲ 척추원반(Intervertebral disc)을 포함한 척주(Vertebral column)의 모습

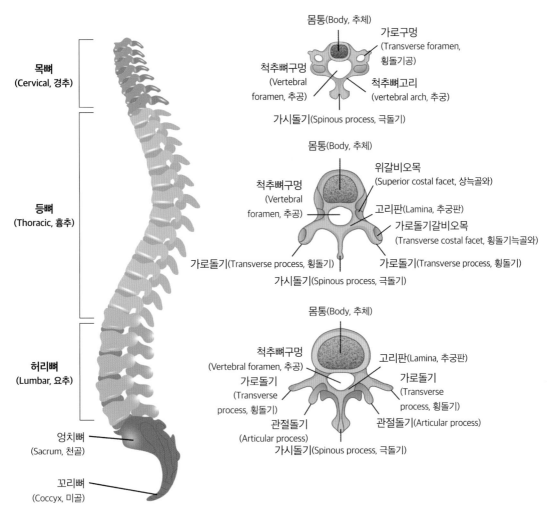

▲ 영역별 척추뼈(Vertebra)의 구조

목뼈(Cervical, 경추)

7개의 목뼈Cervical, 경추 중 첫 번째 목뼈와 두 번째 목뼈는 다른 5개의 목뼈의 모양과 다릅니다. 고리뼈Atlas, 환추라고 부르는 첫 번째 목뼈는 뒤통수뼈와 관절을 하는 고리모양의 뼈입니다. 두 번째 목뼈는 중쇠뼈Axis, 축추라고도 부르며 고리뼈와 관절하여 머리를 좌우로 돌릴 수 있는 구조를 가집니다. 세 번째에서 여섯 번째 목뼈3rd~6th Cervical, 3번~6번 경추는 일반적인 목뼈의 특징을 가지고 있습니다. 등뼈와 허리뼈에는 없는 가로구멍Transverse foramen, 횡돌기공이 있어 가로구멍을 통해 머리로 가는 동맥이 지나게 됩니다. 일곱 번째 목뼈7th Cervical, 7번 경추는 다른 목뼈와 달리 등뼈의 모양과 더 유사한 특징이 있습니다.

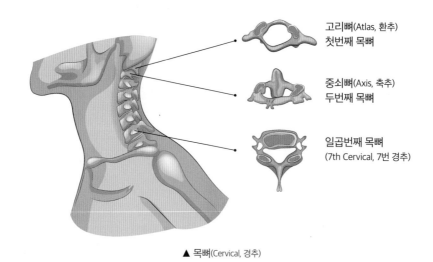

고리뼈(Atlas, 환추)
첫번째 목뼈

중쇠뼈(Axis, 축추)
두번째 목뼈

일곱번째 목뼈
(7th Cervical, 7번 경추)

▲ 목뼈(Cervical, 경추)

등뼈(Thoracic, 흉추)

12개의 등뼈Thoracic, 흉추는 목뼈와 허리뼈에는 없는 갈비관절면Costal facet, 늑골와이 있습니다. 갈비뼈와 관절하여 가슴우리Thoracic cage, 흉곽를 만듭니다.

허리뼈(Lumbar, 요추)

5개의 허리뼈Lumbar, 요추는 목뼈와 등뼈보다 크기가 크고 굵은 특징이 있습니다.

엉치뼈(Scarum, 천골)와 꼬리뼈(Coccyx, 미골)

성인이 되며 5개의 뼈가 유합되는 엉치뼈Sacrum, 천골는 위로는 허리뼈와 관절을 이루고 양옆으로는 볼기뼈Hip bone, 관골와 함께 관절하여 골반을 형성합니다. 꼬리뼈Coccyx, 미골는 3~5개의 뼈가 20~30세 사이에 엉치뼈보다 조금 더 늦게 유합됩니다.

척추원반(Intervertebral disc, 추간판)

척추뼈 사이에 위치한 척추원반Vertebral disc, 추간판은 전체 척주 길이의 약 25%를 차지합니다. 척추원반은 속질핵Nucleus pulposus, 수핵이라는 부드러운 액체성 물질을 탄력적인 섬유테Annulus fibrosus, 섬유륜가 감싸고 있는 모양을 하고 있습니다.

척추원반은 척추뼈 사이에서 척주의 다양한 움직임을 가능하게 하고, 충격을 흡수하는 기능을 합니다. 척추원반은 혈관이 없어서 인접하고 있는 척추뼈를 통해 영양분을 공급받고 노폐물을 제거합니다.

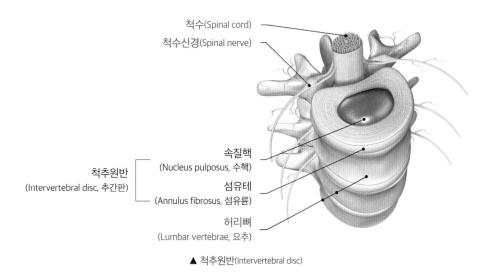

▲ 척추원반(Intervertebral disc)

5-1-5 가슴(Thorax)

가슴Thorax, 흉부은 가슴우리Thoracic cage, 흉강라고도 부르며 1개의 복장뼈Sternum, 흉골, 24개(12쌍)의 갈비뼈Ribs, 늑골 그리고 복장뼈와 갈비뼈를 연결해주는 갈비뼈연골Costal cartilage, 늑연골, 척주의 등뼈몸통body of thoracic으로 구성되어 있습니다. 심장과 폐를 보호하며, 팔이음뼈의 지지대 역할을 합니다.

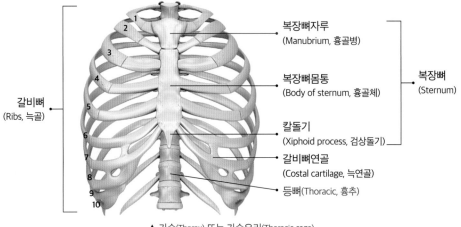

복장뼈자루
(Manubrium, 흉골병)

복장뼈몸통
(Body of sternum, 흉골체)

복장뼈
(Sternum)

갈비뼈
(Ribs, 늑골)

칼돌기
(Xiphoid process, 검상돌기)

갈비뼈연골
(Costal cartilage, 늑연골)

등뼈(Thoracic, 흉추)

▲ 가슴(Thorax) 또는 가슴우리(Thoracic cage)

복장뼈는 복장뼈자루Manubrium, 흉골병, 복장뼈몸통Body of sternum, 흉골체, 칼돌기Xiphoid process, 검상돌기로 이루어집니다. 이 세 영역은 일반적으로 20대 중반에 하나로 융합됩니다.

12쌍의 갈비뼈 중 첫 번째부터 일곱 번째 갈비뼈는 갈비뼈연골을 통해 복장뼈와 직접적으로 연결이 되어 참갈비뼈True ribs, 진늑골라 부르고, 여덟 번째부터 열두 번째 갈비뼈는 일곱 번째 갈비뼈의 갈비뼈연골에 연결되어 복장뼈에 직접적으로 연결되지 않기 때문에 거짓갈비뼈False ribs, 가늑골라 부릅니다. 그 중 열한 번째 갈비뼈와 열두 번째 갈비뼈는 갈비뼈연골로도 연결되지 않아 뜬갈비뼈Floating ribs, 부유늑골라고도 부릅니다.

5-2 팔다리뼈대(Appendicular skeleton, 사지[부속]골격)

팔다리뼈대는 팔이음뼈Shoulder[=Pectoral] girdle, 상지대 4개(2쌍)와 팔Upper limbs, 상지을 구성하는 60개(30쌍)의 뼈, 다리이음뼈Pelvic girdle, 하지대 2개(1쌍)와 다리Lower limbs, 하지를 구성하는 60개(30쌍)의 뼈로 구성되어 있습니다.

팔다리뼈대는 몸통뼈대에 인대와 근육으로 연결되어 공던지기, 걷기, 앉거나 서기 등과 같은 움직임을 일으키는 역할을 합니다.

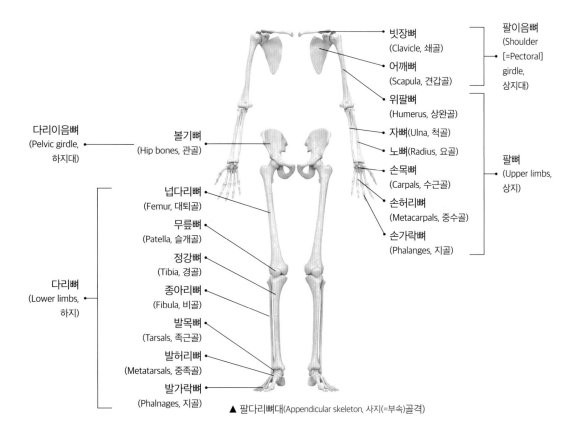

빗장뼈
(Clavicle, 쇄골)

어깨뼈
(Scapula, 견갑골)

위팔뼈
(Humerus, 상완골)

자뼈(Ulna, 척골)

노뼈(Radius, 요골)

손목뼈
(Carpals, 수근골)

손허리뼈
(Metacarpals, 중수골)

손가락뼈
(Phalanges, 지골)

팔이음뼈
(Shoulder
[=Pectoral]
girdle,
상지대)

팔뼈
(Upper limbs,
상지)

다리이음뼈
(Pelvic girdle,
하지대)

볼기뼈
(Hip bones, 관골)

넙다리뼈
(Femur, 대퇴골)

무릎뼈
(Patella, 슬개골)

정강뼈
(Tibia, 경골)

종아리뼈
(Fibula, 비골)

발목뼈
(Tarsals, 족근골)

발허리뼈
(Metatarsals, 중족골)

발가락뼈
(Phalnages, 지골)

다리뼈
(Lower limbs,
하지)

▲ 팔다리뼈대(Appendicular skeleton, 사지(=부속)골격)

5-2-1 팔이음뼈(Shoulder[=Pectoral] girdle, 상지대)

팔이음뼈Shoulder[=Pectoral] girdle, 상지대는 2개의 빗장뼈Clavicle, 쇄골와 2개의 어깨뼈Scapula, 견갑골로 구성되어 팔뼈를 몸통뼈대에 연결합니다.

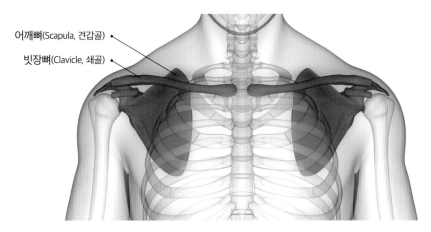

어깨뼈(Scapula, 견갑골)

빗장뼈(Clavicle, 쇄골)

▲ 팔이음뼈(Shoulder girdle)

빗장뼈(Clavicle, 쇄골)

빗장뼈Clavicle, 쇄골는 라틴어 Clavis(열쇠, 빗장) + ~cula(작은 것을 의미하는 축소사)가 결합된 용어입니다. 빗장뼈의 어원은 2가지 설이 존재합니다. 어깨가 벌림Abduction, 외전할 때 빗장뼈가 회전하는 것이 열쇠처럼 축을 따라 회전하기 때문이라는 설과 인체의 긴뼈Long bone 중 유일하게 가로로 놓여있는 모양이 빗장과 같아서 표현되었다는 설이 있습니다.

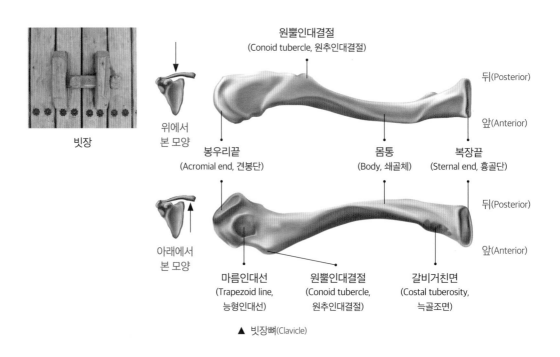

▲ 빗장뼈(Clavicle)

빗장뼈의 형태는 알파벳 'S' 모양을 이루고 복장끝Sternal end, 흉골단이 복장뼈Sternum, 흉골와 관절을 이루고 갈비거친면Costal tuberosity, 늑골조면이 1번 갈비뼈Rib, 늑골위에 위치합니다. 봉우리끝Acromial end, 견봉단은 어깨뼈의 봉우리Acromion, 견봉와 관절을 이루고, 마름인대선Trapezioid line, 능형인대선과 원뿔인대결절Conoid tubercle, 원추인대결절은 인대를 통해 어깨뼈의 부리돌기Coracoid process, 오훼돌기와 연결됩니다.

어깨뼈(Scapula, 견갑골)

2번 갈비뼈에서 7번 갈비뼈 사이에 위치한 삼각형 모양의 어깨뼈Scapula, 견갑골는 땅을 파는 삽의 모양과 유사하여 그리스어 '(땅을) 파다'에서 유래합니다.

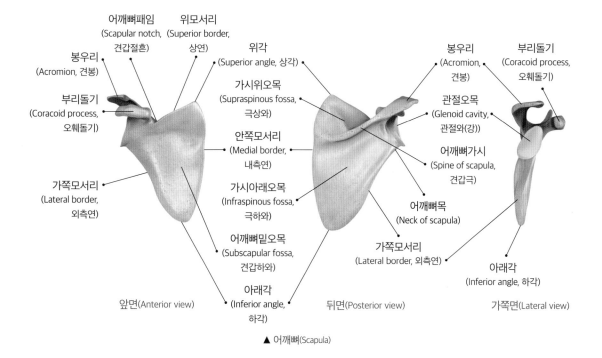

앞면(Anterior view)　　　뒤면(Posterior view)　　　가쪽면(Lateral view)

▲ 어깨뼈(Scapula)

어깨뼈가시Spine of scapula, 견갑극는 어깨뼈에서 쉽게 촉지가 가능하고, 어깨뼈가시를 따라 가쪽으로 진행하면 봉우리Acromion, 견봉를 만질 수 있습니다. 삼각형 모양의 어깨뼈의 각 모서리 부분을 위치에 따라 위각Superior angle, 상각, 아래각Inferior angle, 하각이라고 부르며, 각을 연결하는 면을 위/안쪽/가쪽모서리Superior/Medial/Lateral border, 상/내측/외측연이라 부릅니다. 관절오목Glenoid cavity(=fossa), 관절와은 위팔뼈머리와 관절을 이루고, 부리돌기Coracoid process, 오훼돌기는 다양한 근육과 인대들의 부착점을 제공합니다.

5-2-2 팔(Uper limbs, 상지)

팔Upper limbs, 상지은 세 영역으로 구분합니다. 위팔Upper arm, 상완 영역은 2개(1쌍)의 위팔뼈Humerus, 상완골가 있고, 아래팔Forearm, 전완 영역은 2개(1쌍)의 자뼈Ulna, 척골와 2개(1쌍)의 노뼈Radius, 요골가 있습니다. 손Hand, 수 영역은 16개(8쌍)의 손목뼈Carpals, 수근골, 10개(5쌍)의 손허리뼈Metacarpals, 중수골, 28개(14쌍)의 손가락뼈Phalanges, 지골로 구성됩니다.

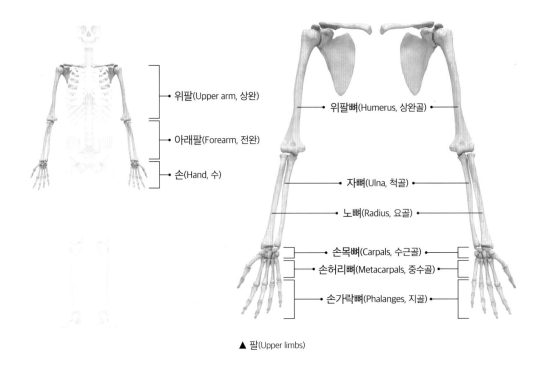

▲ 팔(Upper limbs)

위팔뼈(Humerus, 상완골)

위팔Upper arm, 상완 영역에 있는 위팔뼈Humerus, 상완골는 위팔 중에서 가장 긴뼈로 위로는 어깨뼈Scapula, 견갑골와 함께 어깨관절을 이루고, 아래쪽에서는 노뼈Radius, 요골, 자뼈Ulna, 척골와 함께 팔꿈치 관절을 이룹니다.

위팔뼈머리Head of humerus, 상완골두는 어깨뼈의 관절오목Glenoid cavity(=fossa), 관절와과 관절을 이루는 면입니다. 위팔뼈머리 바로 아래 뼈끝판Epiphyeal plate, 골단판이 융합되어 형성된 해부목Anatomical neck, 해부경에는 관절주머니인대Capsular ligament, 관절낭인대의 일부가 부착됩니다. 위팔뼈머리의 가쪽면에 있는 큰결절Greater tubercle, 대결절은 4개의 근육으로 구성된 돌림근띠Rotator cuff, 회전근개 중 가시위근Supraspinatus, 극상근, 가시아래근Infraspinatus, 극하근, 작은원근Teres minor, 소원근의 부착점이 되며 돌림근띠 근육을 촉진Palpation할 때 표지점이 됩니다. 큰결절 보다 안쪽에 위치한 작은결절Lesser tubercle, 소결절에는 돌림근띠 중 어깨밑근Subscapularis, 견갑하근이 부착합니다. 큰결절과 작은결절 사이에는 결절사이고랑Intertubercular groove, 결절간구이라고 부르는 홈이 있어 이 홈

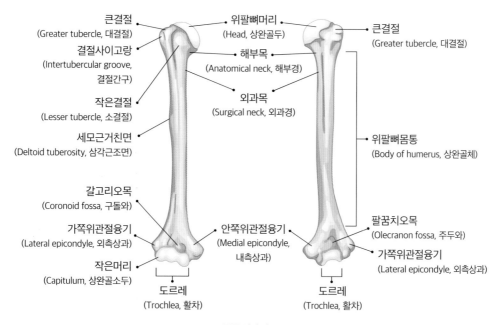

<table>
</table>

큰결절
(Greater tubercle, 대결절)

결절사이고랑
(Intertubercular groove,
결절간구)

작은결절
(Lesser tubercle, 소결절)

세모근거친면
(Deltoid tuberosity, 삼각근조면)

갈고리오목
(Coronoid fossa, 구돌와)

가쪽위관절융기
(Lateral epicondyle, 외측상과)

작은머리
(Capitulum, 상완골소두)

위팔뼈머리
(Head, 상완골두)

해부목
(Anatomical neck, 해경)

외과목
(Surgical neck, 외과경)

안쪽위관절융기
(Medial epicondyle,
내측상과)

도르레
(Trochlea, 활차)

큰결절
(Greater tubercle, 대결절)

위팔뼈몸통
(Body of humerus, 상완골체)

팔꿈치오목
(Olecranon fossa, 주두와)

가쪽위관절융기
(Lateral epicondyle, 외측상과)

도르레
(Trochlea, 활차)

▲ 오른쪽 위팔뼈(Humerus)

을 통해 위팔두갈래근의 긴갈래Long head of biceps brachii, 상완이두근의 장두 힘줄이 지나갑니다. 해부목 아래 외과목Surgical neck, 외과경은 골절이 잘 일어나는 부위여서 붙여진 이름입니다.

위팔뼈몸통Body of humerus, 상완골체의 가쪽 중간쯤 작게 돌출된 세모근거친면Deltoid tuberosity, 삼각근조면에는 어깨세모근Deltoid muscle, 삼각근이 부착합니다.

위팔뼈의 먼쪽(아래 영역)에 있는 작은머리Capitulum, 상완골소두와 도르레Trochlea, 활차는 각각 노뼈Radius, 요골, 자뼈Ulna, 척골와 관절을 이룹니다. 갈고리오목Coronoid fossa, 구돌와은 팔꿈치를 굽힘할 때 자뼈의 갈고리돌기Coronoid process, 구상돌기가 닿는 얕은 홈입니다. 위팔뼈 뒷면의 팔꿈치오목Olecranon fossa, 주두와은 팔꿈치가 폄 되었을 때 자뼈의 팔꿈치머리가 닿는 함몰된 부위입니다. 가쪽위관절융기Lateral epicondyle, 외측상과와 안쪽위관절융기Medial epicondyle, 내측상과는 각각 손목의 폄Extension, 신전과 굽힘Flexion, 굴곡을 일으키는 근육의 부착점입니다.

참고 | 해부학용어 목(Neck, 경)?

해부학용어 목(Neck, 경)은 머리(Head, 두)와 몸통(Body, 체)을 연결하는 둘레가 좁은 영역을 말합니다.

자뼈(Ulna, 척골)

아래팔Forearm, 전완 영역을 이루는 2개의 뼈 중 안쪽(새끼손가락 쪽)에 있는 자뼈Ulna, 척골는 라틴어 Ulna팔꿈치에서 유래합니다. 옛 시대에는 노뼈Radius, 요골와 함께 길이의 단위로 사용이 되어 구용어 '尺(자, 길이 척)'은 30.3cm를 나타내는 길이의 단위로 사용되었습니다.

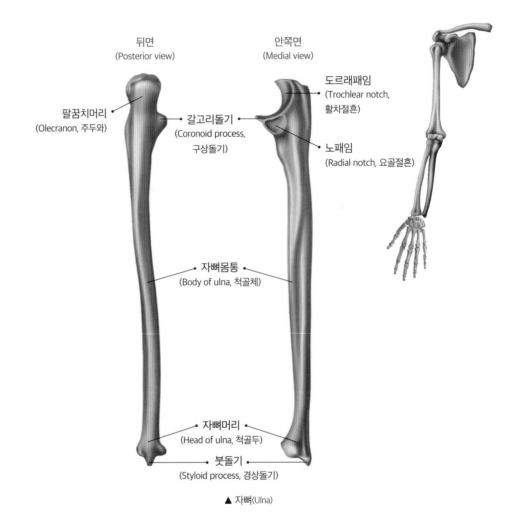

뒤면
(Posterior view)

안쪽면
(Medial view)

도르래패임
(Trochlear notch,
활차절흔)

팔꿈치머리
(Olecranon, 주두와)

갈고리돌기
(Coronoid process,
구상돌기)

노패임
(Radial notch, 요골절흔)

자뼈몸통
(Body of ulna, 척골체)

자뼈머리
(Head of ulna, 척골두)

붓돌기
(Styloid process, 경상돌기)

▲ 자뼈(Ulna)

자뼈 뒷면에 있는 팔꿈치머리Olecranon, 주두와는 쉽게 촉진할 수 있는 팔꿈치를 형성합니다. 갈고리돌기Coronoid process, 구상돌기는 아래팔이 굽힘하였을 때 위팔뼈의 갈고리오목Coronoid fossa, 주두와과 맞닿습니다. 갈고리돌기 위로 위팔뼈의 도르레Trochlea, 활차와 관절을 하는 도르래패임Trochlea notch, 활차절흔이 있고, 갈고리돌기 안쪽으로는 노뼈와 관절을 하는 노패임Radial notch,

요골절흔이 있습니다.

　자뼈몸통Body of ulna, 척골체의 가쪽면은 노뼈와 연결을 해주는 뼈사이막Interosseous membrane, 골간막이 부착합니다. 자뼈의 아래쪽에 있는 자뼈머리Head of ulna, 척골두는 노뼈의 자패임Ulna notch, 척골절흔과 관절하고, 붓돌기Styloid process, 경상돌기는 안쪽곁인대Ulnar 혹은 Medial collateral ligament, 내측측부인대가 부착합니다.

참고 **어깨뼈의 부리돌기(Coracoid process, 오훼돌기)와 자뼈의 갈고리돌기(Coronoid process, 구상돌기)**

어깨뼈의 부리돌기(Coracoid process, 오훼돌기(=오구돌기))와 자뼈의 갈고리돌기(Coronoid process, 구상돌기)는 모두 까마귀의 부리를 닮았다고 하여 붙여진 이름입니다. 어깨뼈의 부리돌기는 철새까마귀(학명 : Corvus corax)의 부리를 닮았다고 하여 붙여진 이름이고, 구용어 역시 '烏(까마귀 오)', '喙(부리, 주둥이 훼) 혹은 口(입 구)'라고 합니다. 반면 자뼈의 갈고리돌기는 떼까마귀(학명 : Corvus corone)를 닮아 붙여진 이름입니다. 구용어에서는 떼까마귀의 부리가 갈고리 모양 같다고 하여 '鉤(갈고리 구)', '狀(형상 상)'이라고 하며, 신용어로는 '갈고리돌기'라고 부릅니다.

노뼈(Radius, 요골)

　아래팔Forearm, 전완 영역을 이루는 2개의 뼈 중 가쪽(엄지손가락 쪽)에 있는 노뼈Radius, 요골는 라틴어 Radius바큇살에서 유래합니다. 휘어져 있는 뼈의 모양을 따라 구용어는 '橈(구부리다 요)'를 사용하였고, 뼈의 모양이 아래로 내려갈수록 넓어지는 모양을 따라 신용어에서는 배의 노를 젖는 막대 '노'를 사용하여 표현합니다.

　노뼈머리Head of radius, 요골두는 위로는 위팔뼈의 작은머리Capitulum, 상완골소두와 관절을 이루고, 옆으로는 자뼈의 노패임Radial notch, 요골절흔과 관절을 이룹니다. 노뼈머리 아래 노뼈목Neck of radius, 요골경 아래에 있는 노뼈거친면Radial tuberosity, 요골조면에 위팔두갈래근Biceps brachii, 상완이두근의 힘줄이 부착합니다.

　노뼈몸통Body of radius, 요골체의 안쪽면은 자뼈몸통과 연결해주는 뼈사이막Interosseous membrane, 골간막이 부착합니다. 노뼈의 먼쪽 가쪽면에 있는 붓돌기Styloid process, 경상돌기는 위팔노근Brachioradialis, 상완요골근과 가쪽곁인대Radial 혹은 Lateral collateral ligament, 외측측부인대가 부착합니다.

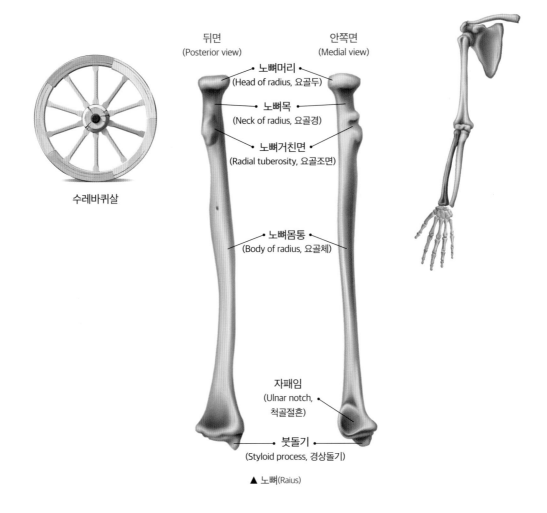

뒤면
(Posterior view)

안쪽면
(Medial view)

노뼈머리
(Head of radius, 요골두)

노뼈목
(Neck of radius, 요골경)

노뼈거친면
(Radial tuberosity, 요골조면)

노뼈몸통
(Body of radius, 요골체)

자패임
(Ulnar notch,
척골절흔)

붓돌기
(Styloid process, 경상돌기)

수레바퀴살

▲ 노뼈(Raius)

손목뼈(Carpals, 수근골)

8개의 작은 뼈들로 구성된 손목뼈Carpals, 수근골는 라틴어 Carpus손목에서 유래합니다. 어근이 되는 carp- 는 pluck뽑다의 의미도 있어서 '손으로 뽑다'라는 의미에서 유래한다는 설과 라틴어 Carpus의 어원이 되는 그리스어 καρπός열매, 과실의 의미를 따라 8개의 손목뼈가 과실과 비슷해서 유래하였다는 설이 있습니다.

4개의 뼈가 2줄로 배열되어 있는 손목뼈들은 작고 많은 인대들로 연결되어 있습니다. 몸쪽Proxial, 근위 4개의 뼈들은 노뼈, 자뼈와 함께 손목관절Wrist joint, 요골수근관절을 형성합니다. 몸쪽 4개의 뼈는 다음과 같습니다.

뼈 이름	설명
손배뼈(Scaphoid, 주상골)	그리스어 Skaphos(배)에서 유래합니다. 발목에 있는 발배뼈(Navicula, 주상골) 역시 배의 모양을 닮아 붙여진 이름이지만 어원이 다릅니다.
반달뼈(Lunate, 월상골)	라틴어 Luna(달)에서 유래합니다. 초승달 모양을 닮아 붙여진 이름입니다.
세모뼈(Triquetrum, 삼각골)	라틴어 Triquetrus(삼각, 삼각의)에서 유래합니다.
콩알뼈(Pisiform, 두상골)	세모뼈 앞면에 위치한 작은 뼈로 라틴어 Pisum(완두콩)에서 유래합니다. 콩알뼈는 종자뼈로 자쪽손목굽힘근(Flexor carpi ulnaris, 척측수근굴근)의 힘줄 안에 있습니다.

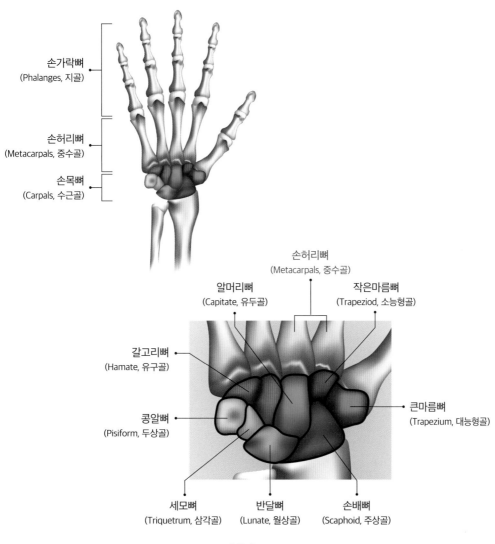

▲ 손목뼈(Carpals)

손허리뼈Metacarpal, 중수골와 관절하는 먼쪽Distal, 원위 줄의 4개의 뼈는 다음과 같습니다.

뼈 이름	설명
큰마름뼈(Trapezium, 대능형골)	그리스어 trápeza(책상)에서 유래하여 '불규칙한 사변형'이라는 뜻이 있습니다.
작은마름뼈(Trapezoid, 소능형골)	큰마름뼈와 같은 어원에서 유래하였습니다.
알머리뼈(Capitate, 유두골)	라틴어 Capitatus(머리)로부터 유래하였습니다.
갈고리뼈(Hamate, 유구골)	라틴어 Hamulus(갈고리, 작은 갈고리)로부터 유래하였습니다. 손바닥면에 갈고리 모양의 돌출된 돌기가 있는 것이 특징입니다.

손허리뼈(Metacarpals, 중수골)

손허리뼈Metacarpals, 중수골는 그리스어 Meta-(~사이 혹은 ~뒤에) + Karpos(손목)가 합쳐진 용어입니다. 손의 중간부위 영역인 손바닥을 형성하는 뼈입니다.

손허리뼈머리Head of metacarpal bones, 중수골두는 손가락 첫마디뼈Proximal phalanges, 기절골의 바닥과 관절을 이룹니다. 손허리뼈머리는 주먹을 쥐었을 때 만질 수 있는 주먹결절Knuckle이라고도 부릅니다. 손허리뼈바닥Base of metacarpal bones, 중수골저은 먼쪽 손목뼈들과 관절을 이룹니다.

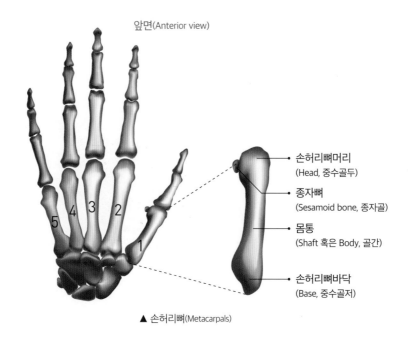

앞면(Anterior view)

손허리뼈머리
(Head, 중수골두)

종자뼈
(Sesamoid bone, 종자골)

몸통
(Shaft 혹은 Body, 골간)

손허리뼈바닥
(Base, 중수골저)

▲ 손허리뼈(Metacarpals)

손가락뼈(Phalanges, 지골)

손가락뼈Phalanges(단수는 phalanx), 지골는 그리스어 Phalanx밀집방진에서 유래합니다. 엄지손가락 Thumb, 무지은 2개의 뼈로 구성되고, 집게손가락Index finger, 시지부터 새끼손가락Little finger, 소지 까지 는 각각 3개의 뼈로 구성되어 총 28개(14쌍)의 뼈로 이루어집니다.

각 손가락뼈는 구성에 따라 손허리뼈와 관절하는 첫마디뼈Proximal phalanx, 기절골, 손가락의 끝 영역인 끝마디뼈Distal phalanx, 말절골, 첫마디뼈와 끝마디뼈 사이의 중간마디뼈Middle phalanx, 중절 골로 구분합니다. 엄지손가락은 중간마디뼈가 없이 첫마디뼈와 끝마디뼈로 구성됩니다.

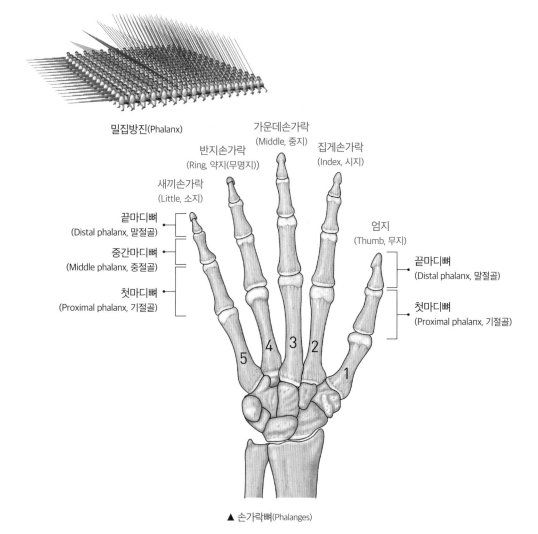

▲ 손가락뼈(Phalanges)

5-2-3 다리이음뼈(Pelvic[=hip] girdle, 하지대)

다리이음뼈_{Pelvic[=hip] girdle, 하지대}는 2개(1쌍)의 볼기뼈_{Hip bone, 관골}로 구성됩니다. 볼기뼈는 내장과 생식기를 보호하고, 허리와 다리를 연결해주는 역할을 합니다.

볼기뼈는 신생아 시기에 엉덩뼈_{Ilium, 장골}, 궁둥뼈_{Ischium, 좌골}, 두덩뼈_{Pubis, 치골}로 불리는 3개의 뼈로 구성되어 있지만, 성인이 되면서 3개의 뼈가 유합되어 볼기뼈_{Hip bone, 관골}라 불립니다. 3개의 뼈가 유합된 볼기뼈, 척추뼈의 엉치뼈_{Sacrum, 천골}, 꼬리뼈_{Coccyx, 미골}를 합하여 골반_{Pelvis}이라 부릅니다.

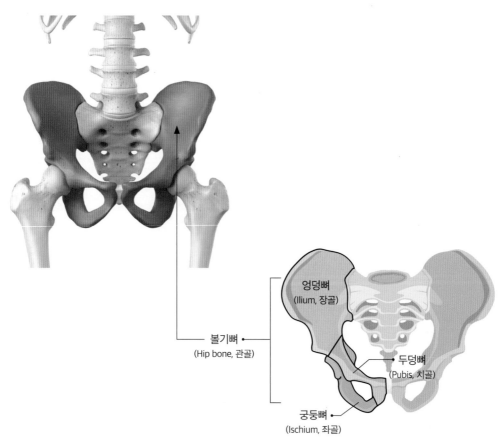

볼기뼈
(Hip bone, 관골)

엉덩뼈
(Ilium, 장골)

두덩뼈
(Pubis, 치골)

궁둥뼈
(Ischium, 좌골)

▲ 하지대(Pelvic(=hip) girdle) 앞면

안쪽면
(Medial view)

가쪽면
(Lateral view)

위앞엉덩뼈가시
(Anterior superior iliac spine, 상전장골극)

아래앞엉덩뼈가시
(Anterior inferior iliac spine, 하전장골극)

엉덩뼈오목
(Iliac fossa, 장골와)

활꼴선
(Arcuate line, 궁상선)

두덩뼈결절
(Pubic tubercle, 치골결절)

두덩뼈위가지
(Superior pubic ramus, 치골상지)

두덩뼈
(Pubis, 치골)

두덩뼈몸통
(Body of pubis, 치골체)

두덩뼈아래가지
(Inferior pubic ramus, 치골하지)

폐쇄구멍
(Obturator foramen, 폐쇄공)

엉덩뼈
(Ilium, 장골)

궁둥뼈
(Ischium, 좌골)

엉덩뼈능선
(Iliac crest, 장골릉)

엉치뼈관절면
(Articular surface of sacrum)

위뒤엉덩뼈가시
(Posterior superior iliac spine, 상후장골극)

아래뒤엉덩뼈가시
(Posterior inferior iliac spine, 하후장골극)

큰궁둥패임
(Greater sciatic notch, 대좌골절흔)

궁둥뼈가시
(Ischial spine, 좌골극)

작은궁둥패임
(Lesser sciatic notch, 소좌골절흔)

궁둥뼈결절
(Ischial tuberosity, 좌골결절)

위앞엉덩뼈가시
(Anterior superior iliac spine, 상전장골극)

아래앞엉덩뼈가시
(Anterior inferior iliac spine, 하전장골극)

엉덩뼈날개
(Ala of ilium, 장골익)

엉덩뼈
(Ilium, 장골)

볼기뼈절구
(Acetabulum, 관절구)

두덩뼈위가지
(Superior pubic ramus, 치골상지)

두덩뼈결절
(Pubic tubercle, 치골결절)

두덩뼈
(Pubis, 치골)

두덩뼈몸통
(Body of pubis, 치골체)

두덩뼈아래가지
(Inferior pubic ramus, 치골하지)

폐쇄구멍
(Obturator foramen, 폐쇄공)

궁둥뼈
(Ischium, 좌골)

▶ 하지대(Pelvic=hip girdle)의 안쪽면과 가쪽면

엉덩뼈(Ilium, 장골)

볼기뼈를 구성하는 3개의 뼈 중 위쪽에는 엉덩뼈Ilium, 장골가 있습니다. 엉덩뼈의 안쪽면은 활꼴선Arcuate line, 궁상선을 기준으로 위와 아래 부분으로 나눕니다. 안쪽 위 앞면은 넓고 편평한 엉덩뼈오목Iliac fossa, 장골와에 엉덩근Iliacus, 장골근이 부착하고, 엉덩뼈오목 뒤로는 엉치뼈관절면Articular surface of sacrum이 엉치뼈와 관절합니다.

엉덩뼈의 가쪽면에 있는 엉덩뼈날개Ala of ilium, 장골익는 다리와 관련된 근육들이 부착합니다. 배와 등, 다리의 근막이 부착하는 엉덩뼈의 가장 위에 있는 엉덩뼈능선Iliac crest, 장골릉을 기준으로 앞으로는 위앞엉덩뼈가시Anterior superior iliac spine, 상전장골극가 있고, 뒤로는 뒤앞엉덩뼈가시Posterior superior iliac spine, 상후장골극가 있습니다. 위앞엉덩뼈가시와 뒤앞엉덩뼈가시 아래에는 아래앞엉덩뼈가시Anterior inferior iliac spine, 하전장골극와 아래뒤엉덩뼈가시Posterior inferior iliac spine, 하후장골극가 있으며 이곳에 골반과 다리와 관련된 인대와 근육들이 부착합니다.

두덩뼈(Pubis, 치골)

두덩뼈Pubis, 치골는 볼기뼈의 아래앞 영역에 위치합니다. 두덩뼈몸통Body of pubis, 치골체을 기준으로 두덩뼈위가지Superior pubic ramus, 치골상지와 두덩뼈아래가지Inferior pubic ramus, 치골하지로 나눕니다.

좌우에 있는 두덩뼈몸통이 관절하여 두덩결합Pubic symphysis, 치골결합을 이루고, 두덩뼈위가지는 엉덩뼈와 궁둥뼈 일부와 함께 엉덩관절Hip joint, 고관절을 이루는 볼기뼈절구Acetabulum, 관골구가 됩니다. 두덩뼈아래가지는 궁둥뼈가지Ischial ramus, 좌골지와 함께 폐쇄구멍Obturator foramen, 폐쇄공을 이룹니다.

궁둥뼈(Ischium, 좌골)

궁둥뼈Ischium, 좌골는 볼기뼈의 아래뒤 영역에 위치합니다. 궁둥뼈가시Ischial spine, 좌골극는 큰궁둥패임Greater sciatic notch, 대좌골절흔과 작은궁둥패임Lesser sciatic notch, 소좌골절흔을 구분합니다. 궁둥뼈결절Ischial tuberosity, 좌골결절은 앉을 때 바닥에 닿는 부위이며 다리의 근육들이 부착합니다.

5-2-4 다리(Lower limbs, 하지)

다리는 넙다리Thigh, 대퇴, 무릎Knee, 슬, 종아리Leg, 하퇴, 발목Ankle, 발Foot, 족 영역으로 구분합니다.

넙다리 영역은 2개(1쌍)의 넙다리뼈Femur, 대퇴골, 무릎 영역은 2개(1쌍)의 무릎뼈Patella, 슬개골, 종아리 영역은 2개(1쌍)의 정강뼈Tibia, 경골와 2개(1쌍)의 종아리뼈Fibula, 비골, 발목 영역은 14개 (7쌍)의 발목뼈Tarsal, 족근골, 발 영역은 10개(5쌍)의 발허리뼈Metatarsal, 중족골, 28개(14쌍)의 발가 락뼈Phalanges, 지골를 포함하여 총 60개(30쌍)의 뼈로 구성됩니다.

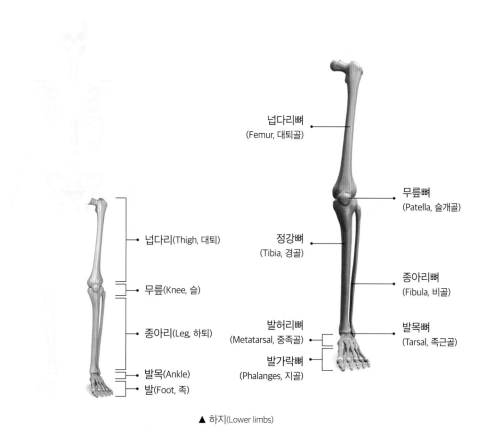

▲ 하지(Lower limbs)

넙다리뼈(Femur, 대퇴골)

넙다리뼈Femur, 대퇴골는 신체에서 가장 긴뼈입니다. 위로는 볼기뼈Hip bones, 관골와 함께 엉 덩관절을 이루고, 아래쪽에서는 정강뼈Tibia, 경골, 종아리뼈Fibula, 비골와 함께 무릎관절을 이룹 니다.

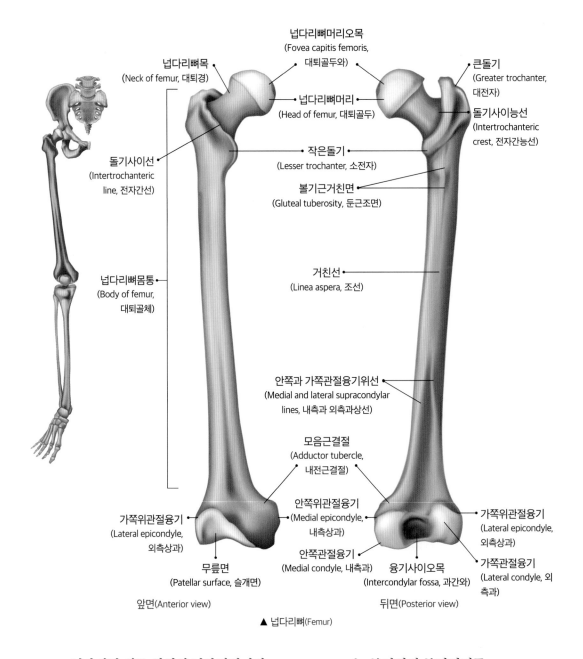

넙다리뼈머리오목
(Fovea capitis femoris,
대퇴골두와)

넙다리뼈목
(Neck of femur, 대퇴경)

넙다리뼈머리
(Head of femur, 대퇴골두)

큰돌기
(Greater trochanter,
대전자)

돌기사이능선
(Intertrochanteric
crest, 전자간능선)

돌기사이선
(Intertrochanteric
line, 전자간선)

작은돌기
(Lesser trochanter, 소전자)

볼기근거친면
(Gluteal tuberosity, 둔근조면)

넙다리뼈몸통
(Body of femur,
대퇴골체)

거친선
(Linea aspera, 조선)

안쪽과 가쪽관절융기위선
(Medial and lateral supracondylar
lines, 내측과 외측과상선)

모음근결절
(Adductor tubercle,
내전근결절)

안쪽위관절융기
(Medial epicondyle,
내측상과)

가쪽위관절융기
(Lateral epicondyle,
외측상과)

가쪽위관절융기
(Lateral epicondyle,
외측상과)

가쪽관절융기
(Lateral condyle, 외
측과)

무릎면
(Patellar surface, 슬개면)

안쪽관절융기
(Medial condyle, 내측과)

융기사이오목
(Intercondylar fossa, 과간와)

앞면(Anterior view)

뒤면(Posterior view)

▲ 넙다리뼈(Femur)

넙다리뼈 위쪽 영역의 넙다리뼈머리Head of femur, 대퇴골두는 볼기뼈의 볼기뼈절구Acetabulum, 관

골구와 관절합니다. 넙다리뼈머리 끝에는 넙다리뼈머리인대가 붙는 넙다리뼈머리오목Fovea

capitis femoris, 대퇴골두와이 있습니다. 넙다리뼈머리 아래로 넙다리뼈몸통과 연결이 되는 넙다리

뼈목Neck of femur, 대퇴경이 있습니다. 넙다리뼈목 위가쪽에 큰돌기Greater trochanter, 대전자가 있고 큰

돌기 주위로 엉덩이의 근육들이 부착합니다. 넙다리뼈목 아래쪽에 큰허리근Psoas major, 대요근

과 엉덩근Iliacus, 장골근의 힘줄이 부착하는 작은돌기Lesser trochanter, 소전자가 있습니다. 큰돌기와

작은돌기 사이로 앞으로는 돌기사이선Intertrochanteric line, 전자간선이 있고, 뒤로는 돌기사이능선Intertrochanteric crest, 전자간릉이 있습니다. 돌기사이능선 아래로 큰볼기근Gluteus maximus, 대둔근이 부착하는 볼기근거친면Gluteal tuberosity, 둔근조면이 있습니다.

넙다리뼈몸통Body of femur, 대퇴골체 중간 영역의 앞면은 편평하고 뒷면은 뾰족한 삼각형 모양입니다. 뒷면에는 거친선Linea aspera, 조선이 있고 다리 근육이 부착합니다. 거친선이 아래로 내려오며 안쪽과 가쪽관절융기위선Medial and lateral supracondylar line, 내측과 외측상과선을 형성합니다.

넙다리뼈몸통의 아래 영역은 안쪽과 가쪽으로 넓은 모양을 하며 안쪽과 가쪽관절융기Medial and lateral condyle, 내측과와 외측과에 의해 정강뼈와 무릎관절을 형성합니다. 안쪽관절융기와 가쪽관절융기 사이에 있는 융기사이오목Intercondylar fossa, 과간와에 십자인대Cruciate ligament가 부착합니다. 무릎면Patellar surface, 슬개면은 무릎뼈Patella, 슬개골와 관절합니다. 가쪽위관절융기Lateral epicondyle, 외측상과와 안쪽위관절융기Medial epicondyle, 내측상과에는 곁인대Collateral ligament, 측부인대가 부착하고, 안쪽위관절융기 위에 있는 모음근결절Adductor tubercle, 내전근결절에는 모음근Adductor muscles, 내전근들이 부착합니다.

무릎뼈(Patella, 슬개골)

무릎뼈Patella, 슬개골는 신체에서 가장 큰 종자뼈입니다. 넙다리뼈와 관절을 이루는 뼈로 넙다리네갈래근Quadriceps femoris, 대퇴사두근의 힘줄Tendon, 건에 묻혀 무릎의 움직임을 원활하게 해주는 역할을 합니다.

무릎뼈바닥Base of patella, 슬개골저은 넙다리네갈래근의 힘줄과 닿고, 무릎뼈끝Apex of patella, 슬개골첨에서 넙다리네갈래근의 힘줄이 무릎인대Patellar ligament, 슬개인대로 변하여 정강뼈에 부착합니다.

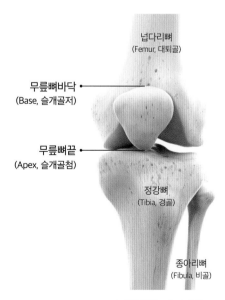

넙다리뼈
(Femur, 대퇴골)

무릎뼈바닥
(Base, 슬개골저)

무릎뼈끝
(Apex, 슬개골첨)

정강뼈
(Tibia, 경골)

종아리뼈
(Fibula, 비골)

▲ 무릎뼈(Patella, 슬개골)

정강뼈(Tibia, 경골)

Shinbone이라고도 불리는 정강뼈Tibia, 경골는 라틴어 Tibia(정강뼈 혹은 피리 'Flute')에서 유래합니다. 종아리Leg, 하퇴 영역을 이루는 2개의 뼈 중 안쪽에 있으며 넙다리뼈와 무릎관절을 이루고 종아리뼈와 비교했을 때 대부분의 체중지지 역할을 합니다.

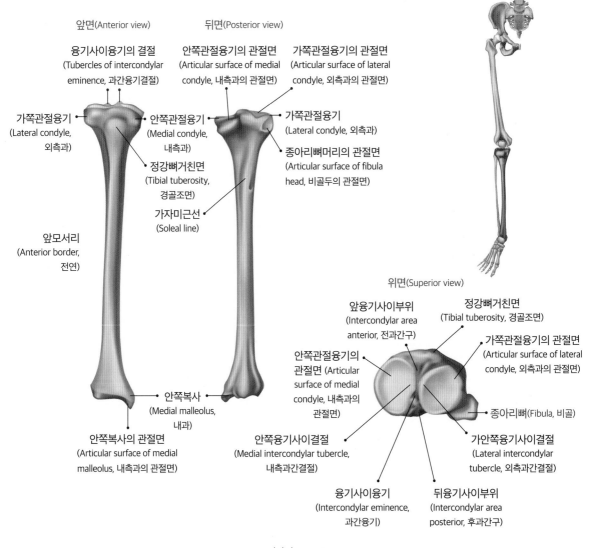

앞면(Anterior view)

뒤면(Posterior view)

융기사이융기의 결절
(Tubercles of intercondylar eminence, 과간융기결절)

안쪽관절융기의 관절면
(Articular surface of medial condyle, 내측과의 관절면)

가쪽관절융기의 관절면
(Articular surface of lateral condyle, 외측과의 관절면)

가쪽관절융기
(Lateral condyle, 외측과)

안쪽관절융기
(Medial condyle, 내측과)

가쪽관절융기
(Lateral condyle, 외측과)

정강뼈거친면
(Tibial tuberosity, 경골조면)

종아리뼈머리의 관절면
(Articular surface of fibula head, 비골두의 관절면)

앞모서리
(Anterior border, 전연)

가자미근선
(Soleal line)

안쪽복사
(Medial malleolus, 내과)

안쪽복사의 관절면
(Articular surface of medial malleolus, 내측과의 관절면)

위면(Superior view)

앞융기사이부위
(Intercondylar area anterior, 전과간구)

정강뼈거친면
(Tibial tuberosity, 경골조면)

가쪽관절융기의 관절면
(Articular surface of lateral condyle, 외측과의 관절면)

안쪽관절융기의 관절면 (Articular surface of medial condyle, 내측과의 관절면)

종아리뼈(Fibula, 비골)

안쪽융기사이결절
(Medial intercondylar tubercle, 내측과간결절)

가안쪽융기사이결절
(Lateral intercondylar tubercle, 외측과간결절)

융기사이융기
(Intercondylar eminence, 과간융기)

뒤융기사이부위
(Intercondylar area posterior, 후과간구)

▲ 정강뼈(Tibia, 경골)

정강뼈의 위쪽 영역의 앞면에 있는 정강뼈거친면Tibial tuberosity, 경골조면은 무릎뼈와 연결하는 무릎뼈인대Patellar ligament, 슬개인대의 부착점입니다. 정강뼈거친면 양 옆으로 넙다리뼈와 관절하고 체중을 지지하기 위해 넓은 구조로 된 가쪽관절융기Lateral condyle, 외측과와 안쪽관절융기Medial condyle, 내측과가 있습니다. 가쪽관절융기 뒤에 있는 종아리뼈머리의 관절면Articular surface of fibula, 비골두의 관절면은 종아리뼈와 관절합니다.

가쪽관절융기와 안쪽관절융기의 위면은 안쪽과 가쪽반달Medial and lateral meniscus, 내측과 외측반달연골의 부착점이 되는 안쪽과 가쪽위관절면Medial and lateral superior articular surface, 내측과와 외측과 상관절면이 있고 두 관절면 사이의 중앙은 조금 더 돌출되어 융기사이융기Intercondylar eminence, 과간융기를 형성하며, 융기사이융기의 끝은 조금 더 돌출되어 융기사이융기의 결절Tubercles of intercondylar eminence, 과간융기결절을 형성합니다. 융기사이융기를 중심으로 앞융기사이부위Intercondylar area anterior, 전과간구와 뒤융기사이부위Intercondylar area posterior, 후과간구를 형성합니다. 앞융기사이부위에는 안쪽반달과 가쪽반달의 앞끝 그리고 앞십자인대가 부착하는 3개의 면이 있고, 뒤융기사이부위에는 안쪽반달과 가쪽반달의 뒤끝 그리고 뒤십자인대가 부착하는 3개의 면이 있습니다.

정강뼈몸통의 뒷면에는 가자미근의 부착부위인 가자미근선Soleal line이 있고, 가쪽면은 종아리뼈Fibula, 비골와 연결하는 뼈사이막Interosseous membrane, 골간막이 부착합니다.

정강뼈 아래 영역의 안쪽은 돌출된 안쪽복사Medial malleolus, 내과가 있습니다. 안쪽복사에 있는 관절면Articular surface of medial malleolus, 내측과의 관절면은 발목뼈 중 하나인 목말뼈Talus, 거골와 관절합니다.

종아리뼈(Fibula, 비골)

종아리Leg, 하퇴 영역을 이루는 2개의 뼈 중 가쪽에 있는 종아리뼈Fibular, 비골는 라틴어 Fibula(버클, 고정쇠)와 Figere(고정하다)에서 유래합니다. 실제로 넙다리뼈와 관절하지 않기 때문에 체중지지의 역할이 작지만 다리의 많은 근육들 부착합니다.

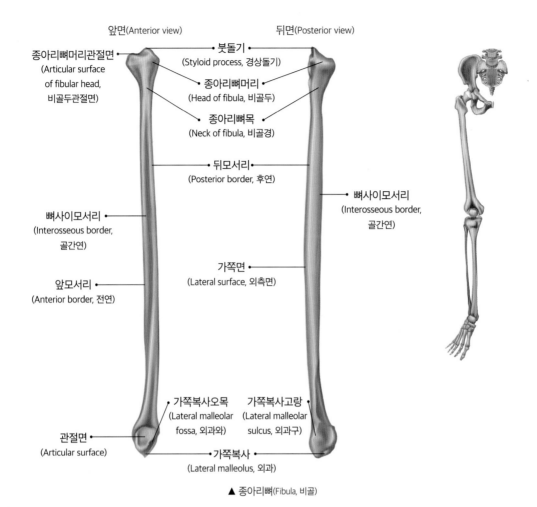

앞면(Anterior view)　　　　뒤면(Posterior view)

종아리뼈머리관절면
(Articular surface
of fibular head,
비골두관절면)

붓돌기
(Styloid process, 경상돌기)

종아리뼈머리
(Head of fibula, 비골두)

종아리뼈목
(Neck of fibula, 비골경)

뒤모서리
(Posterior border, 후연)

뼈사이모서리
(Interosseous border,
골간연)

뼈사이모서리
(Interosseous border,
골간연)

가쪽면
(Lateral surface, 외측면)

앞모서리
(Anterior border, 전연)

가쪽복사오목
(Lateral malleolar
fossa, 외과와)

가쪽복사고랑
(Lateral malleolar
sulcus, 외과구)

관절면
(Articular surface)

가쪽복사
(Lateral malleolus, 외과)

▲ 종아리뼈(Fibula, 비골)

　　종아리뼈머리Head of fibula, 비골두에는 정강뼈와 관절하는 종아리뼈머리관절면Articular surface of fibular head, 비골두관절면이 있고, 가장 위 끝은 뾰족하게 돌출된 붓돌기Styloid process, 경상돌기가 있습니다. 종아리뼈머리와 종아리뼈몸통을 연결하는 종아리뼈목Neck of fibula, 비골경의 가쪽으로 온종아리신경Common peroneal nerve, 총비골신경이 지나갑니다.

　　종아리뼈몸통Body of fibula, 비골체은 삼각형 모양으로 형성이 되어 앞모서리Anterior border, 전연와 뒤모서리Posterior border, 후연, 뼈사이모서리Interosseous border, 골간연로 구분합니다.

　　종아리뼈의 아래 영역은 발목의 가쪽복사Lateral melleolus, 외과가 있고, 가쪽복사의 안쪽은 목말뼈와 관절하는 관절면Articular surface이 있습니다. 관절면의 뒤아래에 있는 가쪽복사오목 Lateral malleolar fossa, 외과와에 뒤목말종아리인대Posterior talofibular ligament, 후거비인대가 부착합니다. 가쪽 복사고랑Lateral malleolar sulcus, 외과구에는 긴종아리근Peroneus(=fibularis) longus, 장비골근과 짧은종아리근 Peroneus(=fibularis) brevis, 단비골근의 힘줄이 지납니다.

발목뼈(Tarsals, 족근골)

7개의 뼈들로 구성된 발목뼈Tarsal, 족근골는 그리스어 Tarsos(발목, 발바닥)에서 유래합니다. Tarsos는 어근이 되는 *ters-(건조하다, 마르다, 말리다)에서 유래되어 "건조를 위한 편평한 표 면"의 의미가 발바닥을 이루는 편평한 뼈와 같은 의미로 발전되었습니다.

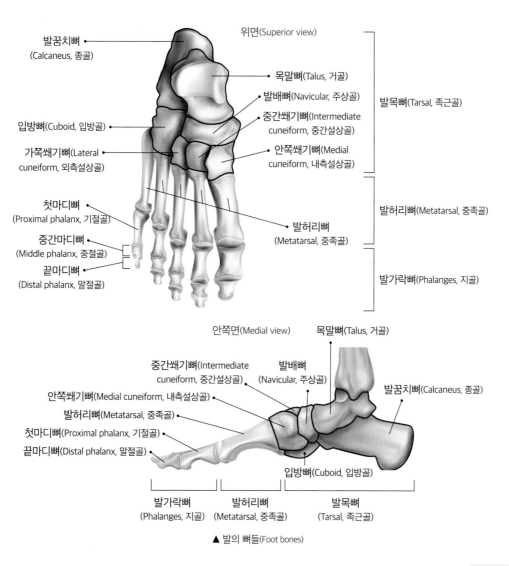

▲ 발의 뼈들(Foot bones)

발목뼈를 이루는 7개의 뼈는 다음과 같습니다.

뼈 이름	설명
목말뼈(Talus, 거골)	라틴어 Talus(발목)에서 유래하였으며 라틴어 Taxillus(주사위)와 관련된 단어로 로마시대에는 동물의 목말뼈를 주사위로 이용한 것에서 유래했다는 설도 있습니다. 목말뼈는 7개의 발목뼈 중 가장 위에 있어 정강뼈, 종아리뼈와 함께 발목관절을 이룹니다.
발꿈치뼈(Calcaneus, 종골)	발목뼈 중 가장 크고 튼튼한 뼈로 목말뼈 아래 위치합니다.
발배뼈(Navicular, 주상골)	라틴어 Navicula(작은배)에서 유래하였습니다.
쐐기뼈(Cuneiform, 설상골)	라틴어 Cuneus(쐐기)에서 유래하였습니다. 쐐기뼈는 3개의 뼈로 구성되어 있고, 위치에 따라 안쪽/중간/가쪽쐐기뼈(Medial/Intermedius/Lateral cuneiform)로 불립니다.
입방뼈(Cuboid, 입장골)	그리스어 '주사위'에서 유래하였습니다.

발허리뼈(Metatarsals, 중족골)

발허리뼈Metatarsals, 중족골는 손의 손허리뼈와 같이 5개로 구성됩니다. 첫째발허리뼈가 가장 두껍고 다섯째발허리뼈로 갈수록 작고 길이도 짧아집니다. 발허리뼈는 손의 손허리뼈와 같이 발허리뼈머리Head of metatarsal bone, 중족골두, 몸통Body of metatarsal bone, 골간, 발허리뼈바닥Base of metatarsal bone, 중족골저으로 나뉩니다. 발허리뼈바닥은 발목뼈와 관절을 이루고, 발허리뼈머리는 발가락뼈들과 관절을 이룹니다.

발가락뼈(Phalanges, 지골)

발가락뼈Phalanges, 지골는 총 28개(14쌍)의 뼈로 구성됩니다. 손가락뼈와 같이 첫째발가락뼈는 첫마디뼈Proximal phalanx, 기절골와 끝마디뼈Distal phalanx, 말절골로 이루어지고 둘째에서 다섯째 발가락뼈는 첫마디뼈와 중간마디뼈Middle phalanx, 중절골, 끝마디뼈로 이루어집니다.

관절
Joint

01 관절의 분류

인체에 뼈와 근육만 있다면 몸을 지지하기도, 움직이기도 어렵습니다. 근육 외에 결합조직Connective tissue들이 근육과 함께 뼈를 지지하고 움직일 수 있도록 도와주는 역할을 합니다.

관절Joint은 뼈가 뼈과 만나는 부위로 뼈를 포함한 주위 조직을 포함하는 용어이며, 해부학적인 형태나 모양에 따라 구조적인 분류Structural classification를 하기도 하고, 관절이 움직이는 유형에 따라 기능적인 분류Functional classification를 하기도 합니다.

		구조적 분류(Structural classification)		
		섬유관절 (Fibrous joint)	연골관절 (Cartilaginous joint)	윤활관절 (Synovial joint, 활액관절)
기능적 분류 (Functional classification)	못움직관절 (Synarthrosis, 부동관절)	봉합 (Suture)		
	반관절 (Amphiarthrosis)	섬유결합 (Syndesmosis, 인대결합)	섬유연골결합 (Symphysis) 유리연골결합 (Synchondrosis, 연골결합)	
	움직관절 (Diarthrosis, 가동관절)			평면관절 (Plane(=Gliding) joint, 활주관절) 타원관절 (Ellipsodial(=Condylar) joint) 절구관절 (Spheroidal(=Ball & socket) joint, 구상관절) 경첩관절 (Hinge(=Ginglymus) joint, 접번관절) 안장관절 (Sellar(=Saddle) joint, 안관절) 중쇠관절 (Pivot(=Trochoid) joint, 차축관절)

1-1 관절의 구조적 분류

관절을 해부학적인 구조에 따라 분류하는 2가지 기준이 있습니다. 첫 번째로는 윤활공간 Synovial cavity, 활막강의 유무, 두 번째로는 뼈를 연결해주는 결합조직Connective tissue의 유형입니다.

　　윤활공간의 유무와 결합조직의 유형에 따라서 관절은 섬유관절Fibrous joint, 연골관절 Cartilaginous joint, 윤활관절Synovial joint, 활액관절로 분류합니다. 섬유관절과 연골관절은 윤활공간이 없고, 윤활관절은 윤활공간이 있습니다. 그리고 섬유관절과 연골관절, 윤활관절은 뼈를 연결하는 결합조직의 유형이 각각 다른 특징이 있습니다.

1-1-1 섬유관절(Fibrous joint)

　　섬유관절Fibrous joint은 윤활공간이 없고, 뼈와 뼈사이 간격이 좁으며, 밀도가 높은 결합조직에 의해 연결되어 있습니다. 섬유관절은 기능적으로 움직임이 거의 없이 장기를 보호하는 공간(예 : 뇌를 보호하는 머리뼈)이나 골격을 튼튼하게 유지해야 하는 부위(예 : 치아 혹은 노뼈와 자뼈 사이, 정강뼈와 종아리뼈 사이)에 존재합니다.

　　대표적인 섬유관절로 봉합Suture, 섬유결합Syndesmosis, 인대결합이 있습니다.

봉합(Suture)

　　봉합Suture은 라틴어 Sutura(꿰메어진 이음새(=솔기))에서 유래하였습니다. 불규칙한 구조로 형성된 섬유성 결합조직으로 머리뼈에서만 존재합니다. 영아 시기에 머리뼈는 불완전한 상태이고 머리뼈 사이는 막으로 채워진 숫구멍Frontanelle, 천문이 존재합니다. 성인이 되면서 머리뼈와 숫구멍들은 골화되어 봉합Suture의 형태로 관절을 이룹니다.

신생아의 머리뼈

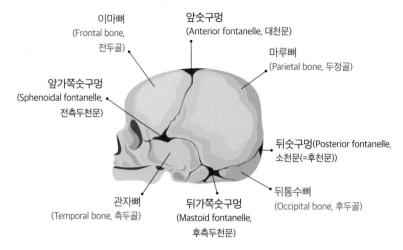

이마뼈
(Frontal bone,
전두골)

앞숫구멍
(Anterior fontanelle, 대천문)

마루뼈
(Parietal bone, 두정골)

앞가쪽숫구멍
(Sphenoidal fontanelle,
전측두천문)

뒤숫구멍(Posterior fontanelle,
소천문(=후천문))

관자뼈
(Temporal bone, 측두골)

뒤가쪽숫구멍
(Mastoid fontanelle,
후측두천문)

뒤통수뼈
(Occipital bone, 후두골)

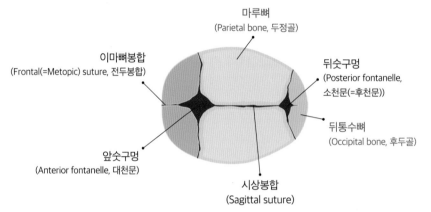

마루뼈
(Parietal bone, 두정골)

이마뼈봉합
(Frontal(=Metopic) suture, 전두봉합)

뒤숫구멍
(Posterior fontanelle,
소천문(=후천문))

뒤통수뼈
(Occipital bone, 후두골)

앞숫구멍
(Anterior fontanelle, 대천문)

시상봉합
(Sagittal suture)

성인의 머리뼈

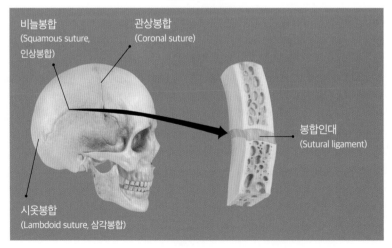

비늘봉합
(Squamous suture,
인상봉합)

관상봉합
(Coronal suture)

봉합인대
(Sutural ligament)

시옷봉합
(Lambdoid suture, 삼각봉합)

▲ 봉합(Suture)

섬유결합(Syndesmosis, 인대결합)

섬유결합Syndesmosis, 인대결합은 윤활공간이 없다는 특징은 봉합과 같지만, 구조적으로 뼈와 뼈 사이의 공간이 봉합보다 더 넓습니다. 대표적인 관절로 자뼈Ulna, 척골와 노뼈Radius, 요골 사이 그리고 정강뼈Tibia, 경골와 종아리뼈Fibula, 비골 사이를 연결하는 뼈사이막Interosseous membrane, 골간막과 이Teeth, 치아와 이틀Dental alveoli, 치조 사이의 못박이관절Gomphosis(=dentoalveolar articulation), 치아이틀관절(=설상봉합)이 있습니다. 섬유결합은 봉합과는 다르게 기능적으로 약간의 움직임이 허용됩니다.

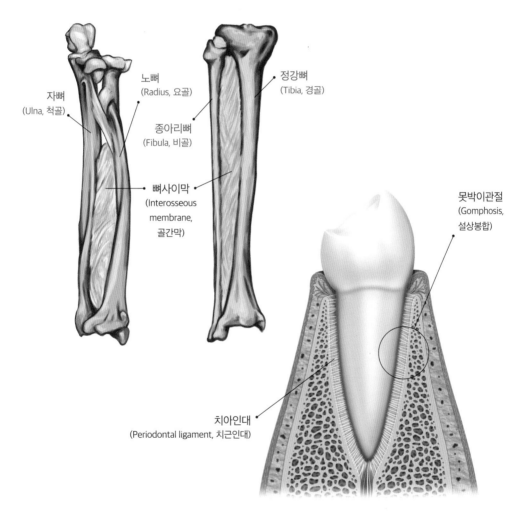

노뼈
(Radius, 요골)

자뼈
(Ulna, 척골)

종아리뼈
(Fibula, 비골)

뼈사이막
(Interosseous
membrane,
골간막)

정강뼈
(Tibia, 경골)

못박이관절
(Gomphosis,
설상봉합)

치아인대
(Periodontal ligament, 치근인대)

▲ 섬유결합(Syndesmosis)

1-1-2 연골관절(Cartilaginous joint)

연골관절Cartilaginous joint은 섬유관절과 같이 윤활공간이 없고, 움직임이 매우 적습니다. 유리연골Hyaline cartilage, 초자연골 혹은 섬유연골Fibrous cartilage로 구성된 결합조직에 의해 연결되어 있는 연골관절은 섬유연골결합Symphysis과 유리연골결합Synchondrosis, 연골결합으로 분류합니다.

섬유연골결합(Symphysis)

섬유연골결합Symphysis은 관절하는 뼈끝의 유리연골Hyaline cartilage, 초자연골과 섬유연골Fibrous cartilage의 테두리로 구성된 조직이 뼈를 연결하는 구조입니다. 섬유연골결합은 주로 신체의 중앙에 있으며 대표적으로 척추뼈와 척추원반Intervertebral disc, 추간판 사이의 척추사이결합Intervertebral symphysis, 추간(섬유연골)결합과 치골의 앞에서 연결되는 두덩결합Pubis symphysis, 치골결합이 있습니다.

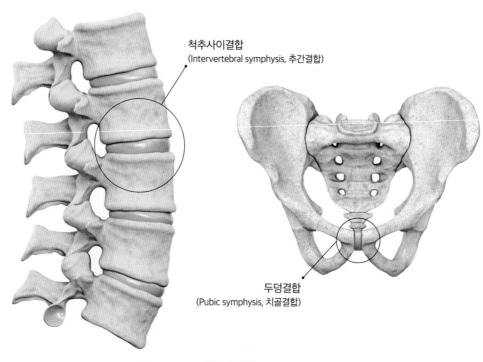

척추사이결합
(Intervertebral symphysis, 추간결합)

두덩결합
(Pubic symphysis, 치골결합)

▲ 섬유연골결합(Symphysis)

유리연골결합(Synchondrosis, 연골결합)

유리연골결합Synchondrosis, 연골결합은 유리연골Hyaline cartilage, 초자연골로 구성된 결합조직에 의해 관절을 이룹니다. 대표적으로 복장뼈Sternum, 흉골와 1번 갈비뼈 사이의 갈비연골관절Costochondral joint, 늑골늑연골관절 그리고 갈비뼈와 갈비뼈연골Costal cartilage, 늑연골 사이의 갈비연골관절Costochondral joint, 늑골늑연골관절들 그리고 뼈끝판Epiphyseal plate, 골단판이 있습니다.

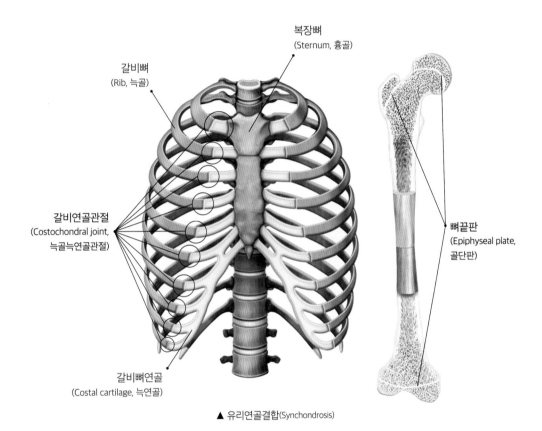

복장뼈
(Sternum, 흉골)

갈비뼈
(Rib, 늑골)

갈비연골관절
(Costochondral joint,
늑골늑연골관절)

뼈끝판
(Epiphyseal plate,
골단판)

갈비뼈연골
(Costal cartilage, 늑연골)

▲ 유리연골결합(Synchondrosis)

1-1-3 윤활관절(Synovial joint, 활액관절)

윤활관절Synovial joint, 활액관절의 구조적인 특징은 섬유관절과 연골관절에는 없는 윤활공간Synovial cavity, 활액강이 있다는 것입니다. 섬유관절과 연골관절에 비해 뼈와 뼈 사이 공간이 넓고, 관절주머니Articular(=Joint) capsule, 관절낭가 뼈를 연결하여 윤활공간을 형성합니다. 윤활공간 속은 윤활액Synovial fluid, 활액이 들어있습니다. 이러한 구조적 특성 때문에 섬유관절, 연골관절과는 달리 기능적으로 자유로운 움직임을 허용하게 됩니다.

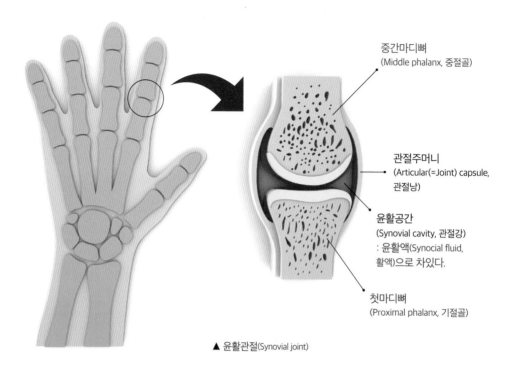

중간마디뼈
(Middle phalanx, 중절골)

관절주머니
(Articular(=Joint) capsule,
관절낭)

윤활공간
(Synovial cavity, 관절강)
: 윤활액(Synocial fluid,
활액)으로 차있다.

첫마디뼈
(Proximal phalanx, 기절골)

▲ 윤활관절(Synovial joint)

> **참고** **윤활관절에 대한 자세한 내용**
>
> 연골관절로 구성된 척추사이 관절과 갈비연골관절 등 일부를 제외한 대부분의 움직임이 일어나는 관절은 윤활관절로 분류합니다. 윤활관절은 구조와 기능에 따라 6종류의 관절로 분류합니다. 인체의 움직임과 관련 있는 관절이기에 따로 분류하여 이후 장에서 자세히 알아보겠습니다.

1-2 관절의 기능적 분류

관절의 기능적인 움직임의 정도에 따라 못움직관절Synarthrosis, 부동관절, 반관절Amphiarthrosis, 움직관절Diarthrosis, 가동관절로 분류합니다.

1-2-1 못움직관절(Synarthrosis, 부동관절)

못움직관절Synarthrosis, 부동관절에는 구조적으로 섬유연골로 분류되는 봉합Suture이 있습니다. 못움직관절이라는 이름처럼 뼈와 뼈 사이가 좁고 밀도가 높은 결합조직으로 연결되어 움직임이 거의 일어나지 않습니다. 관절의 움직임이 없기 때문에 뇌와 같은 중요한 장기를 외부의 충격으로부터 보호하고, 뇌가 제 위치에 유지될 수 있는 단단한 틀을 제공합니다.

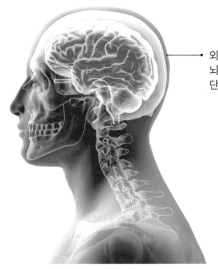

외부의 충격으로 부터 뇌를 보호하고,
뇌를 제 위치에 유지시키는
단단한 틀을 제공한다.

▲ 못움직관절(Synarthrosis)의 기능

1-2-2 반관절(Amphiarthrosis)

반관절Amphiarthrosis은 구조적 분류에서 섬유관절에 속하는 섬유결합Syndesmosis, 인대결합과 연골관절에 속하는 섬유연골결합Symphysis, 유리연골결합Synchondrosis, 연골결합이 있습니다. 못움직관절에 비해 구조적으로 뼈와 뼈 사이가 조금 더 넓은 특징 때문에 약간의 움직임이 허용되긴 하지만 움직관절Diarthrosis, 가동관절과 비교하였을 때 그 움직임은 매우 제한됩니다.

섬유결합에 속하는 정강뼈와 종아리뼈 사이의 뼈사이막Interosseous membrane, 골간막은 약간의 움직임이 허용되어 걷거나 달릴 때 충격을 흡수하거나 분산시킬 수 있고, 반대로 움직임이 크지 않기 때문에 다리의 많은 근육이 부착할 수 있는 부착점으로서도 기능을 합니다.

섬유연골결합의 척추원반Intervertebral dics, 추간판도 충격을 흡수하거나, 분산시킬 수 있고, 두덩결합Pubic symphysis, 치골결합의 경우 탄력적인 특성으로 인해 여성의 출산동안 골반의 공간이 늘어날 수 있게 합니다.

유리연골결합의 갈비뼈연골Costal cartilage, 늑연골 역시 약간의 움직임이 허용되어 호흡을 하는 동안 갈비뼈가 확장될 수 있게 도와줍니다.

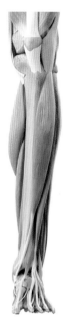

종아리뼈와 정강뼈, 뼈사이막에
부착된 많은 다리 근육들

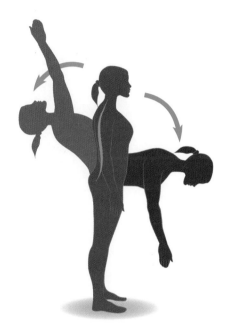

충격흡수와 움직임에 기여하는 척추원반

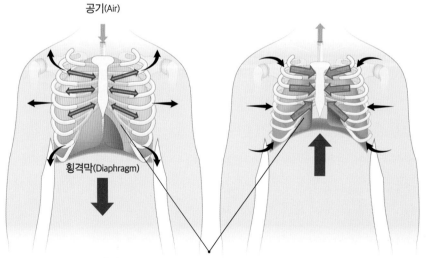

호흡에 따라 늘어났다 줄어드는 갈비뼈연골(Costal cartilage)

▲ 반관절(Amphiarthrosis)의 기능

1-2-3 움직관절(Diarthrosis, 가동관절)

움직관절Diarthrosis, 가동관절은 움직임의 범위가 큰 관절로 윤활관절Synovial joint, 활액관절이 있습니다. 윤활관절은 인체의 움직임에 기여하는 관절로 인체 전체에 걸쳐 다양하게 구성되어 있습니다.

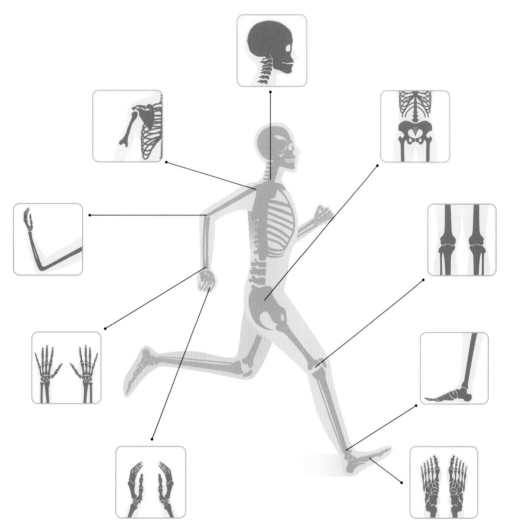

▲ 윤활관절(Synovial joint)의 기능

02 윤활관절을 구성하는 요소들

움직임을 담당하는 윤활관절은 인체 전체에 걸쳐 분포되어 있기 때문에 구조적인 모양과 크기 그리고 기능도 매우 다양합니다. 윤활공간Synovial cavity, 활액강이 있다는 것 외에도 윤활관절을 이루는 관절들에는 공통적으로 존재하는 조직들이 있고, 특정 관절영역에서만 존재하는 조직들이 있습니다.

2-1 윤활관절에 공통으로 존재하는 조직들

윤활관절에 공통으로 존재하는 조직은 다음과 같습니다.

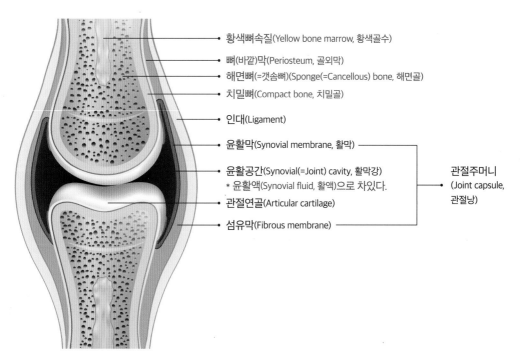

- 황색뼈속질(Yellow bone marrow, 황색골수)
- 뼈(바깥)막(Periosteum, 골외막)
- 해면뼈(=갯솜뼈)(Sponge(=Cancellous) bone, 해면골)
- 치밀뼈(Compact bone, 치밀골)
- 인대(Ligament)
- 윤활막(Synovial membrane, 활막) ┐
- 윤활공간(Synovial(=Joint) cavity, 활막강) │ 관절주머니
  * 윤활액(Synovial fluid, 활액)으로 차있다. │ (Joint capsule, 관절낭)
- 관절연골(Articular cartilage) │
- 섬유막(Fibrous membrane) ┘

▲ 윤활관절(Synovial joint)에 공통으로 존재하는 조직들

2-1-1 관절주머니(Joint capsule, 관절낭)

관절주머니Joint capsule, 관절낭는 섬유관절, 연골관절과 구분되는 윤활관절의 가장 큰 특징입니다. 관절주머니로 인해 뼈와 뼈, 그리고 관절주머니 사이에 윤활공간Synovial cavity, 활막강이 형성됩니다. 이로 인해 관절에서 자유로운 움직임이 일어날 수 있습니다.

관절주머니는 2개의 막으로 구성되어 안쪽을 감싸는 윤활막Synovial membrane, 활막과 바깥쪽을 감싸는 섬유막Fibrous membrane으로 형성됩니다.

윤활막Synovial membrane, 활막은 탄력섬유Elastic fiber가 함유된 성긴아교결합조직Loose collagenous connective tissue, 소성결합조직으로 구성되어 있습니다. 많은 관절의 윤활막에는 지방패드Fat pad가 축적되어 있습니다.

대부분 콜라겐섬유Collagenous fiber, 아교섬유로 구성된 섬유막Fibrous membrane은 관절하는 뼈의 뼈(바깥)막Periosteum, 골외막에 부착합니다. 섬유막은 관절이 허용할 수 있는 운동범위를 넘어설 때 장력을 발생시켜 움직임을 제한하는 안정성을 제공합니다.

2-1-2 인대(Ligament)

인대Ligament는 발생학적으로 뼈(바깥)막에서부터 조직이 두꺼워지며 발달한 관절주머니의 섬유막이 일부 다발을 형성하여 발생하게 된 조직을 말합니다. 인대는 섬유막의 바깥에서 뼈와 뼈를 연결하고, 움직임의 끝범위를 제한하는 안정성과 움직임의 방향을 안내하는 역할을 합니다.

2-1-3 윤활액(Synovial fluid, 활액)

관절주머니의 안쪽공간은 윤활공간Synovial cavity, 활막강을 형성하고 윤활공간은 윤활액Synovial fluid, 활액으로 채워져 있습니다. 달걀 흰자와 같은 점성이 있는 윤활액은 오랜 시간 관절이 움직이지 않으면 점성이 낮아지는 특징이 있습니다. 윤활공간은 혈액이 지나지 않기 때문에 윤활액의 확산Diffusion을 통해 관절연골Articular cartilage에 산소와 영양분을 공급하고,

이산화탄소와 폐기물을 제거하는 역할을 합니다. 또한 윤활액은 뼈사이의 마찰을 줄이고, 충격을 흡수하는 기능도 합니다.

2-1-4 신경(Nerve)

인체 전반의 감각을 감지하거나 반응신호를 보내는 신경Nerve은 관절주머니와 인대에도 분포되어 있습니다. 관절주머니에 분포된 신경은 통증을 감지하고, 움직임의 범위와 장력의 정도에 반응합니다. 이런 감지를 통해 뇌와 척수로 정보가 전달되면 뇌와 척수에서 근육에게 운동신호를 보내 움직임의 정도를 조절합니다.

2-1-5 혈관(Blood vessel)

관절주머니의 내부는 무혈성Avascular이지만 관절주머니의 바깥과 인대에는 혈관이 존재합니다. 이로 인해 동맥을 통해 산소와 영양분을 공급 받고, 정맥을 통해 이산화탄소와 노폐물을 제거합니다.

2-2 특정 윤활관절에만 존재하는 조직들

윤활관절의 구조를 튼튼하게 하고, 움직임을 원활하게 만들기 위해 특정 관절에만 존재하는 조직들이 있습니다. 일부 윤활관절에만 존재하는 조직은 아래와 같습니다.

2-2-1 관절원반(Articular disc, 관절원판) 혹은 반달연골(Meniscus(=Semilunar cartilage), 반월상연골)

관절원반Articular disc, 관절원판 혹은 반달연골Meniscus(=Semilunar cartilage), 반월상연골은 관절주머니 속 관절하는 뼈 사이에 놓여있습니다. 대표적으로 무릎관절에 있는 안쪽과 가쪽반달Medial and lateral meniscus, 내측과 외측반월 그리고 턱관절Temporomandibular joint, 악관절에 있는 관절원반Articular disc, 관절원판이 있습니다.

관절원반 혹은 반달연골은 섬유막과 붙어있으며 관절의 충격을 흡수하고, 관절하는 뼈의 접촉면적을 넓히고, 최적화된 움직임을 위한 표면을 제공합니다.

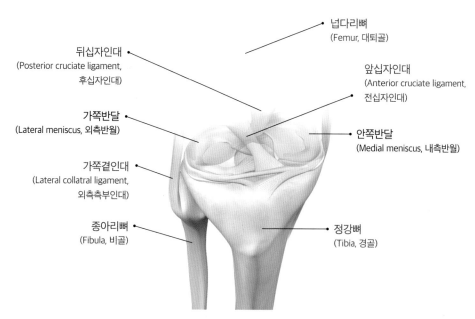

넙다리뼈
(Femur, 대퇴골)

뒤십자인대
(Posterior cruciate ligament,
후십자인대)

앞십자인대
(Anterior cruciate ligament,
전십자인대)

가쪽반달
(Lateral meniscus, 외측반월)

안쪽반달
(Medial meniscus, 내측반월)

가쪽곁인대
(Lateral collatral ligament,
외측측부인대)

종아리뼈
(Fibula, 비골)

정강뼈
(Tibia, 경골)

무릎관절(Knee joint, 슬관절)에 있는 반달연골(Meniscus, 반월상연골)

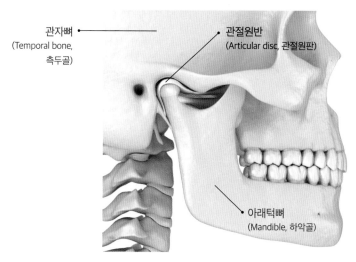

관자뼈
(Temporal bone,
측두골)

관절원반
(Articular disc, 관절원판)

아래턱뼈
(Mandible, 하악골)

턱관절(Temporomandibular joint, 악관절)에 있는 관절원반(Articular disc, 관절원판)

▲ (위) 반달연골(Meniscus)과 (아래) 관절원반(Articular disd)

2-2-2 덧인대(Accessory ligament, 부인대)

다른 인대를 보강해주는 인대를 덧인대Accessory ligament, 부인대라고 합니다. 덧인대는 관절주머니 속에도 있고, 관절주머니 밖에도 있습니다. 관절주머니 속에 있는 인대를 관절주머니속인대Intracapsular ligament, 관절낭내인대라 부르고, 관절주머니 바깥에 있는 인대를 관절주머니바깥인대Extracapsular ligament, 관절낭외인대라 부릅니다.

관절주머니속인대의 대표적인 예로는 무릎관절의 앞십자인대Anterior cruciate ligament, 전십자인대와 뒤십자인대Posterior cruciate ligament, 후십자인대가 있고, 관절주머니바깥인대의 대표적인 예로는 무릎관절의 안쪽곁인대Medial collateral ligament, 내측측부인대와 바깥쪽곁인대Lateral collateral ligament, 외측측부인대가 있습니다.

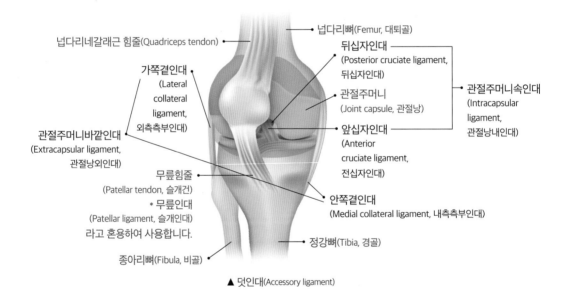

▲ 덧인대(Accessory ligament)

2-2-3 관절테두리(Articular labrum, 관절순)

섬유연골Fibrous cartilage로 구성된 관절테두리Articular labrum, 관절순는 관절하는 면의 깊이를 더 깊게 하여 관절하는 뼈의 표면적을 증가시킵니다. 대표적으로 어깨의 위팔어깨관절Glenohumeral joint, 상완와관절과 골반의 엉덩관절Hip joint, 고관절에 있습니다.

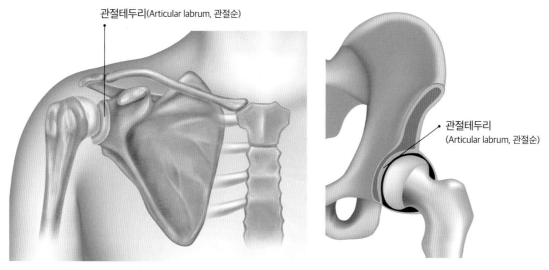

관절테두리(Articular labrum, 관절순)

관절테두리
(Articular labrum, 관절순)

위팔어깨관절(Glenohumeral joint, 상완와관절)　　　엉덩관절(Hip joint, 고관절)

▲ 관절테두리(Articular labrum)

2-2-4 윤활주머니(Synovial bursa, 윤활낭(=활액낭))와 힘줄집(Tendon sheath, 건초)

윤활주머니Synovial bursa, 윤활낭(=활액낭)는 관절주머니와 비슷한 구조로, 윤활막과 섬유막으로 구성 된 주머니를 말하며 주머니 속에는 윤활액이 들어있습니다. 윤활관절의 주변에서 뼈와 근육사이, 근육과 근육사이, 근육과 인대사이, 힘줄과 인대 사이 등 다양한 곳에 위치하여 충격흡수와 마찰을 줄이는 기능을 합니다. 윤활주머니의 수는 사람마다 차이가 있습니다.

힘줄집Tendon sheath, 건초은 윤활집Synovial sheath, 활액초이라고도 부릅니다. 윤활주머니와 같은 성분과 기능을 하지만 구조적인 특징에서 차이가 있습니다. 힘줄집은 관모양으로 되어 있어 관 속으로 힘줄이 지나갑니다. 대표적으로 어깨관절에서 위팔두갈래근 긴갈래Long head of biceps brachii, 상완이두근의 장두의 힘줄이 지나는 곳이나, 손과 발을 지나는 많은 근육의 힘줄이 있는 곳에 위치합니다.

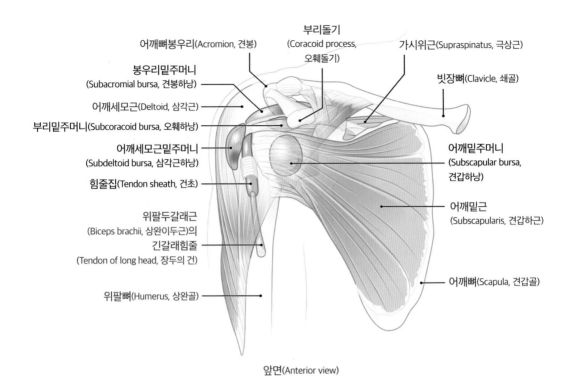

어깨뼈봉우리(Acromion, 견봉)

봉우리밑주머니
(Subacromial bursa, 견봉하낭)

어깨세모근(Deltoid, 삼각근)

부리밑주머니(Subcoracoid bursa, 오훼하낭)

어깨세모근밑주머니
(Subdeltoid bursa, 삼각근하낭)

힘줄집(Tendon sheath, 건초)

위팔두갈래근
(Biceps brachii, 상완이두근)의
긴갈래힘줄
(Tendon of long head, 장두의 건)

위팔뼈(Humerus, 상완골)

부리돌기
(Coracoid process,
오훼돌기)

가시위근(Supraspinatus, 극상근)

빗장뼈(Clavicle, 쇄골)

어깨밑주머니
(Subscapular bursa,
견갑하낭)

어깨밑근
(Subscapularis, 견갑하근)

어깨뼈(Scapula, 견갑골)

앞면(Anterior view)

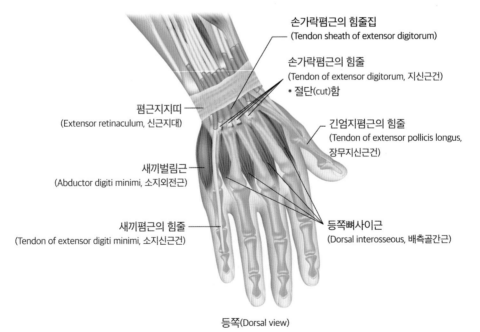

손가락폄근의 힘줄집
(Tendon sheath of extensor digitorum)

손가락폄근의 힘줄
(Tendon of extensor digitorum, 지신근건)
* 절단(cut)함

폄근지지띠
(Extensor retinaculum, 신근지대)

긴엄지폄근의 힘줄
(Tendon of extensor pollicis longus,
장무지신근건)

새끼벌림근
(Abductor digiti minimi, 소지외전근)

새끼폄근의 힘줄
(Tendon of extensor digiti minimi, 소지신근건)

등쪽뼈사이근
(Dorsal interosseous, 배측골간근)

등쪽(Dorsal view)

▲ (위) 윤활주머니(Synovial bursa)와 (아래) 힘줄집(Tendon sheath)

03 윤활관절의 움직임 유형

　인체의 움직임을 일으키는 윤활관절은 움직이는 형태에 따라 약속된 용어를 사용합니다. 대부분의 관절은 관절을 중심Axis, 축으로 각운동Angular movement과 돌림Rotation, 회전운동을 하지만 예외적으로 관절하는 뼈의 구조에 따라서 미끄러짐Gliding, 활주 운동도 일어납니다.

　여러 관절에서 공통적으로 사용되는 움직임의 용어가 있고, 특정 관절에서만 사용되는 움직임의 용어가 있습니다. 인체의 움직임을 표현할 때는 해부학적 자세를 기준으로 표현합니다. 윤활관절에서 일어나는 다양한 움직임과 용어는 다음과 같습니다.

·············· **굽힘(Flexion), 폄(Extension), 과다폄(Hyper extension), 가쪽굽힘(Lateral flexion)** ···············

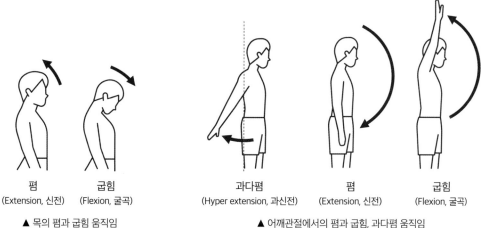

| 폄 | 굽힘 |
| (Extension, 신전) | (Flexion, 굴곡) |

▲ 목의 폄과 굽힘 움직임

| 과다폄 | 폄 | 굽힘 |
| (Hyper extension, 과신전) | (Extension, 신전) | (Flexion, 굴곡) |

▲ 어깨관절에서의 폄과 굽힘, 과다폄 움직임

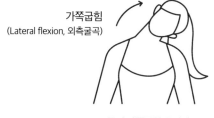

가쪽굽힘
(Lateral flexion, 외측굴곡)

▲ 목의 가쪽굽힘 움직임

* 굽힘과 폄의 움직임은 시상면(Sagittal plane)에서 일어나고, 가쪽굽힘의 움직임은 이마면(Coronal plane)에서 일어납니다.

- **굽힘**Flexion, 굴곡 : 관절하는 뼈와 뼈 사이의 각도가 감소하는 움직임을 말합니다.

- **폄**Extension, 신전 : 굽힘의 반대되는 동작으로 굽힘 된 뼈와 뼈 사이의 각도가 증가하여 해부학적 자세로 돌아오는 움직임을 말합니다.

- **과다폄**Hyper extension, 과신전 : 해부학적 자세를 지나 폄의 동작이 더 진행되는 움직임을 말합니다.

- **가쪽굽힘**Lateral flexion, 외측굴곡 : 이마면에서 움직이는 굽힘 동작으로 주로 척추의 움직임을 나타낼 때 사용합니다.

참고 엄지손가락의 굽힘과 폄, 벌림과 모음

엄지손가락은 다른 네 손가락과는 다르게 90° 돌림 된 상태로 있습니다. 그래서 시상면상에서의 움직임인 굽힘과 폄의 동작이 이마면상에서 나타나고, 이마면상에서의 움직임인 벌림과 모음이 시상면상에서 나타납니다.
엄지손가락의 90° 돌림 된 구조로 인해 물건을 잡을 수 있고, 세밀한 손의 움직임이 가능하게 됩니다.

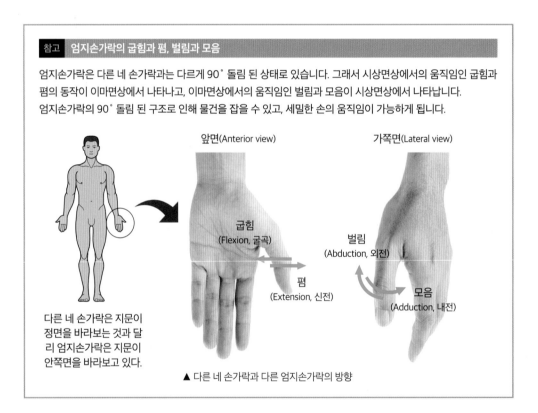

앞면(Anterior view) 가쪽면(Lateral view)

굽힘
(Flexion, 굴곡)

폄
(Extension, 신전)

벌림
(Abduction, 외전)

모음
(Adduction, 내전)

다른 네 손가락은 지문이 정면을 바라보는 것과 달리 엄지손가락은 지문이 안쪽면을 바라보고 있다.

▲ 다른 네 손가락과 다른 엄지손가락의 방향

..... **벌림(Abduction)과 모음(Adduction), 수평벌림(Horizontal abduction)과 수평모음(Horizontal adduction)** .....

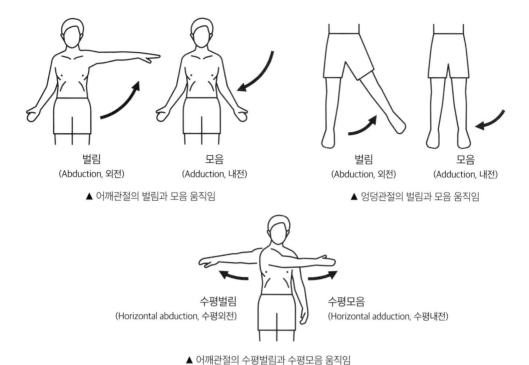

벌림
(Abduction, 외전)

모음
(Adduction, 내전)

▲ 어깨관절의 벌림과 모음 움직임

벌림
(Abduction, 외전)

모음
(Adduction, 내전)

▲ 엉덩관절의 벌림과 모음 움직임

수평벌림
(Horizontal abduction, 수평외전)

수평모음
(Horizontal adduction, 수평내전)

▲ 어깨관절의 수평벌림과 수평모음 움직임

- **벌림**Abduction, 외전 : 인체의 정중선Median line에서 멀어지는 이마면상에서의 움직임을 말합니다.

- **모음**Adduction, 내전 : 인체의 정중선으로 가까워지는 이마면상에서의 움직임을 말합니다.

- **수평벌림**Horizontal abduction, 수평외전 : 인체의 정중선에서 멀어지는 수평면상에서의 움직임을 말합니다.

- **수평모음**Horizontal adduction, 수평내전 : 인체의 정중선으로 가까워지는 수평면상에서의 움직임을 말합니다.

참고 **손가락과 발가락에서의 벌림과 모음 기준선**

벌림과 모음의 움직임은 인체의 정중선을 기준으로 이야기 합니다. 하지만 손가락과 발가락에서의 벌림과 모음은 인체의 정중선이 아닌 손과 발의 중심선을 기준으로 이야기 합니다. 손가락의 벌림과 모음의 기준은 세 번째 손가락이고, 발가락의 벌림과 모음은 두 번째 발가락을 기준으로 합니다.

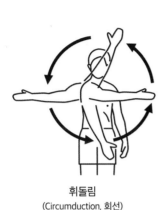

휘돌림
(Circumduction, 회선)

▲ 어깨관절의 휘돌림

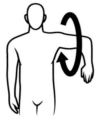

바깥돌림
(External rotation, 외회전)

안쪽돌림
(Internal rotation, 내회전)

▲ 어깨관절의 돌림

위쪽돌림
(Upward rotation,
상방회전)

아래쪽돌림
(Downward rotation, 하방회전)

▲ 어깨뼈의 움직임

- **휘돌림**Circumduction, 회선 : 관절의 축을 중심으로 굽힘과 벌림, 폄과 모음, 회전의 연속적이고 복합적인 움직임을 나타냅니다. 움직이는 관절의 축보다 먼쪽 분절의 운동범위가 큰 특징이 있습니다.

- **돌림**Rotation, 회전 : 움직임을 일으키는 분절의 중심을 기준으로 분절 전체가 같은 방향으로 움직임을 나타냅니다. 수평면 상에서 분절의 움직이는 방향이 인체의 정중선에 가까워지면 안쪽돌림Internal rotation, 내회전이라 하고, 정중선에서 멀어지면 바깥돌림External rotation, 외회전이라 합니다. 어깨뼈 움직임의 경우 이마면상에서 분절의 위쪽면이 위쪽과 안쪽으로 움직이면 위쪽돌림Upward rotation, 상방회전이라 하고, 반대로 아래쪽과 안쪽으로 움직이면 아래쪽돌림Downward rotation, 하방회전이라 합니다.

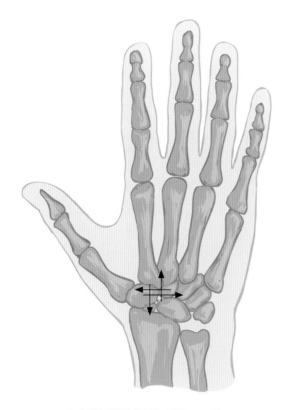

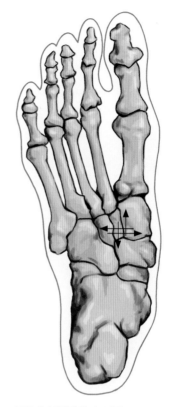

▲ 손목뼈사이관절의 미끄러짐(Gliding, 활주)   ▲ 발목뼈사이관절의 미끄러짐(Gliding, 활주)

- **미끄러짐**Gliding, 활주 : 관절의 각도 변화가 없이 편평한 뼈의 표면이 앞뒤 혹은 좌우로 움직임을 나타냅니다. 회전의 움직임도 표현이 되는 경우가 있어 연구결과나 문헌마다 표현 방식에 차이가 있습니다. 움직임의 범위가 크지 않은 것이 특징인 미끄러짐은 주로 손목뼈사이관절Intercarpal joint, 수근간관절과 발목뼈사이관절Intertarsal joint, 족근간관절에서 나타납니다.

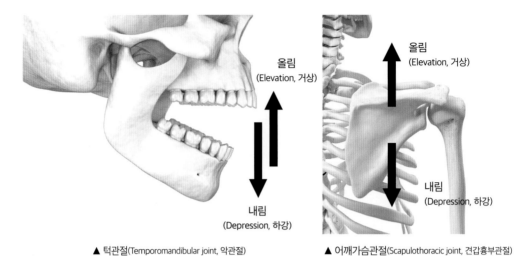

올림(Elevation)과 내림(Depression)

올림
(Elevation, 거상)

내림
(Depression, 하강)

▲ 턱관절(Temporomandibular joint, 악관절)

올림
(Elevation, 거상)

내림
(Depression, 하강)

▲ 어깨가슴관절(Scapulothoracic joint, 견갑흉부관절)

- **올림**Elevation, 거상(=상승) : 신체의 일부 혹은 분절이 위쪽으로 움직이는 것을 말합니다.
- **내림**Depression, 하강 : 신체의 일부 혹은 분절이 아래쪽으로 움직이는 것을 말합니다.

내밈(Protraction)과 뒤당김(Retraction)

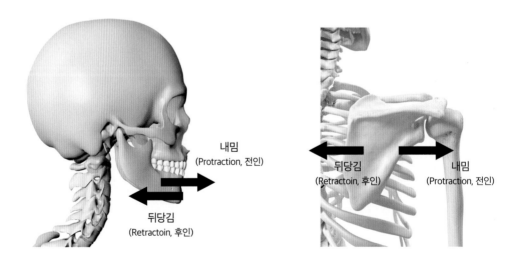

내밈
(Protraction, 전인)

뒤당김
(Retractoin, 후인)

뒤당김
(Retractoin, 후인)

내밈
(Protraction, 전인)

- **내밈**Protraction, 전인 : 신체의 일부 혹은 분절이 앞쪽으로 움직이는 것을 말합니다.

- **뒤당김**Retraction, 후인 : 신체의 일부 혹은 분절이 뒤쪽으로 움직이는 것을 말합니다.

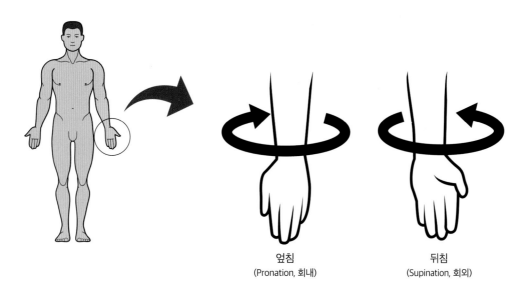

······· **엎침(Pronation)과 뒤침(Supination)** ·······

엎침
(Pronation, 회내)

뒤침
(Supination, 회외)

- **엎침**Pronation, 회내 : 손바닥이 뒤쪽으로 돌림운동하는 아래팔Forearm, 전완의 움직임을 말합니다. 엎침의 동작일 때 아래팔의 자뼈Ulna, 척골와 노뼈Radius, 요골는 서로 교차하는 모양을 나타냅니다.

- **뒤침**Supination, 회외 : 손바닥이 앞쪽으로 돌림운동하는 아래팔의 움직임을 말합니다.

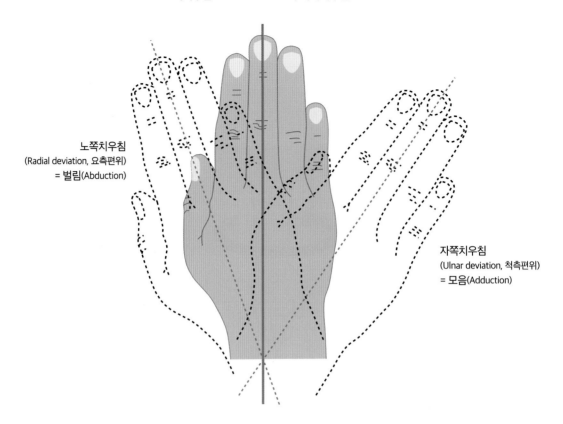

노쪽치우침(Radial deviation)과 자쪽치우침(Ulnar deviation)

노쪽치우침
(Radial deviation, 요측편위)
= 벌림(Abduction)

자쪽치우침
(Ulnar deviation, 척측편위)
= 모음(Adduction)

- **노쪽치우침**Radial deviation, 노측편위 : 손의 중심선인 셋째손가락을 기준으로 이마면 상에서 노뼈쪽으로 가까워지는 움직임을 말합니다. 움직임이 인체의 정중선에서 멀어지는 모습을 나타내기에 벌림Abduction의 표현을 사용하기도 합니다.

- **자쪽치우침**Ulnar deviation, 척측편위 : 손의 중심선인 셋째손가락을 기준으로 이마면 상에서 자뼈쪽으로 가까워지는 움직임을 말합니다. 인체의 정중선에 가까워지는 모습을 나타내기에 모음Adduction의 표현을 사용하기도 합니다.

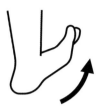 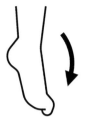

발등굽힘
(Dorsiflexion, 배측굴곡)

발바닥쪽 굽힘
(Plantar flexion, 족저굴곡)

- **발등굽힘**Dorsiflexion, 배측굴곡 : 발등Dorsum, 족배이 정강뼈Tibia, 경골와 종아리뼈Fibula, 비골의 방향으로 가까워지는 움직임을 말합니다.

- **발바닥쪽굽힘**Plantar flexion, 족저굴곡 : 발바닥Sole, 족척이 아래쪽을 향하는 움직임을 말합니다.

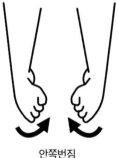 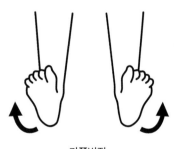

안쪽번짐
(Inversion, 내번)

가쪽번짐
(Eversion, 외번)

- **안쪽번짐**Inversion, 내번 : 발의 뒤침과 발바닥쪽굽힘이 결합된 움직임을 나타냅니다.

- **가쪽번짐**Eversion, 외번 : 발의 엎침과 발등굽힘이 결합된 움직임을 나타냅니다.

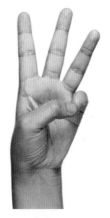 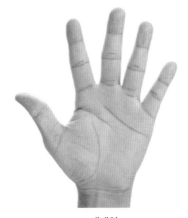

맞섬
(Opposition, 대립)

재배치
(Reposition, 복원)

- **맞섬**Opposition, 대립 : 엄지손가락이 손바닥을 가로질러 새끼손가락 방향으로 이동하는 움직임을 말합니다.

- **재배치**Reposition, 복원 : 맞섬된 엄지손가락이 원래 위치로 이동하는 움직임을 말합니다.

04 윤활관절의 분류

    윤활관절은 관절을 이루는 뼈의 모양과 크기에 따라서 다양한 형태를 나타냅니다. 다양한 모양과 형태에 따라 윤활관절에서 나타나는 움직임에 차이가 있습니다. 이러한 윤활관절의 형태와 움직임의 유형에 따라 중쇠관절Pivot joint, 차축관절, 안장관절Saddle joint, 안관절, 평면관절Plane joint, 경첩관절Hinge joint, 접번관절, 융기관절Condyloid joint, 과관절, 절구관절Spheroidal joint, 구(구상)관절 등으로 분류합니다.

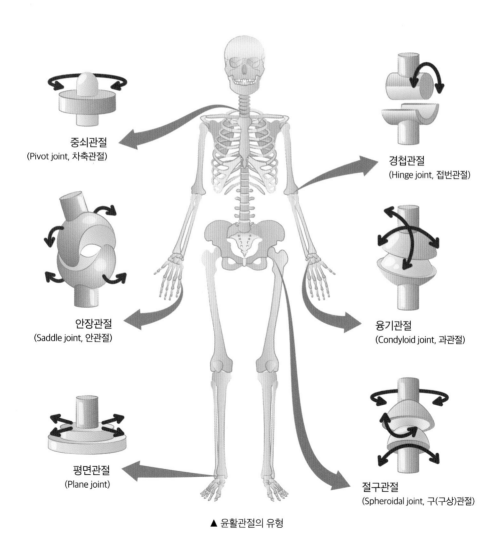

중쇠관절
(Pivot joint, 차축관절)

경첩관절
(Hinge joint, 접번관절)

안장관절
(Saddle joint, 안관절)

융기관절
(Condyloid joint, 과관절)

평면관절
(Plane joint)

절구관절
(Spheroidal joint, 구(구상)관절)

▲ 윤활관절의 유형

4-1 중쇠관절(Pivot joint, 차축관절)

중쇠관절Pivot joint, 차축관절은 Trochoid joint(차축관절)라고도 부릅니다. '바퀴의 축'이라는 의미
처럼 하나의 뼈가 뼈 자체의 모양이나 인대와의 연결을 통해 고리를 형성하고, 관절하는
다른 뼈가 그 고리 안에서 회전하는 움직임을 나타냅니다. 관절형태의 특성 때문에 중쇠관
절은 회전의 움직임만을 나타냅니다.

대표적으로 제1목뼈인 고리뼈Atlas, 환추골와 제2목뼈인 중쇠뼈Axis, 축추골가 관절을 이루는 고
리중쇠관절Atlanto-axial joint, 환축관절과 아래팔의 자뼈Ulna, 척골와 노뼈Radius, 요골가 관절하는 몸쪽노
자관절Proximal radioulnar joint, 상요척관절(=근위요척관절)이 있습니다.

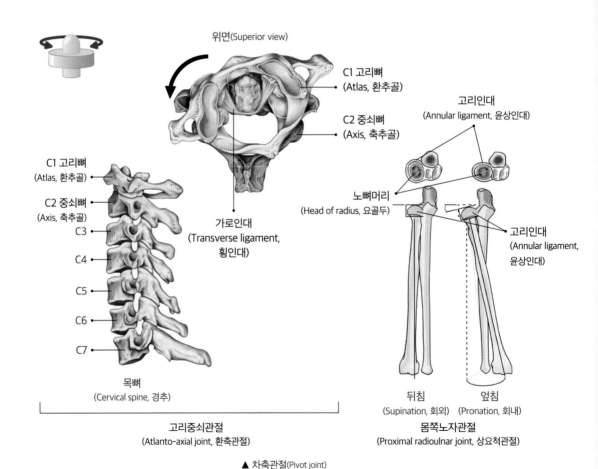

▲ 차축관절(Pivot joint)

4-2 **안장관절**(Saddle joint, 안관절)

안장관절Saddle joint, 안관절은 Sellar joint(안장관절)라고도 부릅니다. 한 뼈의 끝은 말의 안장과 같은 모양이고, 다른 뼈는 안장위에 앉은 사람의 다리와 같은 모양입니다. 관절면의 모양에 의해 굽힘과 폄, 벌림과 모음 그리고 제한된 휘돌림의 움직임을 나타냅니다.

대표적으로 손목의 큰마름뼈Trapezium, 대능형골와 엄지손가락의 손허리뼈Metacarpal, 중수골가 관절하는 엄지의 손목손허리관절Carpometacarpal joint, 수근중수관절, 복장뼈Sternum, 흉골와 빗장뼈Clavicle, 쇄골가 관절하는 복장빗장관절Sternoclavicular joint, 흉쇄관절이 있습니다.

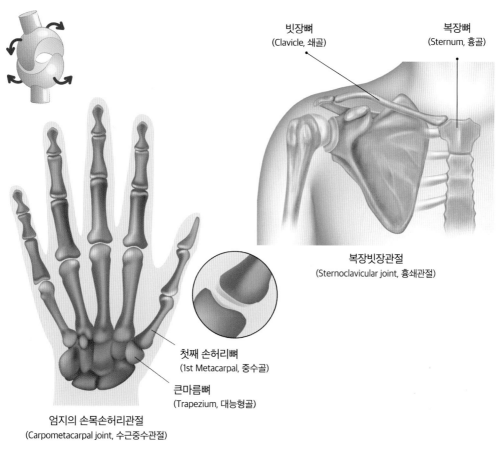

빗장뼈
(Clavicle, 쇄골)

복장뼈
(Sternum, 흉골)

복장빗장관절
(Sternoclavicular joint, 흉쇄관절)

첫째 손허리뼈
(1st Metacarpal, 중수골)

큰마름뼈
(Trapezium, 대능형골)

엄지의 손목손허리관절
(Carpometacarpal joint, 수근중수관절)

▲ 안장관절(Saddle joint)

4-3 평면관절(Plane joint)

평면관절Plane joint은 관절하는 두 뼈의 면이 넓고 편평한 구조를 보입니다. 인체의 뼈는 완벽하게 편평하지는 않고 정도에 따라 곡선의 형태를 보입니다. 평면관절은 앞-뒤, 안쪽-가쪽의 미끄러짐 움직임을 나타냅니다.

    대표적으로 손목뼈Carpal bones, 수근골들 사이의 손목뼈사이관절Intercarpal joint, 수근간관절, 발목의 발목뼈사이관절Intertarsal joint, 족근간관절, 어깨뼈의 봉우리Acromion, 견봉와 빗장뼈Clavicle, 쇄골가 관절을 이루는 봉우리빗장관절Acromioclavicular joint, 견봉쇄골관절, 복장뼈Sternum, 흉골와 갈비뼈연골Costal cartilage, 늑연골이 관절을 이루는 복장갈비관절Sternocostal joint, 흉늑관절, 등뼈Thoracic vertebra, 흉추와 갈비뼈가 관절을 이루는 갈비뼈머리관절Joint of head of rib, 늑골두관절과 갈비가로돌기관절Costotransverse joint, 늑횡돌기관절 등이 있습니다. 갈비뼈머리관절과 갈비가로돌기관절은 하나로 묶어 갈비척주관절Costovertebral joint, 늑추관절이라 부릅니다.

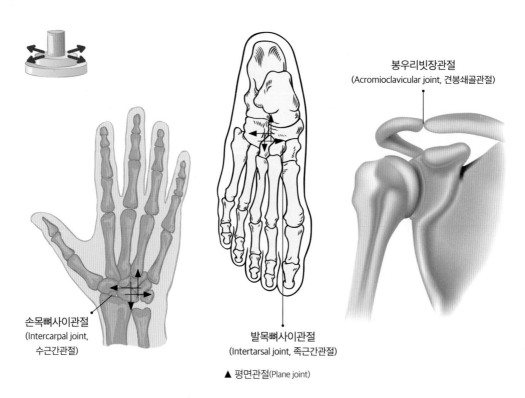

봉우리빗장관절
(Acromioclavicular joint, 견봉쇄골관절)

손목뼈사이관절
(Intercarpal joint,
수근간관절)

발목뼈사이관절
(Intertarsal joint, 족근간관절)

▲ 평면관절(Plane joint)

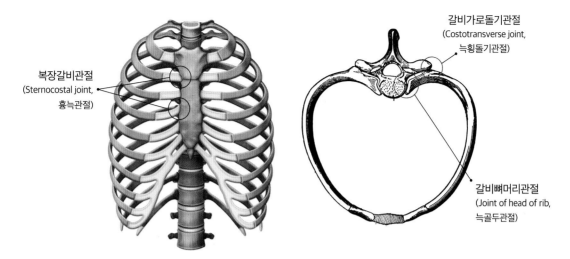

복장갈비관절
(Sternocostal joint,
흉늑관절)

갈비가로돌기관절
(Costotransverse joint,
늑횡돌기관절)

갈비뼈머리관절
(Joint of head of rib,
늑골두관절)

▲ 평면관절(Plane joint)

4-4 경첩관절(Hinge joint, 접번관절)

경첩관절Hinge joint, 접번관절은 Ginglymus joint(경첩관절)라고도 부릅니다. 여닫이문을 달 때 문틀과 문짝을 고정하여 문을 열고 닫을 수 있는 경첩처럼 하나의 축을 중심으로 굽힘과 폄의 움직임만을 나타냅니다.

대표적으로 위팔뼈Humerus, 상완골와 자뼈Ulna, 척골 사이에서 관절을 이루는 팔꿉관절Elbow joint, 주관절과 넙다리뼈Femur, 대퇴골와 정강뼈Tibia, 경골 사이에서 관절을 이루는 무릎관절Knee joint, 슬관절, 정강뼈Tibia, 경골과 종아리뼈Fibula, 비골, 목말뼈Talus, 거골 사이에서 관절을 이루는 발목관절Ankle joint, 족관절, 손가락과 발가락뼈사이관절Interphalangeal joint, 수지절간관절과 족지절간관절이 있습니다. 손가락뼈사이관절과 발가락뼈사이관절은 모두 Interphalangeal joint(지절간관절)라고 부릅니다.

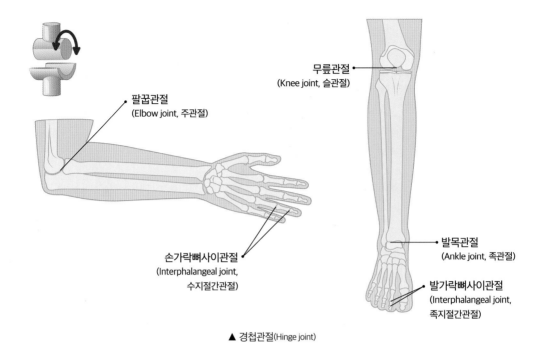

무릎관절
(Knee joint, 슬관절)

팔꿈관절
(Elbow joint, 주관절)

발목관절
(Ankle joint, 족관절)

손가락뼈사이관절
(Interphalangeal joint,
수지절간관절)

발가락뼈사이관절
(Interphalangeal joint,
족지절간관절)

▲ 경첩관절(Hinge joint)

4-5 융기관절(Condyloid joint, 과관절)

융기관절Condyloid joint, 과관절은 타원형으로 볼록하게 돌출된 뼈와 그에 맞게 타원형으로 오목한 뼈 사이에서 이루어지는 관절입니다. 관절하는 면이 타원형이기에 굽힘과 폄, 벌림과 모음의 움직임을 나타냅니다.

　　대표적으로 노뼈Ridius, 요골와 손목뼈Carpal, 수근골 사이에서 관절을 이루는 손목관절Radiocarpal joint, 요골수근관절과 두 번째에서 다섯 번째 손허리뼈Metacarpal, 중수골와 손가락뼈Phalanges, 지골 사이에서 관절을 이루는 손허리손가락관절Metacarpophalangeal joint, 중수지절관절 등이 있습니다.

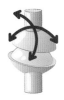

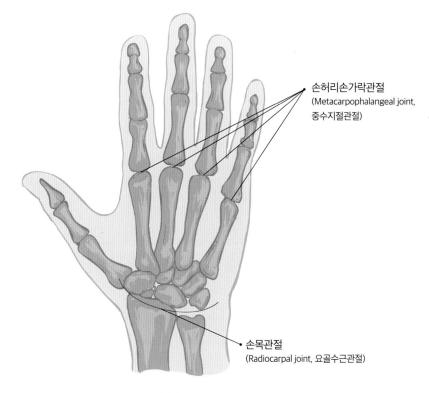

손허리손가락관절
(Metacarpophalangeal joint,
중수지절관절)

손목관절
(Radiocarpal joint, 요골수근관절)

▲ 융기관절(Condyloid joint)

절구관절(Spheroidal joint, 구(구상)관절)

절구관절Spheroidal joint, 구(구상)관절은 Ball and socket joint(절구관절)라고도 부릅니다. 관절하는 한 뼈의 둥글고 볼록한 표면과 다른 뼈의 둥글고 오목한 면으로 구성됩니다. 타원관절과는 다르게 뼈의 면이 동그란 원에 가까워 굽힘과 폄, 벌림과 모음, 돌림의 운동이 모두 가능하여 가동성이 가장 좋은 관절입니다.

대표적으로 어깨관절을 이루는 위팔뼈Humerus, 상완골와 어깨뼈의 관절오목Glenoid cavity, 관절와이 관절을 이루는 위팔어깨관절Glenohumeral joint, 상완와관절과 볼기뼈절구Acetabulum, 관골구와 넙다리뼈Femur, 대퇴골가 관절을 이루는 엉덩관절Hip joint, 고관절 등이 있습니다.

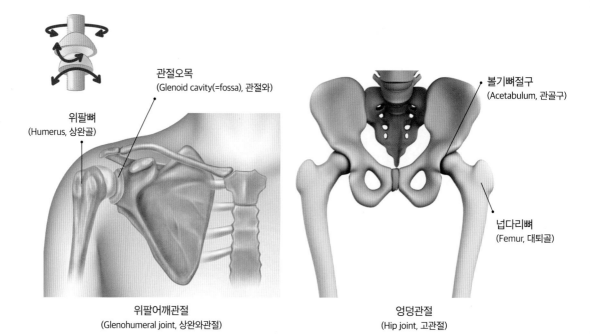

위팔뼈
(Humerus, 상완골)

관절오목
(Glenoid cavity(=fossa), 관절와)

볼기뼈절구
(Acetabulum, 관골구)

넙다리뼈
(Femur, 대퇴골)

위팔어깨관절
(Glenohumeral joint, 상완와관절)

엉덩관절
(Hip joint, 고관절)

▲ 절구관절(Ball and socket)

05 우리 몸을 구성하는 윤활관절과 인대들

우리는 지금까지 구조적인 형태와 기능에 따른 관절의 유형을 알아보았습니다. 본 장에서는 인체의 움직임을 일으키는 윤활관절과 주변 구조에 대해 알아보고자 합니다. 머리의 봉합Suture은 움직임이 없는 관절이기에 본 장에서는 제외하였습니다.

5-1 몸통의 관절들(Joints of trunk)

머리뼈의 봉합을 제외한 몸통뼈대의 관절은 윤활관절과 연골관절로 구성되어 있습니다. 몸통뼈대를 구성하는 관절들은 아래와 같습니다.

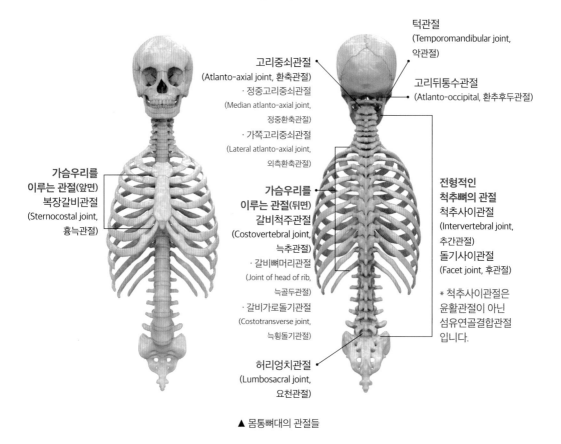

턱관절
(Temporomandibular joint, 악관절)

고리중쇠관절
(Atlanto-axial joint, 환축관절)
· 정중고리중쇠관절
(Median atlanto-axial joint, 정중환축관절)
· 가쪽고리중쇠관절
(Lateral atlanto-axial joint, 외측환축관절)

고리뒤통수관절
(Atlanto-occipital, 환추후두관절)

가슴우리를
이루는 관절(앞면)
복장갈비관절
(Sternocostal joint, 흉늑관절)

가슴우리를
이루는 관절(뒤면)
갈비척주관절
(Costovertebral joint, 늑추관절)
· 갈비뼈머리관절
(Joint of head of rib, 늑골두관절)
· 갈비가로돌기관절
(Costotransverse joint, 늑횡돌기관절)

전형적인
척추뼈의 관절
척추사이관절
(Intervertebral joint, 추간관절)
돌기사이관절
(Facet joint, 후관절)

* 척추사이관절은
윤활관절이 아닌
섬유연골결합관절
입니다.

허리엉치관절
(Lumbosacral joint, 요천관절)

▲ 몸통뼈대의 관절들

5-1-1 턱관절(Temporomandibular joint, 악관절)

턱관절Temporomandibular, 악관절은 구용어로 측두하악관절이라고도 부릅니다. 관자뼈Temporal bone, 측두골의 턱관절오목Mandibular fossa, 하악와과 관절결절Articular tubercle 그리고 아래턱뼈Mandible, 하악골의 관절돌기Condylar process 사이에서 관절을 이룹니다. 턱관절은 경첩관절과 평면관절의 특성을 모두 가지고 있습니다.

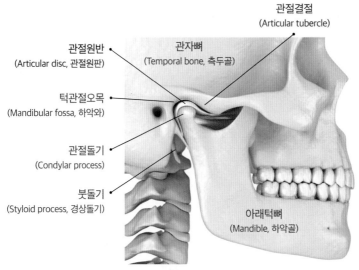

관절결절
(Articular tubercle)

관절원반
(Articular disc, 관절원판)

관자뼈
(Temporal bone, 측두골)

턱관절오목
(Mandibular fossa, 하악와)

관절돌기
(Condylar process)

붓돌기
(Styloid process, 경상돌기)

아래턱뼈
(Mandible, 하악골)

턱관절의 관절주머니와 인대를 제거한 모습

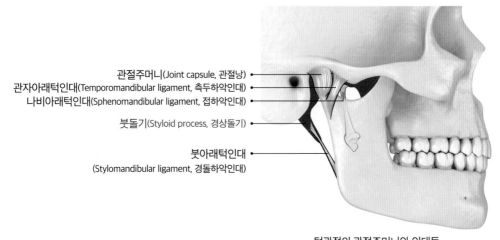

관절주머니(Joint capsule, 관절낭)
관자아래턱인대(Temporomandibular ligament, 측두하악인대)
나비아래턱인대(Sphenomandibular ligament, 접하악인대)

붓돌기(Styloid process, 경상돌기)

붓아래턱인대
(Stylomandibular ligament, 경돌하악인대)

턱관절의 관절주머니와 인대들

▲ 턱관절(Temporomandibular joint)

관절하는 뼈 사이에는 관절원반Articular disc, 관절원판이 있고, 관절주머니Joint capsule, 관절낭가 감싸고 있습니다. 턱관절의 바깥면으로는 가쪽인대Lateral ligament, 외측인대라고도 부르는 관자아래턱인대Temporomandibular ligament, 측두하악인대가 관절주머니를 보강하여 감싸고 있고, 턱관절의 안쪽면으로는 나비아래턱인대Sphenomandibular ligament, 접하악인대가 관절주머니를 보강합니다. 관자뼈의 붓돌기Styloid process, 경상돌기와 아래턱뼈를 연결하는 붓아래턱인대Stylomandibular ligament, 경돌하악인대가 턱관절의 안정성을 보조합니다.

5-1-2 고리뒤통수관절(Atlanto-occipital joint, 환추후두관절)

고리뒤통수관절Atlanto-occipital joint, 환추후두관절은 뒤통수뼈occipital bone, 후두골의 뒤통수뼈관절융기Occipital condyle, 후두과와 고리뼈Atlas, 환추의 위관절면Superior articular facet, 상관절면사이에서 관절을 이룹니다. 융기관절인 고리뒤통수관절은 굽힘과 폄, 약간의 가쪽굽힘의 움직임을 나타냅니다.

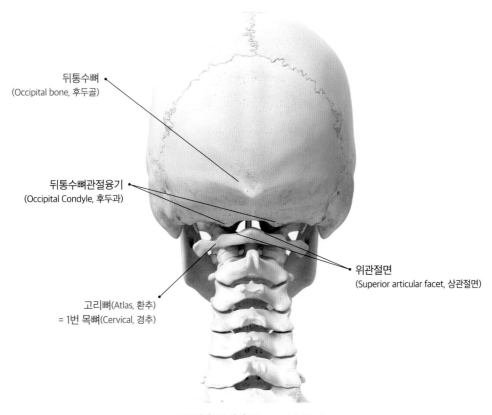

뒤통수뼈
(Occipital bone, 후두골)

뒤통수뼈관절융기
(Occipital Condyle, 후두과)

위관절면
(Superior articular facet, 상관절면)

고리뼈(Atlas, 환추)
= 1번 목뼈(Cervical, 경추)

▲ 고리뒤통수관절(Atlanto-occipital joint)

고리뒤통수관절은 관절주머니로 쌓여 있고, 관절주머니 앞과 뒤를 앞고리뒤통수인대 Anterior atlanto-occipital ligament(or membrane), 전환추후두인대(혹은 막)와 뒤고리뒤통수인대Posterior atlanto-occipital ligament(or membrane), 후환추후두인대(혹은 막)가 덮은 구조를 보입니다. 관절주머니의 앞쪽 면과 앞고리 뒤통수인대는 서로 섞여 있어 인대와 관절주머니의 경계가 명확하지 않습니다.

5-1-3 고리중쇠관절(Atlanto-axial joint, 환축관절)

고리중쇠관절Atlanto-axial joint, 환축관절은 제1번 목뼈인 고리뼈와 제2번 목뼈인 중쇠뼈Axis, 축추 가 관절을 이룹니다. 고리중쇠관절은 고리뼈의 앞고리Anterior arch, 전궁와 중쇠뼈의 치아돌기 Odontoid process(=dens), 치돌기가 관절하는 정중고리중쇠관절Median atlanto-axial joint, 정중환축관절과 고리뼈 의 아래관절면Inferior articular facet, 하관절면과 중쇠뼈의 위관절면Superior articular facet, 상관절면이 관절하 는 가쪽고리중쇠관절Lateral atlanto-axial joint, 외측환축관절로 구성됩니다. 중쇠관절Pivot joint, 차축관절인 고 리중쇠관절은 정중고리중쇠관절에 의해 돌림운동을 일으킵니다. 고개를 좌우로 돌리는 움 직임(도리도리 동작)을 할 때 대부분의 운동을 담당하는 관절입니다.

정중고리중쇠관절은 가로인대Transverse ligament, 횡인대가 고리뼈의 가쪽덩이Lateral mass, 외측괴 에 연결되어 고리를 형성하고, 중쇠뼈의 치아돌기가 고리 속으로 관절합니다. 치아돌기의 안정성을 제공하기 위해 치아끝인대Apical dental ligament, 치첨인대와 날개인대Alar ligament, 익상인대가 부착됩니다.

가쪽고리중쇠관절은 특징적인 인대가 없이 관절주머니로 둘러싸여 있습니다. 관절주 머니의 바깥면으로 많은 목근육들이 안정성을 더해줍니다.

앞에서 언급한 인대 외에 그림에 보이는 인대들은 일반적인 척추뼈들을 연결하는 인대 들이 연장된 것이어서 다음에서 언급하겠습니다.

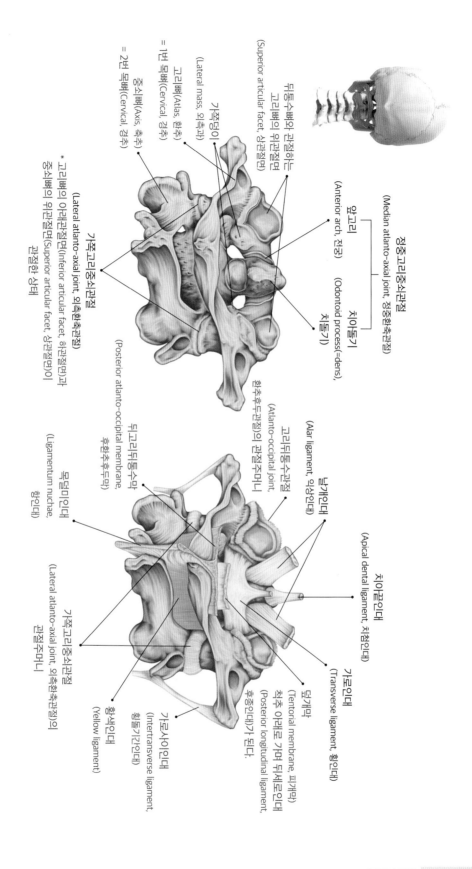

정중고리중쇠관절
(Median atlanto-axial joint, 정중환축관절)

앞고리
(Anterior arch, 전궁)

치아돌기
(Odontoid process(=dens),
치돌기)

뒤통수뼈와 관절하는
고리뼈의 위관절면
(Superior articular facet, 상관절면)

가쪽덩이
(Lateral mass, 외측괴)
= 1번 목뼈(Cervical, 경추)

고리뼈(Atlas, 환추)
= 1번 목뼈(Cervical, 경추)

중쇠뼈(Axis, 축추)
= 2번 목뼈(Cervical, 경추)

가쪽고리중쇠관절
(Lateral atlanto-axial joint, 외측환축관절)

* 고리뼈의 아래관절면(Inferior articular facet, 하관절면)과
중쇠뼈의 위관절면(Superior articular facet, 상관절면)이
관절한 상태

고리위통수관절
(Atlanto-occipital joint,
환추후두관절)의 관절주머니

날개인대
(Alar ligament, 익상인대)

치아끝인대
(Apical dental ligament, 치첨인대)

가로인대
(Transverse ligament, 횡인대)

뒤고리통수사이
(Posterior atlanto-occipital membrane,
후환추후두막)

목덜미인대
(Ligamentum nuchae,
항인대)

가쪽고리중쇠관절
(Lateral atlanto-axial joint, 외측환축관절)의
관절주머니

가로사이인대
(Intertransverse ligament,
횡돌기간인대)

노란색인대
(Yellow ligament)

천장막
(Tentorial membrane, 피개막)
척주 아래로 가며 뒤세로인대
(Posterior longitudinal ligament,
후종인대)가 된다.

▲ 고리중쇠관절(Atlanto-axial joint)

5-1-4 전형적인 척추의 관절

전형적인 척추의 관절은 1개의 척추사이관절Intervertebral joint, 추간관절과 1쌍의 돌기사이관절Facet joint, 후관절로 이루어집니다. 제5번 허리뼈Lumbar, 요추와 엉치뼈Sacrum, 천골가 관절하는 곳도 전형적인 척추의 관절처럼 1개의 척추사이관절과 1쌍의 돌기사이 관절을 이루지만, 엉치뼈의 모양이 전형적인 척추뼈의 모양이 아니기에 허리엉치관절Lumbosacral joint, 요천관절이라는 이름이 붙습니다.

위쪽과 아래쪽의 척추뼈몸통Body of vertebra, 체체과 척추원반Intervertebral disc, 추간판이 관절하는 척추사이관절은 섬유연골결합Symphysis으로, 한 개의 척추사이관절은 움직임의 범위가 작지만 여러 척추사이관절들의 움직임이 합쳐져 여러 방향의 큰 운동범위를 나타냅니다.

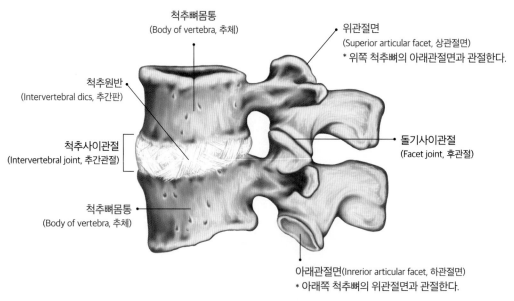

▲ 전형적인 척추의 관절-1

위쪽 척추뼈의 아래관절면Inferior articular facet, 하관절면과 아래쪽 척추뼈의 위관절면Superior articular facet, 상관절면이 관절하는 돌기사이관절은 Zygapophysial joint, Zygaposeal joint, Apophyseal joint, Z-joint 등 불리는 이름이 많습니다. 평면관절인 돌기사이관절은 척추사이관절의 움직임을 보조하고 제한하는 역할을 합니다.

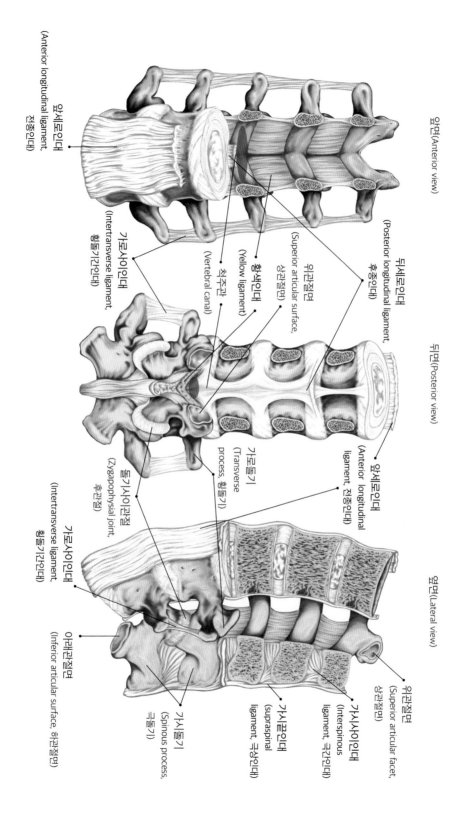

앞면(Anterior view)

앞세로인대
(Anterior longitudinal ligament,
전종인대)

가로돌기사이인대
(Intertransverse ligament,
횡돌기간인대)

척추관
(Vertebral canal)

황색인대
(Yellow ligament)

위관절면
(Superior articular surface,
상관절면)

뒤세로인대
(Posterior longitudinal ligament,
후종인대)

뒷면(Posterior view)

앞세로인대
(Anterior longitudinal
ligament, 전종인대)

가로돌기
(Transverse
process, 횡돌기)

돌기사이관절
(Zygapophysial joint,
후관절)

가로돌기사이인대
(Intertransverse ligament,
횡돌기간인대)

아래관절면
(Inferior articular surface, 하관절면)

가시돌기
(Spinous process,
극돌기)

옆면(Lateral view)

위관절면
(Superior articular facet,
상관절면)

가시사이인대
(Interspinous
ligament, 극간인대)

가시끝인대
(supraspinal
ligament, 극상인대)

▲ 전형적인 척추의 관절-2

26개의 척추뼈를 연결하고 지지해주는 인대는 6가지가 있습니다. 척추뼈몸통의 앞쪽과 뒤쪽에서 척추를 연결해주는 앞세로인대Anterior longitudinal ligament, 전종인대와 뒤세로인대Posterior longitudinal ligament, 후종인대 그리고 척수가 지나는 통로인 척주관Vertebral canal을 형성하는 고리판Lamina, 추궁판에 연결된 황색인대Yellow ligament 혹은 Ligamentum flavum. 척추뼈의 가로돌기Transverse process, 횡돌기를 연결해주는 가로사이인대Intertransverse ligament, 횡돌기간인대와 가시돌기Spinoius process, 극돌기의 위와 아래를 연결하는 가시사이인대interspinal(=interspinous) ligement, 극간인대 그리고 가시돌기의 끝을 연결해주는 가시끝인대supraspinal(=supraspinous) ligament, 극상인대가 있습니다.

5-1-5 가슴우리를 이루는 관절들

척추의 등뼈Thoracic, 흉추 영역은 가슴우리Rib cage, 흉곽를 형성하고 있습니다. 가슴우리는 뒤쪽에서는 12개의 등뼈Thoracic vertebrae, 흉추와 12개의 갈비뼈Ribs, 늑골가 갈비척주관절Costovertebral joint, 늑추관절을 이루고, 앞쪽에서는 복장뼈Sternum, 흉골와 제1~7번 갈비뼈가 갈비뼈연골Costal cartilage, 늑연골에 의해 관절하여 복장갈비관절Sternocostal joint, 흉늑관절을 이룹니다. 그리고 일반적으로 일곱 번째에서 열 번째 갈비뼈연골 사이에 갈비연골사이관절Interchondral joint, 연골간관절이 있습니다.

갈비척주관절costovertebral joint, 늑추관절은 갈비뼈머리Head of rib, 늑골두의 관절면과 2개의 척추뼈몸통Body of vertebra, 추체의 갈비관절면Costal facet, 늑골와이 관절하는 갈비뼈머리관절Joint of head of rib, 늑골두관절과 갈비뼈머리의 관절면과 척추뼈의 가로돌기가 관절하는 갈비가로돌기관절Costotransverse joint, 횡늑돌기관절로 구성됩니다. 2개의 관절로 구성된 갈비척주관절은 평면관절입니다.

복장갈비관절Sternocostal joint, 흉늑관절은 복장뼈와 제1~7번 갈비뼈 사이에 갈비뼈연골로 연결된 관절입니다. 갈비뼈연골과 복장뼈가 관절하는 부위는 연골복장이음부Chondrosternal junction, 흉연골접합부라 하고, 갈비뼈연골과 갈비뼈가 관절하는 부위는 갈비연골이음부Costochondral junction, 늑연골접합부라 부릅니다. 첫 번째 갈비뼈와 복장뼈 사이의 관절은 섬유연골결합이고, 두 번째에서 일곱 번째 갈비뼈와 복장뼈 사이의 관절은 윤활관절입니다.

갈비연골사이관절Interchondral joint, 연골간관절은 일곱 번째에서 열 번째 연골관절들 사이에서 형성된 윤활관절입니다.

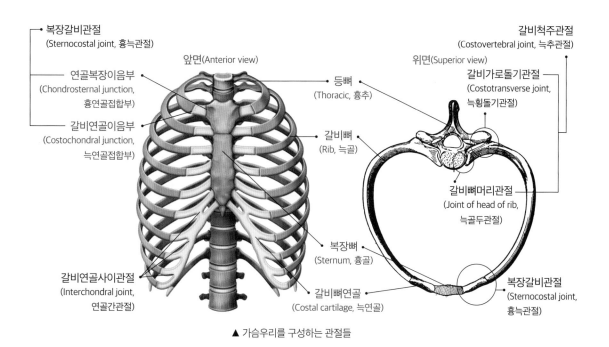

복장갈비관절
(Sternocostal joint, 흉늑관절)

연골복장이음부
(Chondrosternal junction,
흉연골접합부)

갈비연골이음부
(Costochondral junction,
늑연골접합부)

앞면(Anterior view)

등뼈
(Thoracic, 흉추)

갈비뼈
(Rib, 늑골)

복장뼈
(Sternum, 흉골)

갈비연골사이관절
(Interchondral joint,
연골간관절)

갈비뼈연골
(Costal cartilage, 늑연골)

갈비척주관절
(Costovertebral joint, 늑추관절)

위면(Superior view)

갈비가로돌기관절
(Costotransverse joint,
늑횡돌기관절)

갈비뼈머리관절
(Joint of head of rib,
늑골두관절)

복장갈비관절
(Sternocostal joint,
흉늑관절)

▲ 가슴우리를 구성하는 관절들

갈비척주관절을 구성하는 2개의 관절 중 갈비뼈머리관절은 부채꼴인대Radiate ligament, 방사상인대라 부르는 관절주머니인대Capsular ligament, 관절낭인대에 의해 둘러싸여 있고 관절주머니 속에는 관절속갈비뼈머리인대Intra-capsular ligament of head of rib, 관절내늑골두인대가 관절주머니를 위와 아래 영역으로 나누고 있습니다. 갈비가로돌기관절은 갈비가로돌기인대Costotransverse ligament, 늑횡돌기인대들에 의해 연결되어 있습니다.

복장갈비관절의 연골복장이음부는 관절속복장갈비인대Intra-articular sternocostal ligament, 관절내흉늑인대와 부채꼴인대Radiate ligament, 방사상인대에 의해 연결됩니다. 갈비연골이음부는 관절주머니나 인대가 없습니다. 인체의 발생과정에 따라 갈비뼈의 뼈막이 점차 연골의 연골막Perichondrium으로 바뀌며 형성됩니다.

갈비연골사이관절은 관절주머니의 얇은 섬유막 위로 연골사이인대Interchondral ligament, 연골간인대가 덮여있습니다.

갈비척주관절(Costovertebral joint)과 복장갈비관절(Sternocostal joint)의 인대들

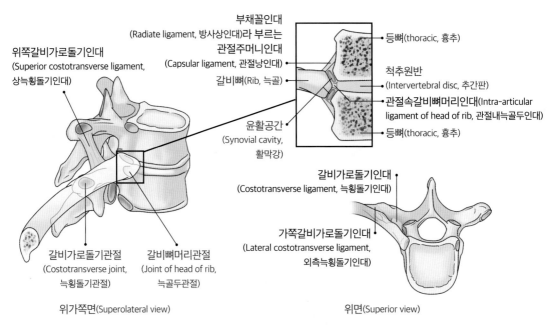

부채꼴인대
(Radiate ligament, 방사상인대)라 부르는
관절주머니인대
(Capsular ligament, 관절낭인대)

위쪽갈비가로돌기인대
(Superior costotransverse ligament,
상늑횡돌기인대)

갈비뼈(Rib, 늑골)

등뼈(thoracic, 흉추)

척추원반
(Intervertebral disc, 추간판)

관절속갈비뼈머리인대(Intra-articular
ligament of head of rib, 관절내늑골두인대)

등뼈(thoracic, 흉추)

윤활공간
(Synovial cavity,
활막강)

갈비가로돌기인대
(Costotransverse ligament, 늑횡돌기인대)

가쪽갈비가로돌기인대
(Lateral costotransverse ligament,
외측늑횡돌기인대)

갈비가로돌기관절
(Costotransverse joint,
늑횡돌기관절)

갈비뼈머리관절
(Joint of head of rib,
늑골두관절)

위가쪽면(Superolateral view)

위면(Superior view)

▲ 가슴우리의 뒤쪽 영역인 갈비척주관절의 인대들

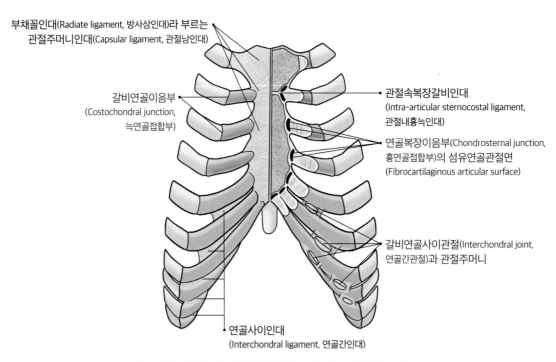

부채꼴인대(Radiate ligament, 방사상인대)라 부르는
관절주머니인대(Capsular ligament, 관절낭인대)

갈비연골이음부
(Costochondral junction,
늑연골접합부)

관절속복장갈비인대
(Intra-articular sternocostal ligament,
관절내흉늑인대)

연골복장이음부(Chondrosternal junction,
흉연골접합부)의 섬유연골관절면
(Fibrocartilaginous articular surface)

갈비연골사이관절(Interchondral joint,
연골간관절)과 관절주머니

연골사이인대
(Interchondral ligament, 연골간인대)

▲ 가슴우리의 앞쪽 영역인 복장갈비사이관절과 갈비연골사이관절의 인대들

5-1-6 허리엉치관절(Lumbosacral joint, 요천관절)

제5번 허리뼈Lumbar, 요추와 엉치뼈Sacrum, 천골가 관절하는 허리엉치관절Lumbosacral joint, 요천관절은 전형적인 척추뼈들의 관절처럼 1개의 척추사이관절과 1쌍 돌기사이관절을 이룹니다. 엉치뼈는 골반을 형성하여 다리와 허리를 연결하는 역할을 하는 곳으로 다리영역에 대해 다룰 때 다시 한 번 이야기 하겠습니다.

5-2 어깨의 관절들(Joints of shoulder)

몸통뼈대와 연결하여 팔의 움직임을 일으키는 어깨관절은 복장빗장관절Sternoclavicular joint, 흉쇄관절, 봉우리빗장관절Acromioclavicular joint, 견봉쇄골관절, 위팔어깨관절Glenohumeral joint, 상완와관절 등 3개의 관절과 1개의 거짓관절인 어깨가슴관절Scapulothoracic joint, 견갑흉부관절로 이루어집니다.

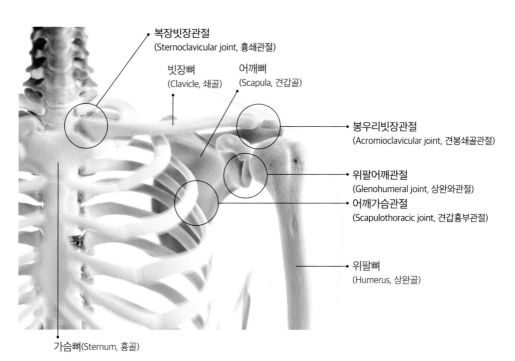

복장빗장관절
(Sternoclavicular joint, 흉쇄관절)

빗장뼈
(Clavicle, 쇄골)

어깨뼈
(Scapula, 견갑골)

봉우리빗장관절
(Acromioclavicular joint, 견봉쇄골관절)

위팔어깨관절
(Glenohumeral joint, 상완와관절)

어깨가슴관절
(Scapulothoracic joint, 견갑흉부관절)

위팔뼈
(Humerus, 상완골)

가슴뼈(Sternum, 흉골)

▲ 어깨의 관절들(Joints of shoulder)

5-2-1 복장빗장관절(Sternoclavicular joint, 흉쇄관절)

복장뼈의 빗장패임Clavicular notch, 쇄골절흔과 빗장뼈의 복장관절면Sternal articular surface, 흉골관절면 그리고 제1번 갈비뼈의 갈비뼈연골Costal cartilage, 늑연골이 만나 관절을 이루는 복장빗장관절 Sternoclavicular joint, 흉쇄관절은 관절하는 뼈의 모양에 따라 안장관절로 분류하지만 일부 문헌에서 는 평면관절과 중쇠관절의 특징을 가지고 있다고 표현하기도 합니다.

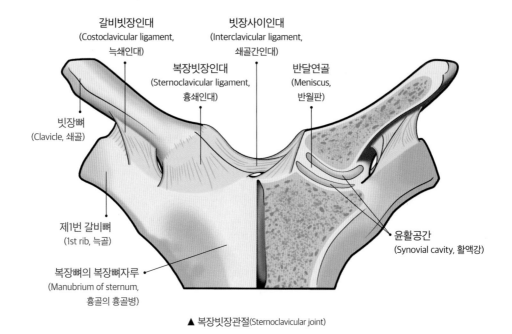

▲ 복장빗장관절(Sternoclavicular joint)

복장뼈의 복장뼈자루Manubrium, 흉골병 위에 얹어진 형태인 빗장뼈는 빗장사이인대 Interclavicular ligament, 쇄골간인대에 의해 좌우가 연결됩니다. 관절주머니 속에 반달연골Meniscus, 반월 판이 존재하지만 사람에 따라서 혹은 노화에 따라 반달이 없는 경우도 있습니다. 관절주머 니의 앞과 뒤를 복장빗장인대Sternoclavicular ligament, 흉쇄인대가 둘러싸 빗장뼈와 복장뼈를 연결하 고, 갈비빗장인대Costoclavicular ligament, 늑쇄인대가 빗장뼈와 제1번 갈비뼈를 연결해 줍니다.

5-2-2 봉우리빗장관절(Acromioclavicular joint, 견봉쇄골관절)과 위팔어깨관절(Glenohumeral joint, 상완와관절)

빗장뼈의 봉우리관절면Acromial articular surface, 견봉관절면과 어깨뼈 봉우리Acromion, 견봉의 빗장관절면Clavicle articular surface, 쇄골관절면이 관절하는 봉우리빗장관절은 평면관절입니다.

위팔뼈의 위팔뼈머리Humeral head, 상완골두와 어깨뼈의 관절오목Glenoid cavity, 관절와이 관절하는 위팔어깨관절Glenohumeral joint, 상완와관절은 절구관절입니다.

봉우리빗장관절의 관절주머니 속에는 관절원반Articular disc, 관절원판이 존재합니다. 관절원반은 복장빗장관절에 있는 반달과 같이 사람에 따라서 혹은 노화에 따라 없는 경우도 있습니다. 관절주머니의 위와 아래를 봉우리빗장인대Acromioclavicular ligament, 견봉쇄골인대가 감싸고 있고, 어깨뼈의 봉우리와 부리돌기Coracoid process, 오훼돌기사이에 부리어깨봉우리인대Coracoacromial ligament, 오훼견봉인대가 연결되어 부리봉우리활Coracoacromial arch, 오훼견봉궁을 형성합니다.

부리빗장인대Coracoclavicular ligament, 오훼쇄골인대는 어깨뼈의 부리돌기와 빗장뼈를 연결합니다. 부리빗장인대는 원뿔인대Conoid ligament, 원추인대와 마름인대Trapezoid ligament, 능형인대로 구성됩니다. 어깨뼈의 뒷면에는 어깨뼈의 위모서리Superior border, 상연에서 부리돌기의 뒤를 연결하는 위가로어깨인대Superior transverse scapular ligament, 상견갑횡인대가 구멍을 형성하여 위가로어깨인대가 만든 구멍의 아래로는 신경이 지나고, 위로는 혈관들이 지나는 통로를 형성합니다.

위팔어깨관절은 큰 관절주머니 속에 테두리Labrum, 순가 존재하여 위팔뼈와 어깨뼈의 관절하는 면적을 넓혀줍니다. 관절주머니는 앞쪽으로 오목위팔인대Glenohumeral ligament, 관절상완인대에 의해 덮여 있으며, 오목위팔인대는 위치에 따라 위/중간/아래오목위팔인대Superior/middle/inferior glenohumeral ligament로 구분합니다. 관절주머니의 뒷면은 인대가 아닌 돌림근띠Rotator cuff, 회전근개 근육에 의해 덮여있습니다. 위팔어깨관절의 윗면은 어깨뼈의 부리돌기와 위팔뼈를 연결하는 부리어깨봉우리인대Coracoacromial ligament, 오훼견봉인대가 있습니다.

뒤면(Posterior view)

복장뼈
(Sternum, 흉골)

복장빗장관절
(Sternoclavicular joint,
흉쇄관절)

위가로어깨인대
(Superior transverse scapular ligament,
상견갑횡인대)

빗장뼈
(Clavicle, 쇄골)

봉우리어깨봉우리인대
(Acromioclavicular ligament,
견봉쇄골인대)

부리빗장인대
(Coracoclavicular ligament, 오훼쇄골인대)

마름인대
(Trapezoid ligament,
능형인대)

원뿔인대
(Conoid ligament,
원추인대)

빗장뼈
(Clavicle, 쇄골)

복장빗장관절
(Sternoclavicular joint,
흉쇄관절)

복장뼈
(Sternum, 흉골)

부리어깨봉우리인대
(Coracoacromial ligament, 오훼견봉인대)

봉우리(Acromion, 견봉)

부리위팔인대
(Coracohumeral ligament, 오훼상완인대)

부리위팔인대
(Glenohumeral ligament, 관절상완인대)

오목위팔인대
(Glenohumeral ligament, 관절상완인대)

겨드랑주머니(Axillary pouch, 액와낭)

어깨뼈(Scapula, 견갑골)

위팔뼈(Humerus, 상완골)

부리돌기
(Coracoid process,
오훼돌기)

앞면(Anterior view)

▶ 봉우리빗장관절(Acromioclavicular joint)과 위팔어깨관절(Glenohumeral joint)

5-2-3 어깨가슴관절(Scapulothoracic joint, 견갑흉부관절)

어깨뼈와 갈비뼈의 뒷면이 만나는 어깨가슴관절Scapulothoracic joint, 견갑흉부관절은 구조상 정식 관절은 아닙니다. 그래서 거짓관절False joint, 가관절이라고 부릅니다. 일반적인 윤환관절은 윤활공간과 인대에 의해 연결이 되지만 어깨가슴관절은 윤활공간도, 뼈와 뼈를 연결하는 인대도 존재하지 않습니다. 오직 근육에 의해서 연결이 되기 때문에 정식 관절로 분류하지 않습니다. 그럼에도 어깨를 움직이는 기능적인 구조에 있어 중요한 역할을 하기 때문에 어깨관절로 구분합니다.

5-3 팔의 관절들(Joints of upper limbs)

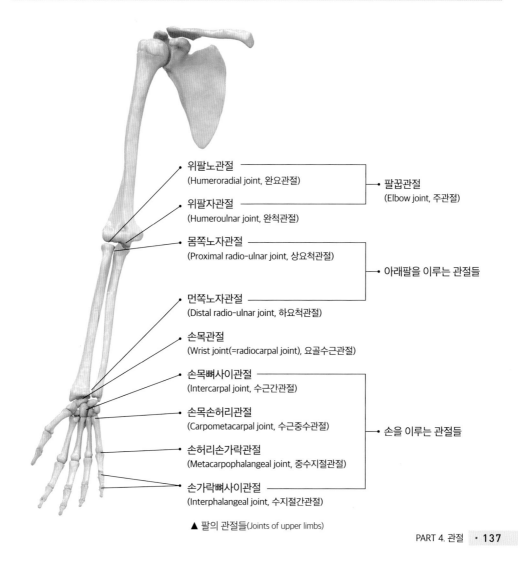

위팔노관절
(Humeroradial joint, 완요관절)

위팔자관절
(Humeroulnar joint, 완척관절)

팔꿈관절
(Elbow joint, 주관절)

몸쪽노자관절
(Proximal radio-ulnar joint, 상요척관절)

먼쪽노자관절
(Distal radio-ulnar joint, 하요척관절)

아래팔을 이루는 관절들

손목관절
(Wrist joint(=radiocarpal joint), 요골수근관절)

손목뼈사이관절
(Intercarpal joint, 수근간관절)

손목손허리관절
(Carpometacarpal joint, 수근중수관절)

손허리손가락관절
(Metacarpophalangeal joint, 중수지절관절)

손가락뼈사이관절
(Interphalangeal joint, 수지절간관절)

손을 이루는 관절들

▲ 팔의 관절들(Joints of upper limbs)

팔을 이루는 관절은 움직임을 일으키는 관절의 기능에 따라서 팔꿈관절, 아래팔의 관절, 손목과 손의 관절로 구분할 수 있습니다. 팔꿈관절은 위팔자관절Humeroulnar joint, 완척관절과 위팔노관절Humeroradial joint, 완요관절로 구성되고, 아래팔의 관절은 몸쪽노자관절Proximal radio-ulnar joint, 상(=근위)요척관절과 먼쪽노자관절Distal radio-ulnar joint, 하(=원위)요척관절로 구성됩니다.

손목을 이루는 관절은 손목관절Wrist joint(=radiocarpal joint), 요골수근관절이라 부르고, 손을 이루는 관절은 손목뼈사이관절Intercarpal joint, 수근간관절, 손목손허리관절Carpometacarpal joint, 수근중수관절, 손허리손가락관절Metacarpophalangeal joint, 중수지절관절, 손가락뼈사이관절Interphalangeal joint, 수지절간관절로 구성됩니다.

5-3-1 팔꿈관절(Elbow joint, 주관절)

팔꿈관절Elbow joint, 주관절은 위팔뼈의 도르레Trochlea, 활차와 자뼈의 도르레패임Trochlea notch, 활차절흔이 관절하는 위팔자관절Humeroulnar joint, 완척관절과 위팔뼈작은머리Capitulum, 상완골소두와 노뼈머리Head of radius, 요골두가 관절하는 위팔노관절Humeroradial joint, 완요관절로 이루어집니다. 두 개의 관절은 하나의 경첩관절로 작용합니다.

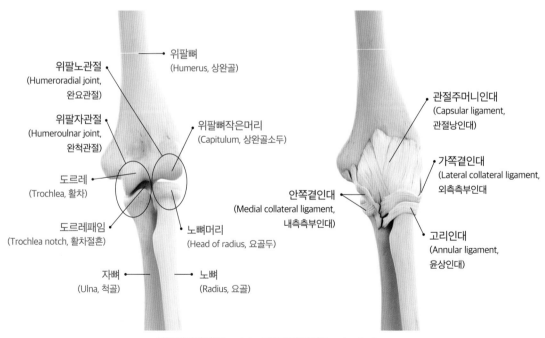

위팔뼈
(Humerus, 상완골)

위팔노관절
(Humeroradial joint,
완요관절)

위팔자관절
(Humeroulnar joint,
완척관절)

위팔뼈작은머리
(Capitulum, 상완골소두)

도르레
(Trochlea, 활차)

도르레패임
(Trochlea notch, 활차절흔)

노뼈머리
(Head of radius, 요골두)

자뼈
(Ulna, 척골)

노뼈
(Radius, 요골)

관절주머니인대
(Capsular ligament,
관절낭인대)

가쪽곁인대
(Lateral collateral ligament,
외측측부인대)

안쪽곁인대
(Medial collateral ligament,
내측측부인대)

고리인대
(Annular ligament,
윤상인대)

왼쪽 팔꿈관절(Elbow joint, 주관절)의 앞면(Anterior view)

▲ 팔꿈관절(Elbow joint)

위팔자관절과 위팔노관절은 하나의 관절주머니로 쌓여 있습니다. 관절주머니의 앞은 단단한 섬유막 위로 관절주머니인대capsular ligament, 관절낭인대가 덮혀 있고, 그 위로 근육에 의해 관절이 보강되어집니다. 관절주머니 뒤쪽으로는 자뼈의 팔꿈치머리Olecranon, 주두 위로 근육이 부착합니다. 팔꿈치의 안쪽과 가쪽은 곁인대들로 연결됩니다. 관절주머니의 안쪽을 보강하고 안쪽의 위팔뼈와 자뼈를 연결하는 안쪽곁인대Medial collateral ligament, 내측측부인대와 관절주머니의 가쪽을 보강하고 가쪽의 위팔뼈와 노뼈를 연결하는 가쪽곁인대Lateral collateral ligament, 외측측부인대가 있습니다. 가쪽곁인대 아래에는 몸쪽노자관절을 형성하는 고리인대Annular ligament, 윤상인대가 자뼈에 붙어 고리를 형성하여 노뼈머리를 감싸고 있습니다. 고리인대는 노뼈머리띠인대Annular ligament of radius, 요골윤상인대라고도 부릅니다.

5-3-2 아래팔의 관절들

아래팔의 엎침Pronation, 회내과 뒤침Supination, 회외 움직임을 만드는 아래팔의 관절은 노뼈와 자뼈의 양 끝에서 이루어지는 몸쪽노자관절Proximal radio-ulnar joint, 상(=근위)요척관절과 먼쪽노자관절Distal radio-ulnar joint, 하(=원위)요척관절로 이루어집니다.

노뼈머리와 자뼈의 노패임Radial notch, 요골절흔이 만나는 몸쪽노자관절과, 자뼈머리와 노뼈의 자패임Ulnar notch, 척골절흔이 만나는 먼쪽노자관절은 중쇠관절입니다.

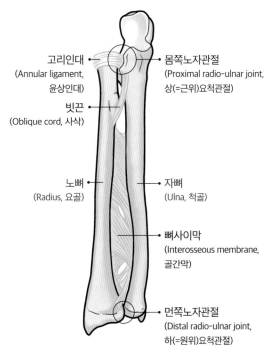

고리인대
(Annular ligament,
윤상인대)

빗끈
(Oblique cord, 사삭)

노뼈
(Radius, 요골)

몸쪽노자관절
(Proximal radio-ulnar joint,
상(=근위)요척관절)

자뼈
(Ulna, 척골)

뼈사이막
(Interosseous membrane,
골간막)

먼쪽노자관절
(Distal radio-ulnar joint,
하(=원위)요척관절)

▲ 아래팔을 이루는 관절

몸쪽노자관절은 고리인대Annular ligament, 윤상인대가 노뼈머리를 감싸 전형적인 중쇠관절의 형태를 하고 있습니다. 뼈사이막Interosseous membrane, 골간막은 노뼈와 자뼈를 연결하고 충격을 흡수하며, 아래팔의 많은 근육들이 부착할 수 있는 부착점이 되어줍니다. 뼈사이막 위로 뼈사이막과는 섬유의 방향이 반대인 작은 섬유띠인 빗끈Oblique cord, 사삭이 존재합니다.

먼쪽노자관절은 자뼈를 손목뼈와 분리해주는 관절원반이 있습니다. 관절원반과 관절주머니에 의해 먼쪽노자관절은 윤활관절로 분류됩니다.

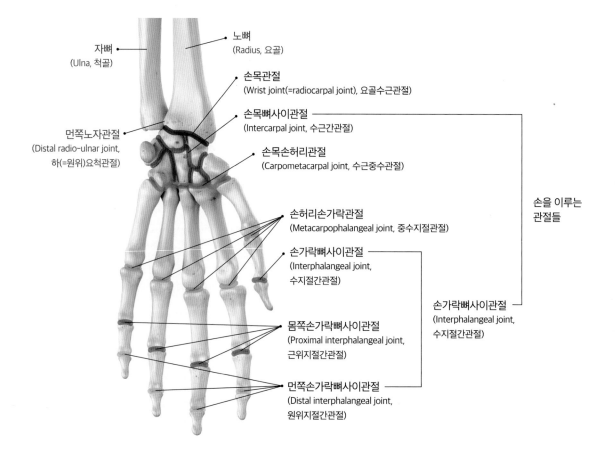

▲ 손목과 손의 관절들

5-3-3 손목관절(Wrist joint(=Radiocarpal joint), 요골수근관절)

손목관절Wrist joint은 손목뼈와 노뼈가 대부분의 관절을 이루고 있어 요골수근관절 Radiocarpal joint이라고도 부릅니다. 자뼈는 손목뼈와 조금의 공간이 있고, 공간 사이에 세모 꼴모양의 관절원반Articular disc, 관절원판이 있습니다. 손목뼈의 몸쪽줄Proximal row에 있는 손배뼈 Scaphoid, 주상골와 반달뼈Lunate, 월상골 그리고 노뼈가 관절을 이루는 손목관절은 융기관절입니다.

5-3-4 손목뼈사이관절(Intercarpal joint, 수근간관절)

손목뼈사이관절Intercarpal joint, 수근간관절은 8개의 손목뼈들 사이의 관절을 이야기 합니다. 손 목뼈사이관절은 하나의 윤활공간을 공유하고 있고, 작고 많은 인대들에 의해 연결되어있 는 움직임이 적은 평면관절입니다.

5-3-5 손목손허리관절(Carpometacarpal joint, 수근중수관절)

손목손허리관절Carpometacarpal joint, 수근중수관절은 손목뼈의 먼쪽줄Distal row의 뼈들과 손허리뼈 사이의 관절을 이야기 합니다. 엄지 손가락의 손목손허리관절은 안장관절이며, 나머지 손 가락들의 손목손허리뼈는 관절의 모양이 다양하기 때문에 평면관절 혹은 안장관절 등으로 분류되기도 합니다. 하지만 움직임이 매우 제한되어 있는 구조적인 특성상 일반적으로 평 면관절로 분류합니다.

5-3-6 손허리손가락관절(Metacarpophalangeal joint, 중수지절관절)

손허리손가락관절Metacarpophalangeal joint, 중수지절관절은 손허리뼈머리Head of metacarpal bone, 중수골두 와 손가락의 첫마디뼈Proximal phalanx, 기절골의 바닥 사이에 형성된 관절입니다. 주먹을 쥐었을 때 손허리뼈머리를 만질 수 있는 데 이 부위를 주먹결절Knuckle이라고 부릅니다. 손허리손가 락관절은 융기관절입니다.

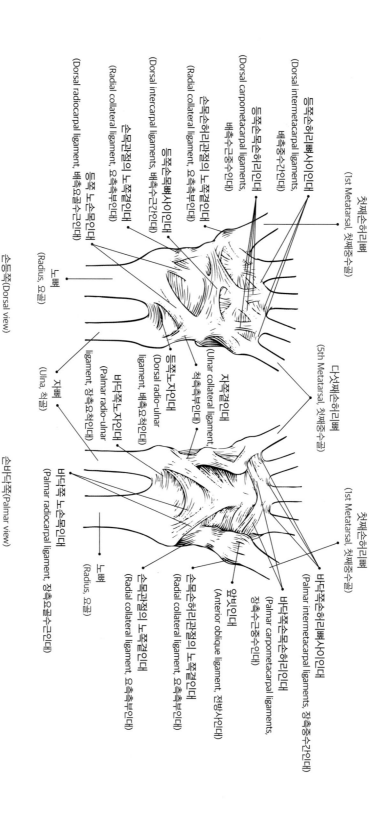

등쪽손허리뼈사이인대
(Dorsal intermetacarpal ligaments,
배측중수간인대)

등쪽손목손허리인대
(Dorsal carpometacarpal ligaments,
배측수근중수인대)

노쪽곁인대
(Radial collateral ligament,
배측수근간인대)

등쪽손허리인대
(Dorsal intercarpal ligaments,
배측수근간인대)

노쪽곁인대
(Radial collateral ligament,
요측측부인대)

등쪽손목관절의 노쪽곁인대
(Radial collateral ligament, 배측수근간인대)

등쪽 노손목인대
(Dorsal radiocarpal ligament, 배측요골수근인대)

첫째손허리뼈
(1st Metatarsal, 첫째중수골)

다섯째손허리뼈
(5th Metatarsal, 첫째중수골)

등쪽노손목인대
(Dorsal radio-ulnar
ligament, 배측요척인대)

자쪽곁인대
(Ulnar collateral ligament,
척측측부인대)

손등쪽(Dorsal view)

노뼈
(Radius, 요골)

자뼈
(Ulna, 척골)

바닥쪽노자인대
(Palmar radio-ulnar
ligament, 장측요척인대)

앞빗인대
(Anterior oblique ligament, 전방사인대)

바닥쪽노손목인대
(Palmar radiocarpal ligament, 장측요골수근인대)

노뼈
(Radius, 요골)

손목관절의 노쪽곁인대
(Radial collateral ligament, 요측측부인대)

손목손허리인대의 노쪽곁인대
(Radial collateral ligaments, 요측측부인대)

바닥쪽손목손허리인대
(Palmar carpometacarpal ligaments,
장측수근중수인대)

바닥쪽손허리뼈사이인대
(Palmar intermetacarpal ligaments, 장측중수간인대)

첫째손허리뼈
(1st Metatarsal, 첫째중수골)

손바닥쪽(Palmar view)

▶ 손목과 손목뼈사이관절, 손목손허리사이관절의 인대들

손목과 손허리관절의 인대들은 매우 작고 많은 인대들이 서로 결합하여 손목과 손바닥의 안정성을 제공하는 역할을 합니다. 위 그림은 눈으로 확인 가능한 인대들을 나열한 것이며, 위 그림에 보이는 인대 외에도 세밀하게 분류되어 이름이 붙여진 인대들이 존재합니다.

5-3-7 손가락뼈사이관절(Interphalangeal joint, 수지절간관절)

손가락뼈사이관절Interphalangeal joint, 수지절간관절은 손가락뼈 사이들의 관절을 이야기 합니다. 엄지손가락은 첫마디뼈Proxial phalanx, 기절골와 끝마디뼈Distal phalanx, 말절골만 있기 때문에 손가락뼈사이관절만 존재하고, 나머지 손가락은 첫마디뼈와 끝마디뼈 사이에 중간마디뼈Middle phalanx, 중절골가 존재하여 몸쪽손가락뼈사이관절Proximal interphalangeal joint, 근위지절간관절과 먼쪽손가락뼈사이관절Distal interphalangeal joint, 원위지절간관절이 존재합니다. 손가락뼈사이관절은 경첩관절입니다.

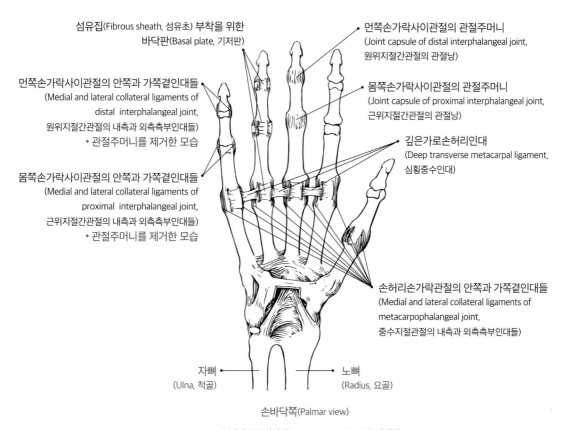

▲ 손가락뼈사이관절(Interphalangeal joint)의 인대들

경첩관절인 손가락뼈사이관절은 관절주머니 양 옆으로 각 관절마다 안쪽과 가쪽곁인

대Medial and lateral collateral ligament, 내측과 외측측부인대에 의해 보강됩니다. 관절의 바닥쪽은 손가락을

굽힘 시키는 근육들의 힘줄을 감싸는 섬유집Fibrous sheath, 섬유초이 부착될 수 있도록 바닥판

Basal plate, 기저판이 존재합니다.

5-4 다리이음뼈의 관절들(Joints of pelvic girdle)

몸통뼈대와 다리를 연결하는 다리이음뼈의 관절은 윤활관절인 1쌍의 엉치엉덩관절Sacroiliac

joint, 천장관절과 섬유연골결합인 두덩결합Pubic symphysis, 치골결합 그리고 1쌍의 엉덩관절Hip joint, 고관절

이 있습니다.

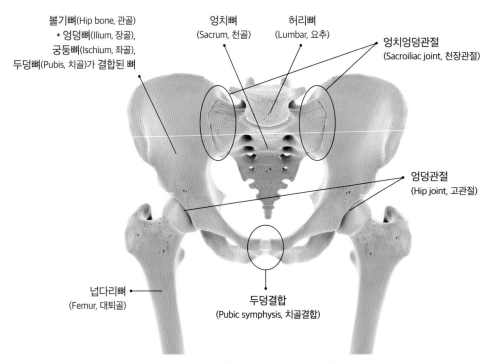

다리이음뼈(Pelvic girdle, 하지대)의 관절들

▲ 다리이음뼈(Pelvic girdle)의 관절들

5-4-1 엉치엉덩관절(Sacroiliac joint, 천장관절)

엉치엉덩관절Sacroiliac joint, 천장관절은 엉치뼈의 귀모양면Auricular surface, 이상면과 엉덩뼈Ilium, 장골의 귀모양면이 만나는 관절입니다. 평면관절인 엉치엉덩관절은 관절의 앞과 뒤에서 여러 인대들에 의해 단단하게 고정되어 움직임이 거의 나타나지 않습니다.

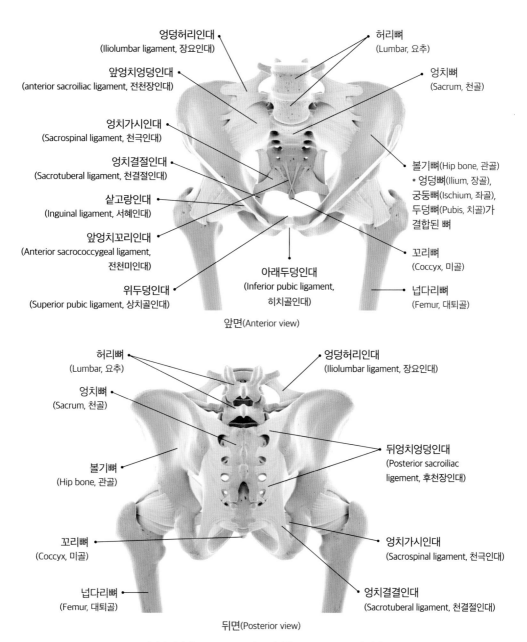

엉덩허리인대
(Iliolumbar ligament, 장요인대)

앞엉치엉덩인대
(anterior sacroiliac ligament, 전천장인대)

엉치가시인대
(Sacrospinal ligament, 천극인대)

엉치결절인대
(Sacrotuberal ligament, 천결절인대)

샅고랑인대
(Inguinal ligament, 서혜인대)

앞엉치꼬리인대
(Anterior sacrococcygeal ligament,
전천미인대)

위두덩인대
(Superior pubic ligament, 상치골인대)

아래두덩인대
(Inferior pubic ligament,
히치골인대)

앞면(Anterior view)

허리뼈
(Lumbar, 요추)

엉치뼈
(Sacrum, 천골)

볼기뼈(Hip bone, 관골)
* 엉덩뼈(Ilium, 장골),
궁둥뼈(Ischium, 좌골),
두덩뼈(Pubis, 치골)가
결합된 뼈

꼬리뼈
(Coccyx, 미골)

넙다리뼈
(Femur, 대퇴골)

허리뼈
(Lumbar, 요추)

엉치뼈
(Sacrum, 천골)

볼기뼈
(Hip bone, 관골)

꼬리뼈
(Coccyx, 미골)

넙다리뼈
(Femur, 대퇴골)

엉덩허리인대
(Iliolumbar ligament, 장요인대)

뒤엉치엉덩인대
(Posterior sacroiliac
ligement, 후천장인대)

엉치가시인대
(Sacrospinal ligament, 천극인대)

엉치결결인대
(Sacrotuberal ligament, 천결절인대)

뒤면(Posterior view)

▲ 엉치엉덩관절(Sacroiliac joint)과 두덩결합(Pubic symphysis)의 인대들

엉치엉덩관절의 앞면에는 엉덩뼈와 허리뼈를 연결하는 엉덩허리인대Iliolumbar ligament, 장요인대와 엉덩뼈와 엉치뼈를 연결하는 앞엉치엉덩인대Anterior sacroiliac ligament, 전천장인대가 일부 섞이게 됩니다. 앞엉치꼬리인대Anterior sacrococcygeal ligament, 전천미인대는 엉치뼈와 꼬리뼈를 연결하고, 샅고랑인대Inguinal ligament, 서혜인대는 배Abdomen, 복부와 넙다리영역Femoral region, 대퇴영역의 경계를 이룹니다.

엉치엉덩관절의 뒷면에 있는 뒤엉치엉덩인대Posterior sacroiliac ligament, 후천장인대는 엉치뼈와 엉덩뼈의 뒤를 강하게 연결하고, 엉치결절인대Sacrotuberal ligament, 천결절인대와 엉치가시인대Sacrospinal ligament, 천극인대는 엉치엉덩관절의 아래면을 연결합니다.

5-4-2 두덩결합(Pubic symphysis, 치골결합)

두덩결합Pubic symphysis, 치골결합은 연골관절Cartilaginous joint인 섬유연골결합Symphysis으로 여성의 출산 같은 경우에 약간의 움직임이 있습니다. 두덩결합의 위쪽과 아래쪽에는 아주 작은 위두덩인대Superior pubic ligament, 상치골인대와 아래두덩인대Inferior pubic ligament, 하치골인대가 있습니다.

5-4-3 엉덩관절(Hip joint, 고관절)

엉덩뼈와 궁둥뼈, 두덩뼈가 모여 형성된 볼기뼈절구Acetabulum, 관골구와 넙다리뼈머리Head of femur, 대퇴골두가 관절하는 엉덩관절Hip joint, 고관절은 절구관절이고 어깨관절과 함께 가장 넓은 운동범위를 갖는 관절입니다.

관절주머니 안쪽에는 절구테두리Acetabular labrum, 비구순 혹은 관절순가 있어 넙다리뼈머리와 관절을 이루는 관절면을 넓혀줍니다. 절구테두리 아래쪽으로는 절구테두리가 절구가로인대Transverse acetabular ligament, 관골구횡인대가 되어 납작한 띠 모양의 넙다리뼈머리인대Ligament of femoral head, 대퇴골두인대의 부착점이 됩니다. 넙다리뼈머리인대 속에는 혈관이 존재하여 넙다리뼈머리에 혈액을 공급합니다.

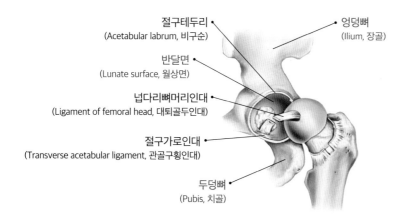

절구테두리
(Acetabular labrum, 비구순)

엉덩뼈
(Ilium, 장골)

반달면
(Lunate surface, 월상면)

넙다리뼈머리인대
(Ligament of femoral head, 대퇴골두인대)

절구가로인대
(Transverse acetabular ligament, 관골구횡인대)

두덩뼈
(Pubis, 치골)

앞면(Anterior view)

엉덩넙다리인대
(Iliofemoral ligament,
장골대퇴인대)

엉덩뼈
(Ilium, 장골)

궁둥넙다리인대
(Ischiofemoral ligament,
좌골대퇴인대)

엉덩뼈
(Ilium, 장골)

두덩넙다리인대
(Pubofemoral ligament,
치골대퇴인대)

두덩뼈
(Pubis, 치골)

궁둥뼈
(Ischium, 좌골)

앞면(Anterior view)

뒤면(Posterior view)

▲ 엉덩관절(Hip joint)의 인대들

관절주머니 밖으로 3개의 인대가 엉덩관절을 연결하고 안정성을 높여줍니다. 3개의 인대는 넙다리뼈에서 시작하여 볼기뼈의 붙는 위치에 따라 이름이 나뉩니다. 엉덩넙다리인대Iliofemoral ligament, 장골대퇴인대는 엉덩관절의 앞과 위쪽에 위치합니다. 두덩넙다리인대Pubofemoral ligament, 치골대퇴인대는 엉덩관절의 앞과 아래쪽에 위치하고, 궁둥넙다리인대Ischiofemoral ligament, 좌골대퇴인대는 엉덩관절의 뒷면에 위치합니다. 3개의 인대가 나선형으로 엉덩관절을 감싸는 모양을 나타내며 이 인대들을 합하여 관절주머니인대Joint capsular ligament, 관절낭인대라 부릅니다.

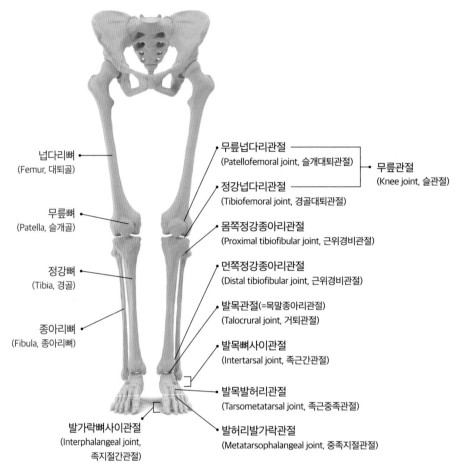

넙다리뼈
(Femur, 대퇴골)

무릎뼈
(Patella, 슬개골)

정강뼈
(Tibia, 경골)

종아리뼈
(Fibula, 종아리뼈)

무릎넙다리관절
(Patellofemoral joint, 슬개대퇴관절)

정강넙다리관절
(Tibiofemoral joint, 경골대퇴관절)

무릎관절
(Knee joint, 슬관절)

몸쪽정강종아리관절
(Proximal tibiofibular joint, 근위경비관절)

먼쪽정강종아리관절
(Distal tibiofibular joint, 근위경비관절)

발목관절(=목말종아리관절)
(Talocrural joint, 거퇴관절)

발목뼈사이관절
(Intertarsal joint, 족근간관절)

발목발허리관절
(Tarsometatarsal joint, 족근중족관절)

발가락뼈사이관절
(Interphalangeal joint,
족지절간관절)

발허리발가락관절
(Metatarsophalangeal joint, 중족지절관절)

▲ 다리의 관절들(Joints of lower limbs)

다리의 관절은 무릎넙다리관절Patellofemoral joint, 슬개대퇴관절과 정강넙다리관절Tibiofemoral joint, 경골대퇴관절로 이루어진 무릎관절Knee joint, 슬관절, 종아리를 형성하는 몸쪽정강종아리관절 Proximal tibiofibular joint, 근위경비관절과 먼쪽정강종아리관절Distal tibiofibular joint, 원위경비관절, 발목관절Ankle joint, 족관절이라고도 부르는 목말종아리관절Talocrural joint, 거퇴관절, 발의 영역을 이루는 발목뼈사이관절Intertarsal joints, 족근간관절, 발목발허리관절Tarsometatarsal joint, 족근중족관절, 발허리발가락관절 Metatarsophalangeal joint, 중족지절관절, 발가락뼈사이관절Interphalangeal joint, 족지절간관절로 구성됩니다.

5-5-1 무릎관절(Knee joint, 슬관절)

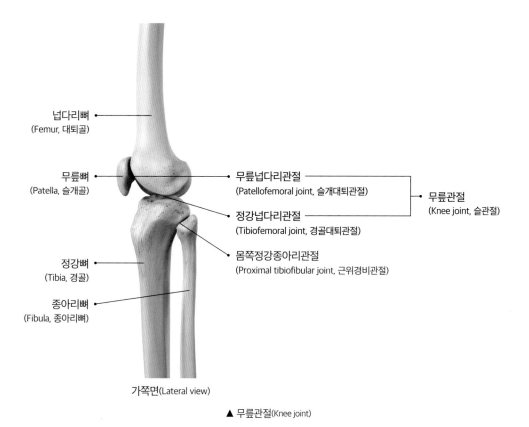

▲ 무릎관절(Knee joint)

무릎관절Knee joint, 슬관절은 무릎뼈Patella, 슬개골의 관절면Articular surface과 넙다리뼈Femur, 대퇴골의 관절면Articular surface이 관절하는 무릎넙다리관절Patellofemoral joint, 슬개대퇴관절 그리고 넙다리뼈의 안쪽과 가쪽관절융기Medial and lateral condyle, 내측과와 외측과와 정강뼈의 안쪽과 가쪽관절융기Medial and lateral condyle, 내측과와 외측과가 관절하는 정강넙다리관절Tibiofibular joint, 경골대퇴관절로 이루어집니다. 무릎넙다리관절은 평면관절의 특징이 있고, 정강넙다리관절은 경첩관절로 분류하지만 무릎관절을 통틀어 경첩관절로 분류합니다.

몸쪽정강종아리관절Proximal tibiofibular joint, 근위경비관절은 무릎관절의 가쪽곁인대가 종아리뼈머리Fibular head, 비골두에 부착하긴 하지만 무릎관절주머니 밖에 위치하고, 움직임이 거의 없는 평면관절로 무릎관절에 포함하지 않습니다.

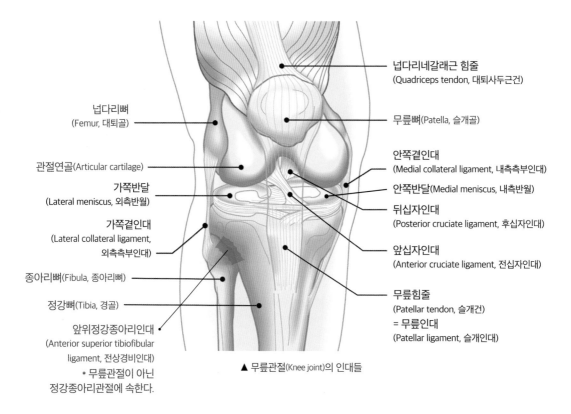

넙다리네갈래근 힘줄
(Quadriceps tendon, 대퇴사두근건)

넙다리뼈
(Femur, 대퇴골)

무릎뼈(Patella, 슬개골)

관절연골(Articular cartilage)

안쪽곁인대
(Medial collateral ligament, 내측측부인대)

가쪽반달
(Lateral meniscus, 외측반월)

안쪽반달(Medial meniscus, 내측반월)

뒤십자인대
(Posterior cruciate ligament, 후십자인대)

가쪽곁인대
(Lateral collateral ligament,
외측측부인대)

앞십자인대
(Anterior cruciate ligament, 전십자인대)

종아리뼈(Fibula, 종아리뼈)

정강뼈(Tibia, 경골)

무릎힘줄
(Patellar tendon, 슬개건)
= 무릎인대
(Patellar ligament, 슬개인대)

앞위정강종아리인대
(Anterior superior tibiofibular
ligament, 전상경비인대)
* 무릎관절이 아닌
정강종아리관절에 속한다.

▲ 무릎관절(Knee joint)의 인대들

관절주머니 안쪽에 있는 넙다리뼈의 안쪽과 가쪽융기와 정강뼈의 안쪽과 가쪽융기 사이에는 정강넙다리관절의 관절면적을 넓히고 충격을 흡수하는 안쪽반달Medial meniscus, 내측반월과 가쪽반달Lateral meniscus, 외측반월이 있습니다. 안쪽과 가쪽반달 사이로 앞십자인대Anterior cruciate ligament, 전십자인대와 뒤십자인대Posterior cruciate ligament, 후십자인대가 무릎의 앞쪽과 뒤쪽의 움직임을 제한하는 역할을 합니다.

관절주머니 바깥쪽으로는 경첩관절의 특징인 안쪽곁인대Medial collateral ligament, 내측측부인대와 가쪽곁인대Lateral collateral ligament, 외측측부인대가 양 옆에서 무릎관절을 연결합니다.

무릎관절의 앞쪽에는 넙다리네갈래근 힘줄Quadriceps tendon, 대퇴사두근건이 무릎뼈의 위쪽에서 연결되어 무릎뼈의 아래쪽으로 내려가며 무릎힘줄Patellar tenodn, 슬개건 혹은 무릎인대Patellar ligament, 슬개인대가 되어 정강뼈에 붙습니다.

5-5-2 정강종아리관절(Tibiofibular joint, 경비관절)

정강종아리관절Tibiofibular joint, 경비관절은 몸쪽정강종아리관절Proximal tibiofibular joint, 근위경비관절과 먼쪽정강종아리관절Distal tibiofibular joint, 원위경비관절로 구성됩니다. 몸쪽정강종아리관절은 평면 관절이고, 먼쪽정강종아리관절은 섬유관절인 섬유결합Syndesmosis, 인대결합입니다.

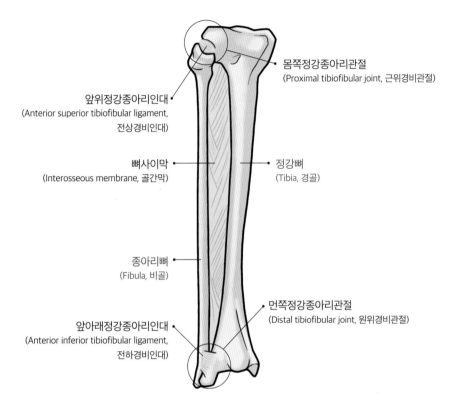

앞위정강종아리인대
(Anterior superior tibiofibular ligament,
전상경비인대)

뼈사이막
(Interosseous membrane, 골간막)

종아리뼈
(Fibula, 비골)

앞아래정강종아리인대
(Anterior inferior tibiofibular ligament,
전하경비인대)

몸쪽정강종아리관절
(Proximal tibiofibular joint, 근위경비관절)

정강뼈
(Tibia, 경골)

먼쪽정강종아리관절
(Distal tibiofibular joint, 원위경비관절)

▲ 정강종아리관절(Tibiofibular joint)의 구조

윤활관절인 몸쪽정강종아리관절은 작은 관절주머니의 앞과 뒤쪽으로 앞인대Anterior ligament, 전인대와 뒤인대Posterior ligament, 후인대가 정강뼈와 종아리뼈를 연결합니다. 뼈사이막은 정 강뼈와 종아리뼈의 몸통사이에 부착하여 정강뼈와 종아리뼈를 연결하고, 많은 근육들이 부착할 수 있는 부착점을 제공합니다. 먼쪽정강종아리관절은 뼈사이막의 아래와 앞정강종 아리인대Anterior tibiofibular ligament, 전경비인대 그리고 뒤정강종아리인대Posterior tibiofibular ligament, 후경비인 대에 의해 단단하게 연결되어 발목관절의 안정성을 더해주는 구조를 나타냅니다.

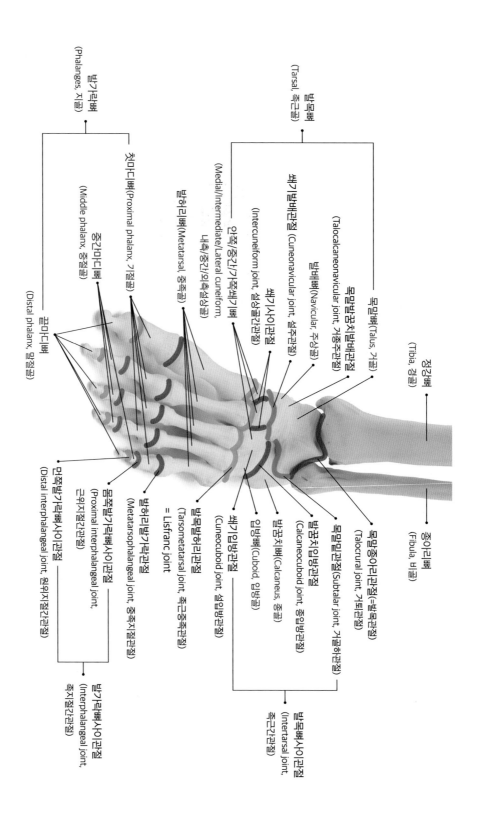

발목뼈
(Tarsal, 족근골)

정강뼈
(Tibia, 경골)

종아리뼈
(Fibula, 비골)

목말발꿈치발배관절
(Talocalcaneonavicular joint, 거종주관절)

발배뼈(Talus, 거골)

발배뼈(Navicular, 주상골)

쐐기발배관절 (Cuneonavicular joint, 설상주관절)

안쪽/중간/가쪽쐐기뼈
(Intercuneiform joint, 설상골간관절)

안쪽/중간/가쪽쐐기뼈
(Medial/Intermediate/Lateral cuneiform,
내측/중간외측설상골)

쐐기사이관절

발허리뼈(Metatarsal, 중족골)

첫마디뼈(Proximal phalanx, 기절골)

중간마디뼈
(Middle phalanx, 중절골)

끝마디뼈
(Distal phalanx, 말절골)

발가락뼈
(Phalanges, 지골)

목말종아리관절(=발목관절)
(Talocrural joint, 거퇴관절)

목말밑관절(Subtalar joint, 거골하관절)

발목뼈사이관절
(Intertarsal joint,
족근간관절)

발꿈치입방뼈관절
(Calcaneocuboid joint, 종입방관절)

발꿈치뼈(Calcaneus, 종골)

입방뼈(Cuboid, 입방골)

쐐기입방관절
(Cuneocuboid joint, 설입방관절)

발목발허리관절
(Tarsometatarsal joint, 족근중족관절)
= Lisfranc joint

발가락뼈사이관절
(Interphalangeal joint,
족지절간관절)

몸쪽발가락뼈사이관절
(Proximal interphalangeal joint,
근위지절간관절)

먼쪽발가락뼈사이관절
(Distal interphalangeal joint, 원위지절간관절)

발허리발가락관절
(Metatarsophalangeal joint, 중족지절관절)

▲ 발과 발목관절(Foot and ankle joint)

5-5-3 목말종아리관절(Talocrural joint, 거퇴관절)

발목관절Ankle joint, 족관절이라고도 부르는 목말종아리관절Talocrural joint, 거퇴관절은 정강뼈와 종아리뼈 그리고 목말뼈Talus, 거골가 관절합니다. 목말종아리관절은 정강뼈의 안쪽복사Medial malleolus, 내측과와 종아리뼈의 가쪽복사Lateral malleolus, 외측과에 의해 안쪽과 가쪽의 움직임이 제한되는 경첩관절입니다.

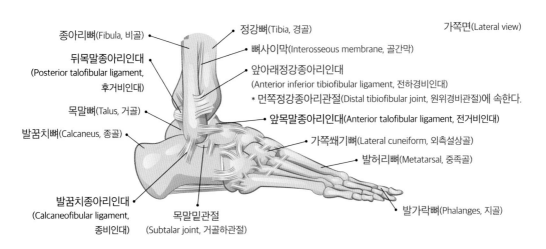

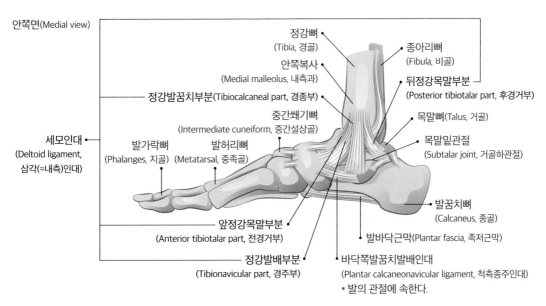

▲ 발목관절(Ankle joint)의 인대들

발목의 가쪽면에는 앞목말종아리인대Anterior talofibular ligament, 전거비인대와 발꿈치종아리인대
Calcaneofibular ligament, 종비인대, 뒤목말종아리인대Posterior talofibular ligament, 후거비인대가 발목의 안정성
을 제공하고, 발목의 안쪽면은 세모인대Deltoid ligament, 삼각(=내측)인대라고 하여 정강뼈의 안쪽복
사에서 시작하여 부착되는 위치에 따라 앞정강목말부분Anterior tibiotalar part, 정경거부, 정강발배부
분Tibionavicular part, 경주부, 정강발꿈치부분Tibiocalcaneal part, 경종부, 뒤정강목말부분Posterior tibiotalar part,
후경거부 총 4갈래로 구분합니다.

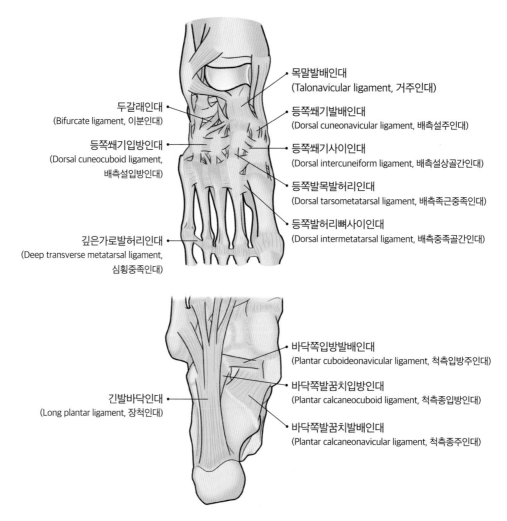

두갈래인대
(Bifurcate ligament, 이분인대)

등쪽쐐기입방인대
(Dorsal cuneocuboid ligament,
배측설입방인대)

깊은가로발허리인대
(Deep transverse metatarsal ligament,
심횡중족인대)

목말발배인대
(Talonavicular ligament, 거주인대)

등쪽쐐기발배인대
(Dorsal cuneonavicular ligament, 배측설주인대)

등쪽쐐기사이인대
(Dorsal intercuneiform ligament, 배측설상골간인대)

등쪽발목발허리인대
(Dorsal tarsometatarsal ligament, 배측족근중족인대)

등쪽발허리뼈사이인대
(Dorsal intermetatarsal ligament, 배측중족골간인대)

긴발바닥인대
(Long plantar ligament, 장척인대)

바닥쪽입방발배인대
(Plantar cuboideonavicular ligament, 척측입방주인대)

바닥쪽발꿈치입방인대
(Plantar calcaneocuboid ligament, 척측종입방인대)

바닥쪽발꿈치발배인대
(Plantar calcaneonavicular ligament, 척측종주인대)

▲ 발목뼈사이관절(Intertarsal joint)과 발목발허리관절(Tarsometatarsal joint)의 인대들

5-5-4 발목뼈사이관절(Intertarsal joint, 족근간관절)

발목뼈사이관절Intertarsal joint, 족근간관절은 손목뼈사이관절과는 다르게 많은 윤활관절로 구성되어 있습니다. 목말밑관절Subtalar joint, 거골하관절, 목말발꿈치발배관절Talocalcaneonavicular joint, 거종주관절, 발꿈치입방관절Calcaneocuboid joint, 종입방관절은 다른 족근간관절들에 비해 운동성이 높은 관절들입니다. 목말밑관절과 발꿈치입방관절은 평면관절이고, 목말발꿈치발배관절은 안장관절입니다. 쐐기발배관절Cuneonavicular joint, 설주관절, 쐐기사이관절Intercuneiform joint, 설상골간관절, 쐐기입방관절Cuneocuboid joint, 설입방관절들은 움직임이 매우 적은 평면관절입니다.

5-5-5 발목발허리관절(Tarsometatarsal joint, 족근중족관절)

발목발허리관절Tarsometatarsal joint, 족근중족관절은 쐐기뼈와 입방뼈 그리고 발허리뼈의 바닥Base of metatarsal, 중족골저이 관절합니다. 둘째에서 다섯째 발목발허리관절에 비해 엄지 발목발허리관절은 가동성이 큰 특징이 있습니다. 발목발허리 관절은 평면관절입니다.

5-5-6 발허리발가락관절(Metatarsophalangeal joint, 중족지절관절)

발허리발가락관절Metatarsophalangeal joint, 중족지절관절은 타원관절입니다. 타원관절이지만 깊은가로발허리인대Deep transverse ligament, 심횡중수인대에 의해 벌림의 움직임이 제한적으로 나타납니다.

5-5-7 발가락뼈사이관절(Interphalangeal joint, 족지절간관절)

발가락뼈사이관절Interphalangeal joint, 족지절간관절 중 엄지발가락은 첫마디뼈와 끝마디뼈만 있기 때문에 발가락뼈사이관절만 존재하고, 나머지 발가락은 첫마디뼈와 끝마디뼈 사이에 중간마디뼈가 존재하여 몸쪽발가락뼈사이관절Proximal interphalangeal joint, 근위지절간관절과 먼쪽발가락뼈사이관절Distal interphalangeal joint, 원위지절간관절이 존재합니다. 발가락뼈사이관절은 경첩관절입니다.

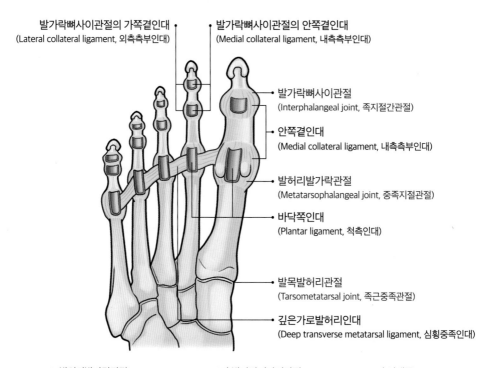

발가락뼈사이관절의 가쪽곁인대
(Lateral collateral ligament, 외측측부인대)

발가락뼈사이관절의 안쪽곁인대
(Medial collateral ligament, 내측측부인대)

발가락뼈사이관절
(Interphalangeal joint, 족지절간관절)

안쪽곁인대
(Medial collateral ligament, 내측측부인대)

발허리발가락관절
(Metatarsophalangeal joint, 중족지절관절)

바닥쪽인대
(Plantar ligament, 척측인대)

발목발허리관절
(Tarsometatarsal joint, 족근중족관절)

깊은가로발허리인대
(Deep transverse metatarsal ligament, 심횡중족인대)

▲ 발허리발가락관절(Metatarsophalangeal joint)과 발가락뼈사이관절(Interphalangeal joint)의 인대들

근육계
Muscular system

※ 이 장에서는 인체의 움직임을 일으키는 뼈대근육(Skeletal, 골격근)을 주로 다룹니다.

01 근육의 기능

심장근육Cardiac muscle, 심근, 내장근육Visceral muscle, 내장근, 뼈대근육Skeletal muscle, 골격근으로 구성된 근육은 형태와 위치가 다르지만 수축과 이완 작용을 통해 4가지 공통된 주요한 기능을 합니다.

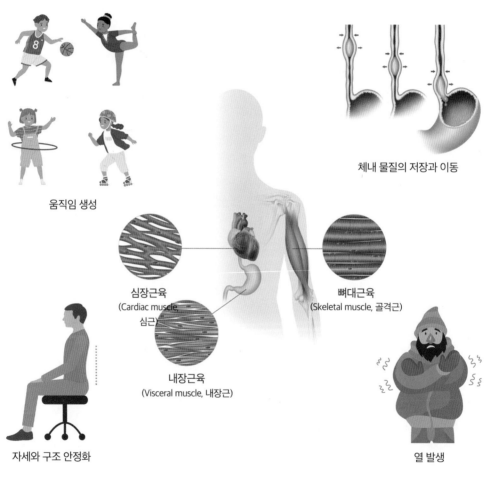

움직임 생성

체내 물질의 저장과 이동

심장근육
(Cardiac muscle,
심근)

내장근육
(Visceral muscle, 내장근)

뼈대근육
(Skeletal muscle, 골격근)

자세와 구조 안정화

열 발생

▲ 근육의 기능

움직임 생성

뼈대근육은 걷기와 달리기, 글씨쓰기, 눈 깜빡임 등 인체에서 발생되는 움직임을 일으키는 기능을 합니다.

자세와 구조 안정화

뼈대근육은 서 있거나 앉아있을 때 뿐만 아니라 움직이는 동안에도 자세의 균형을 유지하기 위한 안정성을 제공하는 기능을 합니다. 심장근육과 내장근육도 각 장기의 형태를 유지하고 각각의 위치에 있을 수 있는 구조를 형성합니다.

체내 물질의 저장과 이동

내장근육은 항문이나 위, 방광 등에 있는 조임근Sphincter, 괄약근의 수축을 통해 배설물이나 음식을 저장하고, 식도와 위, 소장과 대장의 꿈틀운동Peristalsis, 연동운동을 통해 음식물을 이동시키는 기능을 합니다. 심장근육은 수축과 이완을 통해 혈액을 신체로 보내는 기능도 하고, 혈류량을 조절하기도 합니다. 뼈대근육의 수축은 움직임 외에도 림프계통Lymphatic system, 림프계의 흐름을 촉진하고 근육주위의 혈관을 압박하여 정맥의 혈액이 심장으로 돌아오는 것을 돕습니다.

열 발생(Thermogenesis, 열 생산)

근육이 수축을 할 때 에너지 반응에 의해 열이 발생합니다. 이를 열 발생Thermogenesis, 열 생산이라고 부릅니다. 이러한 열의 발생은 신체의 정상 체온을 유지하는 데 사용됩니다. 일반적인 움직임을 통해서도 근육에 열이 발생하지만, 추운 곳에 있을 때 체온을 유지하기 위해 무의식적으로 몸이 떨리는 현상도 근육이 수축하여 열을 발생시키는 현상입니다.

02 근육의 구성

인체의 움직임을 일으키는 뼈대근육Skeletal muscle, 골격근의 구조는 아래와 같습니다.

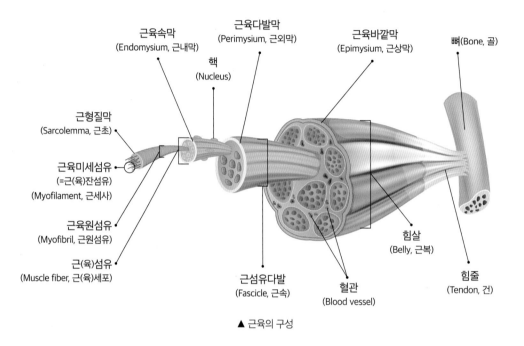

▲ 근육의 구성

　　뼈대근육은 가작 장은 근육세포 단위인 근육원섬유마디Sarcomere, 근절가 연결되어 하나의 실처럼 보이는 구조인 근육미세섬유Myofilament, 근세사(=근(육)잔섬유)가 되고 근육미세섬유가 근형질막Sarcolemma, 근초에 쌓인 묶음을 근육원섬유Myofibril, 근원섬유라 부릅니다. 근육원섬유는 근육속막Endomysium, 근내막에 쌓여 근(육)섬유Muscle fiber 혹은 근(육)세포가 되고 근(육)섬유는 근육다발막Perimysium, 근외막에 의해 묶음을 이루어 근섬유다발Fascicle, 근속이 됩니다. 근섬유다발은 근막Fascia이라고도 부르는 근육바깥막Epimysium, 근상막에 의해 묶음을 이루어 힘살Belly, 근복이 됩니다. 이 힘살과 힘줄Tendon, 건을 합하여 뼈대근육Skeletal muscle, 골격근이라 부릅니다.

　　근육속막Endomysium, 근내막, 근육다발막Perimysium, 근외막, 근육바깥막Epimysium, 근상막은 골격근의 형태를 유지하고 영역을 구분하며, 근육이 수축하여 발생되는 힘을 전달하는 기능을 하는 결합조직입니다. 이 세 개의 막은 위치가 다르지만 근육의 양 끝에서 힘줄Tendon, 건로 결합하여 뼈에 부착합니다.

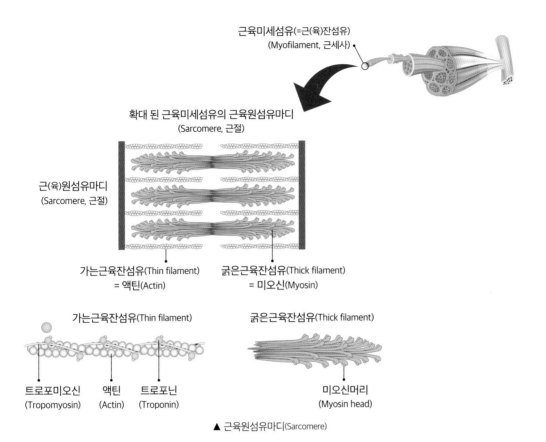

▲ 근육원섬유마디(Sarcomere)

근육원섬유Myofibril, 근원섬유를 구성하는 근육미세섬유Myofilament, 근세사(=근(육)잔섬유)는 각각의 근육원섬유마디Sarcomere, 근절가 연결된 구조를 말하여 근육원섬유마디는 실제 근육의 수축을 유발하고 힘을 생성하는 수축성 단백질Contractile protein, 근육이 수축하는 과정을 돕는 조절 단백질Regulatory protein, 근육미세섬유의 구조를 유지하는 구조단백질Structural protein 등 세 가지 종류의 단백질로 구성됩니다.

수축성 단백질(Contractile protein)

수축성 단백질Contractile protein은 가는근육잔섬유Thin filament라 부르는 액틴Actine과 굵은근육잔섬유Thick filament라 부르는 미오신Myosin을 말하고 미오신머리Myosin head가 액틴분자와 결합하며 근육의 수축을 일으킵니다.

조절 단백질(Regulatory protein)

조절 단백질Regulatory protein은 가는근육잔섬유인 액틴섬유에 있는 트로포미오신Tropomyosin과 트로포닌Troponin입니다. 트로포미오신은 미오신헤드가 액틴에 결합하지 못하게 막아 근육이 수축할 수 없게 합니다. 반대로 트로포닌은 화학작용에 의해 액틴을 덮고 있는 트로포미오신을 액틴에서 분리하여 미오신이 액틴과 결합하고 근육이 수축할 수 있도록 합니다.

구조단백질(Structural protein)

구조단백질Structural protein은 근육원섬유의 형태를 유지하고, 액틴과 미오신 결합에 의해 발생 된 힘을 전달하는 단백질로서 약 12개의 단백질이 있습니다. 대표적으로 티틴Titin, 데스민Desmin, 디스트로핀Dystropin, α-액티닌α-actinin, 마이오메신Myomesin, 네불린Nebulin 등이 있습니다.

03 근육의 분류

3-1 근육의 생리학적 특성에 따른 분류

뼈대근육Skeletal muscle, 골격근은 에너지 대사 속도와 기능에 따라 세 가지 유형인 느린 산화섬유Slow oxidative fiber, 적(색)근, 빠른 산화-해당섬유Fast oxidative-glycotic fiber, 빠른 해당섬유Fast glycolytic fiber, 백(색)근로 분류합니다.

근육섬유 속에 산소를 결합하는 붉은색의 단백질인 미오글로빈Myoglobin의 함량이 많을수록 근육섬유의 색은 붉게 보여 적(색)근Red muscle fiber이라 부르고, 함량이 적을수록 백색에 가깝게 보여 백(색)근White muscle fiber라 부릅니다. 적색근은 미오글로빈 뿐 아니라 세포호흡에 관여하는 물질인 미토콘드리아Mitochondria, 사립체가 많이 있어 산소를 이용한 에너지 효율이 매우 좋습니다.

근육의 횡단면을 현미경으로 확대한 사진

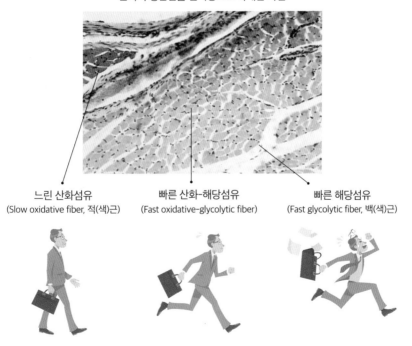

느린 산화섬유
(Slow oxidative fiber, 적(색)근)

빠른 산화-해당섬유
(Fast oxidative-glycolytic fiber)

빠른 해당섬유
(Fast glycolytic fiber, 백(색)근)

▲ 근육의 생리학적 특성에 따른 분류

3-1-1 느린 산화섬유(Slow oxidative fiber, 적(색)근)

느린 산화섬유는 영어 앞자리를 사용하여 SO 섬유라고도 부릅니다. 근육 속에 많은 미오글로빈과 미토콘드리아를 함유하고 있어 붉게 보입니다. 산소를 이용한 에너지 대사능력이 뛰어나 피로에 강하고, 장시간 지속되는 수축에 유리하지만 빠른 산화-해당섬유와 빠른 해당섬유에 비해서 수축속도가 느린 특징이 있습니다. 느린 산화섬유는 자세를 유지하거나, 오래 달리기와 같은 낮은 강도에서 장시간 활동에 적합합니다.

3-1-2 빠른 산화-해당섬유(Fast oxidative-glycolytic fiber)

FOG 섬유라고도 부르는 빠른 산화-해당섬유는 느린 산화섬유와 같이 많은 미오글로빈을 함유하고 있어 근섬유의 색이 붉거나 분홍빛을 보입니다. 이름에서 알 수 있듯이 느린 산화섬유와 빠른 해당섬유의 중간 특성을 가지고 있어, 산소를 이용한 에너지 대사와 근육세포 내 글리코겐Glycogen, 당원을 이용한 에너지 대사 모두를 사용합니다. 느린 산화섬유보다 빠른 수축속도를 보이고, 빠른 해당섬유보다 장시간 수축능력을 나타냅니다.

3-1-3 빠른 해당섬유(Fast glycolytic fiber, 백(색)근)

FG 섬유라고도 부르는 빠른 해당섬유는 느린 산화섬유와 빠른 산화-해당섬유에 비해 미오신과 미토콘드리아 함유량이 낮아 근섬유의 색이 백색으로 보입니다. 낮은 미오신과 미토콘드리아 함유량으로 인해 산소를 이용하는 에너지 대사는 다른 두 섬유보다 부족하지만 근육세포 내 글리코겐 수준이 높기 때문에 강하고 빠른 수축 속도를 낼 수 있습니다. 역도나 점프와 같은 짧은 시간에 폭발적인 힘을 내는데 적합한 능력을 나타냅니다.

이 세 가지 유형의 근육섬유는 특정 부위에만 있는 것이 아니라 모든 뼈대근육에 함께 존재하고, 움직임의 유형에 따라 비율의 차이가 있습니다. 예를 들어, 자세를 유지하거나 낮은 강도로 지속적인 움직임을 갖는 척추와 다리 부위의 뼈대근육은 느린 산화섬유가 높은 비율을 구성하고, 공을 던지는 등의 짧은 시간에 강한 힘을 내는 어깨 근육의 경우 빠른 해당섬유가 높은 비율을 차지합니다. 몸을 지탱하거나 걷고 달리는 다리 근육의 경우 느린 산화섬유나 빠른 산화-해당섬유의 비율이 높습니다.

세 가지 유형의 근육섬유가 함께 존재하는 뼈대근육은 효율적인 에너지 사용을 위해 순간적인 점프나 역도 등과 같이 짧은 시간에 빠르고 강하게 움직이는 동작을 제외하고 일반적인 움직임에서 낮은 강도의 움직임을 일으킬 경우 느린 산화섬유 위주의 근육을 사용하고, 움직임의 강도가 커질수록 빠른 산화-해당섬유와 빠른 해당섬유의 순서로 근육이 활성됩니다.

3-2 근육의 형태와 배열에 따른 분류

뼈대근육은 근육을 구성하는 근육다발의 형태와 배열에 따라서 방추형Fusiform 근육과 깃형Pennate, 우상형 근육으로 분류하기도 합니다.

방추형 근육은 근육다발의 모양에 따라 평행형Parallel, 방추형Fusiform, 고리형Circular, 윤상형, 모임형Convergent, 수렴형 등으로 세분화 되고, 깃형 근육은 힘줄Tendon, 건의 수와 배열되는 근육다발의 형태에 따라서 반깃근육Unipennate, 반우상근, 깃근육Bipennate, 우상근, 뭇깃근육Multipennate, 다우상근으로 분류합니다.

근육의 힘과 운동범위는 근육의 배열에 영향을 받습니다. 근육을 가로로 잘라 단면적의 넓이(면적안에 있는 근섬유의 수)가 넓을수록 근육은 큰 힘을 낼 수 있습니다. 평행형Parallel 근육은 힘줄에 부착하는 근섬유의 수가 깃근육Bipennate, 우상근보다 적어 상대적으로 작은 힘을 내지만 근육이 수축하기에 좋은 배열을 가지고 있어 더 큰 운동범위로 수축할 수 있는 특징이 있습니다. 반면 깃근육은 평행형 근육에 비해 하나의 힘줄에 더 많은 근섬유를 가지고 있어 큰 힘을 내기에 좋지만 평행형 근육에 비해 근육이 수축할 수 있는 운동범위가 작다는 특징이 있습니다. 이처럼 근육은 형태와 배열에 따라 큰 힘에 유리하거나 움직임의 범위에 유리한 특징을 가지고 인체의 각 영역에서 최적의 움직임을 위해 수축합니다.

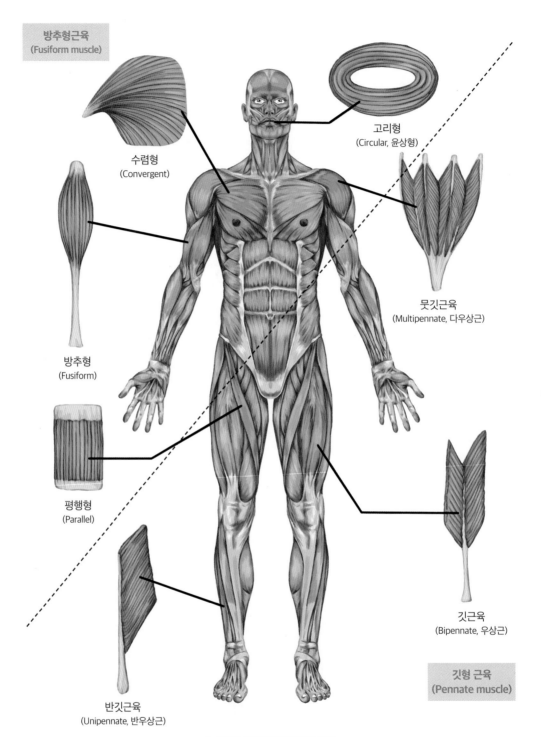

수렴형
(Convergent)

고리형
(Circular, 윤상형)

방추형
(Fusiform)

뭇깃근육
(Multipennate, 다우상근)

평행형
(Parallel)

깃근육
(Bipennate, 우상근)

반깃근육
(Unipennate, 반우상근)

▲ 근육의 형태와 배열에 따른 분류

0**4** 근육이름을 짓는 방법

　뼈대근육은 근육의 방향과 크기, 근육의 모양, 근육이 수축하는 활동의 형태, 부착되는 힘줄의 수, 근육이 부착되는 주변 구조물의 위치, 근육이 부착하는 지점에 따라 이름을 붙이게 됩니다. 따라서 근육의 이름을 보고 근육의 위치나 모양을 생각해 볼 수 있으며, 반대로 근육의 모양을 보고 근육의 이름을 생각해 볼 수 있습니다.

4-1 근육의 방향에 의해 이름 붙여진 근육

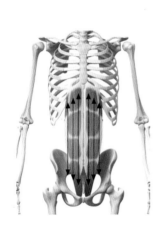
배곧은근
(Rectus abdominis, 복직근)

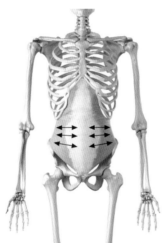
배가로근
(Transverse abdominis, 복횡근)

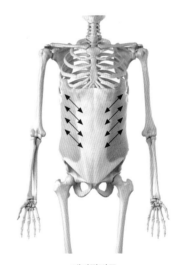
배바깥빗근
(Obliquus externus abdominis, 외복사근)

▲ 근육의 방향에 따라 이름 붙여진 근육들

- **Rectus [곧은~, 직~]** : 근육의 결이 인체의 정중선을 따라 평행한 방향, 세로 방향을 나타냅니다.

　㉠ Rectus abdominis 배곧은근(복직근), Rectus femoris 넙다리곧은근(대퇴직근)

- **Transverse [가로~, 횡~]** : 근육의 결이 인체의 정중선에 수직인 방향, 가로 방향을 나타냅니다.

  ㉠ Transverse abdominis 배가로근(복횡근), Transverse menti 턱끝가로근(이(턱)횡근)

- **Oblique [빗~, 사~, 경사~]** : 근육의 결이 인체의 정중선에 사선인 방향을 나타냅니다.

  ㉠ Obliquus externus/Internus abdominis 배바깥/배속빗근(외/내복사근), Oblique arytenoid 빗모뿔근(사피열근)

4-2 근육의 크기에 의해 이름 붙여진 근육

근육의 주행 방향이 같고 기능이 비슷한 경우 근육의 크기에 따라 이름을 붙이기도 합니다.

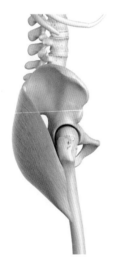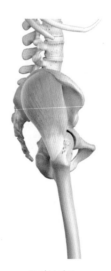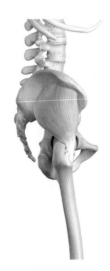

큰볼기근
(Gluteus maximus, 대둔근)

중간볼기근
(Gluteus medius, 중둔근)

작은볼기근
(Gluteus minimus, 소둔근)

▲ 비슷한 위치에서 크기에 따라 이름 붙여진 근육들

- **Maximus [큰~, 대~]** : 비슷한 위치의 근육 중에서 가장 큰 근육에 사용합니다.

  ㉔ Gluteus maximus 큰볼기근(대둔근)

- **Medius [중간~, 중~]** : 비슷한 위치의 근육 중에서 큰 근육과 작은 근육 중간 정도의 크기의 근육에 사용합니다.

  ㉔ Gluteus medius 중간볼기근(중둔근)

- **Minimus [작은~, 소~]** : 비슷한 위치의 근육 중에서 가장 작은 근육에 사용합니다.

  ㉔ Gluteus minimus 작은볼기근(소둔근)

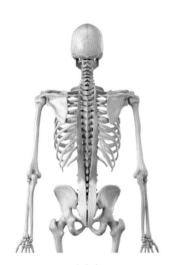 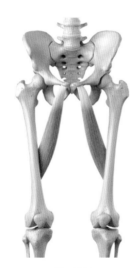 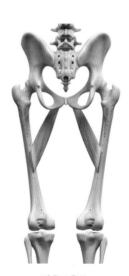

| 가장긴근 | 긴모음근 | 짧은모음근 |
| (Longissimus muscle, 최장근) | (Adductor longus, 대내전근) | (Adductor brevis, 단내전근) |

▲ 길이에 따라 이름 붙여진 근육들

- **Longissimus [가장 긴~, 최장~]** : 근육의 길이가 가장 긴 모양을 띤 근육에 사용합니다.

  ㉔ Longissimus muscle 가장긴근(최장근), Longissimus capitis 머리가장긴근(두최장근), Longissimus cervicis 목가장긴근(경최장근)

- **Longus [긴~, 장~]** : 같은 위치의 근육 중에서 길이가 긴 모양을 띤 근육에 사용합니다.

㉫ Adductor longus 긴모음근(장내전근), Longus capitis 긴머리근(두장근), Longus colli 긴목근(경장근)

- **Brevis [짧은~, 단~]** : 같은 위치의 근육 중에서 길이가 짧은 근육에 사용합니다.

  ㉫ Adductor brevis 짧은모음근(단내전근), Palmaris brevis 짧은손바닥근(단장근)

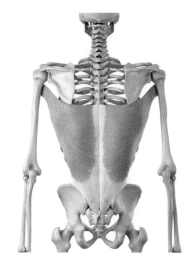 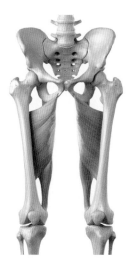 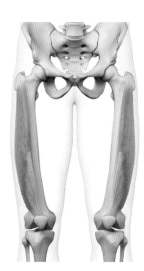

| 넓은등근
(Latissimus dorsi, 광배근) | 큰모음근
(Adductor magnus, 대내전근) | 가쪽넓은근
(Vastus lateralis, 외측광근) |

▲ 크기를 표현하는 근육들

- **Latissimus [가장넓은~, 넓은~, 광~, 활~]** : 가장 넓은 면적의 근육에 사용합니다.

  ㉫ Latissimus dorsi 넓은등근(광배근)

- **Magnus [큰~, 대~]** : 넓고 큰 근육에 사용합니다.

  ㉫ Adductor magnus 큰모음근(대내전근)

- **Vastus [넓은~, 광~]** : '넓다'는 면적의 의미보다 '크다'의 의미로, 주로 다리에 있는 넙다리 근육에 사용합니다.

  ㉫ Vastus lateralis 가쪽넓은근(외측광근), Vastus intermedius 중간넓은근(중간광근), Vastus medialis 안쪽넓은근(내측광근)

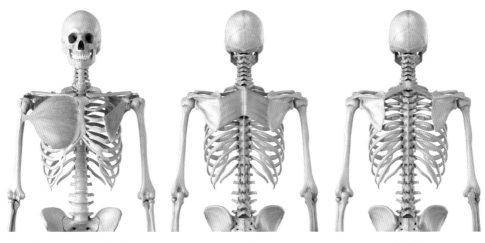

| 큰가슴근
(Pectoralis major,
대흉근) | 작은가슴근
(Pectoralis minor,
소흉근) | 큰마름근
(Rhomboid major, 대능형근) | 작은마름근
(Rhomboid minor, 소능형근) |

▲ 같은 위치에서 상대적 크기를 나타내는 근육들

- **Major [큰~, 대~]** : 같은 위치의 근육 중에서 상대적으로 큰 근육에 사용합니다.

  ㉠ Pectoralis major 큰가슴근(대흉근), Rhomboid major 큰마름근(대능형근), Teres major 큰원근(대원근)

- **Minor [작은~, 소~]** : 같은 위치의 근육 중에서 상대적으로 작은 근육에 사용합니다.

  ㉠ Pectoralis minor 작은가슴근(소흉근), Rhomboid minor 작은마름근(소능형근), Teres minor 작은원근(소원근)

4-3 근육의 모양에 의해 이름 붙여진 근육

근육의 모양에 따라 근육의 이름을 붙이기도 합니다. 모양을 나타내는 용어 자체가 근육의 이름으로 사용되기도 합니다.

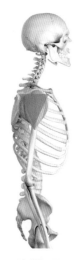
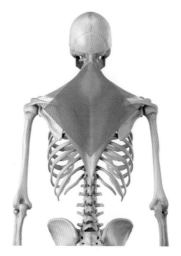
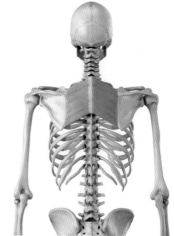

어깨세모근
(Deltoid, 삼각근)

등세모근
(Trapezius, 승모근)

마름근
(Rhomboid, 능형근)

▲ 근육의 모양에 의해 이름 붙여진 근육 1

- **Deltoid [삼각형~, 삼각~]** : 그리스어 deltoeides에서 유래된 용어로 '삼각형' 혹은 그리스 문자 'Δ(델타)'에서 유래하였습니다.

  ㉤ Deltoid 어깨세모근(삼각근)

- **Trapezius [등세모~, 승모~]** : 그리스어 trapezium에서 유래된 용어로 '사다리꼴'에서 유래하였습니다.

  ㉤ Trapezius 등세모근(승모근)

- **Rhomboid [마름모~, 능형~]** : 그리스어 rhombos '마름모꼴'에서 유래하였습니다.

  ㉤ Rhomboid major/minor 큰/작은마름근(대/소능형근)

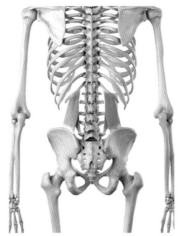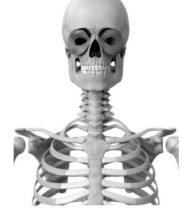

허리네모근
(Quadratus lumborum, 요방형근)

눈둘레근
(Orbicularis oculi, 안륜(=윤)근)

▲ 근육의 모양에 의해 이름 붙여진 근육 2

- **Quadratus [네모~, 방형~]** : 라틴어 quadratus '정사각형'에서 유래하였습니다. Quadratus femoris(넙다리네모근, 대퇴방형근)과 Quadriceps femoris(넙다리네갈래근, 대퇴사두근)는 발음과 철자가 비슷하지만 Quadriceps femoris의 Quadriceps는 라틴어 quadri- '4개'라는 뜻에서 유래된 용어로 quadratus와는 의미가 다릅니다.

  ㉔ Quadratus lumborum 허리네모근(요방형근)

- **Orbicularis [둘레~, 윤상~, 원형~]** : 라틴어 orbis '고리'에서 유래하였습니다.

  ㉔ Orbicularis oculi 눈둘레근(안륜(=윤)근), Orbicularis oris 입둘레근(구륜(=윤)근)

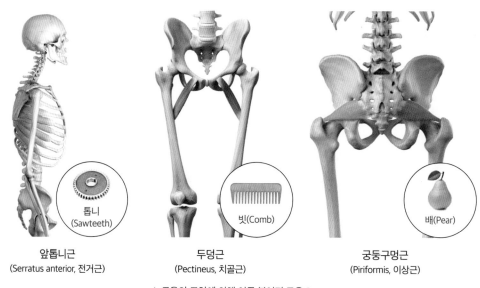

| 앞톱니근
(Serratus anterior, 전거근) | 두덩근
(Pectineus, 치골근) | 궁둥구멍근
(Piriformis, 이상근) |

▲ 근육의 모양에 의해 이름 붙여진 근육 3

- **Serratus [톱니~, 톱니모양, 거~]** : 라틴어 serrare '톱'에서 유래한 용어로 근육의 날카롭고 뾰족한 모양이 톱과 같아서 붙여졌습니다.

  ㉠ Serratus anterior 앞톱니근(전거근), Serratus posterior superior/inferior 위/아래뒤톱니근(상/하후거근)

- **Pectinate [빗모양의, 즐상의]** : 라틴어 pectinatus '빗comb과 같은'에서 유래하였습니다.

  ㉠ Pectineus 두덩근(치골근)

- **Piriformis** : 라틴어 pirum '서양 배pear'에 '형태, 모양'을 뜻하는 forma가 합쳐진 용어로 (서양)배의 모양을 띈 근육을 말합니다.

  ㉠ Piriformis 궁둥구멍근(이상근)

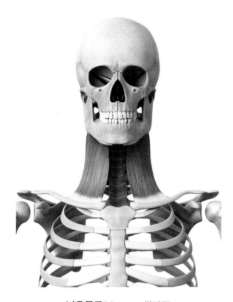
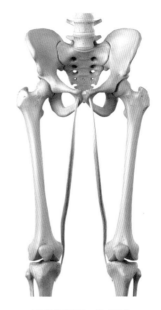

넓은목근(Platysma, 광경근)　　　　　　두덩정강근(Gracilis, 박근)

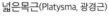
▲ 근육의 모양에 의해 이름 붙여진 근육 4

- **Platys [넓은~, 광~]** : 그리스어 platus '넓고, 평평한'에서 유래하였습니다.

  ㉠ Platysma 넓은목근(광경근)

- **Gracilis [가는, 얇은]** : 라틴어 gracilis '가늘다slender'에서 유래하였습니다. 근육 Gracilis(두덩정강근, 박근)는 구용어의 경우 영어의 어원에 따라 '薄(엷다, 얇다 박)'을 사용하지만 신용어는 근육의 이는 곳Origin, 기시부과 닿는 곳Insertion, 종지부의 이름을 이용하여 두덩정강근이라고 부릅니다.

  ㉠ Gracilis 두덩정강근(박근)

4-4 근육이 일으키는 움직임에 의해 이름 붙여진 근육

근육이 수축하여 발생하는 움직임에 의해 이름을 붙이기도 합니다.

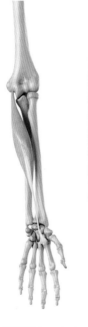
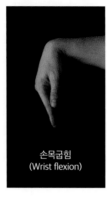
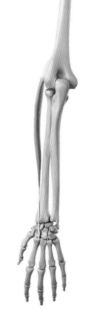
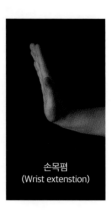

손목굽힘
(Wrist flexion)

손목폄
(Wrist extenstion)

손바닥쪽(Palmar view)

손등쪽(Dorsal view)

▲ 근육이 일으키는 움직임에 의해 이름 붙여진 근육 1

- **Flexor [굽힘근육, 굴곡근]** : 근육이 수축하여 관절에서 굽힘Flexion, 굴곡의 움직임을 일으키는 근육에 사용합니다.

  ㉠ Flexor carpi radialis 노쪽손목굽힘근(요측수근굴근), Flexor carpi ulnaris 자쪽손목굽힘근(척측수근굴근)

- **Extensor [폄근, 신전근]** : 근육이 수축하여 관절에서 폄Extension, 신전의 움직임을 일으키는 근육에 사용합니다.

  ㉠ Extensor carpi radialis longus/brevis 긴/짧은노쪽손목폄근(장/단요측수근신근), Extensor carpi ulnaris 자쪽손목폄근(척측수근신근)

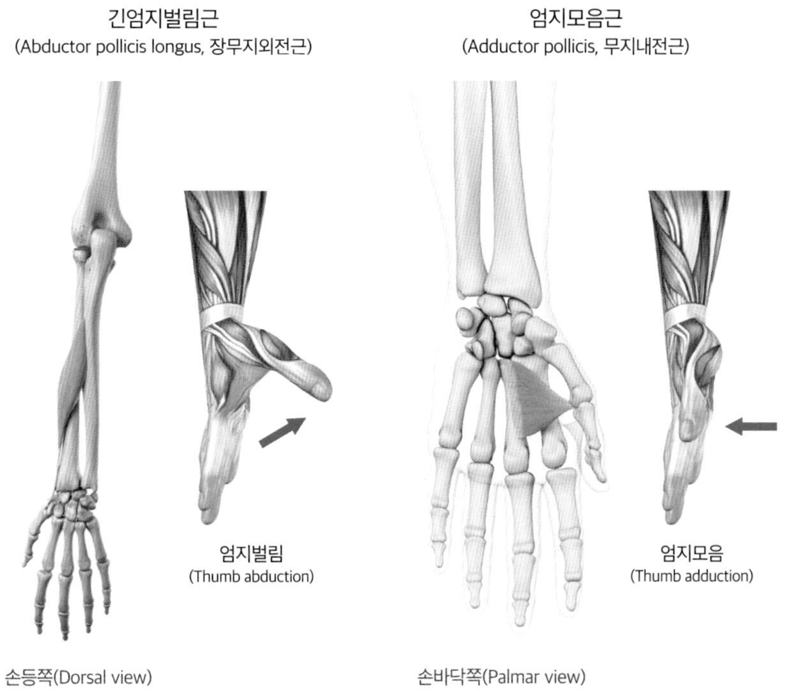

긴엄지벌림근
(Abductor pollicis longus, 장무지외전근)

엄지모음근
(Adductor pollicis, 무지내전근)

엄지벌림
(Thumb abduction)

엄지모음
(Thumb adduction)

손등쪽(Dorsal view)

손바닥쪽(Palmar view)

▲ 근육이 일으키는 움직임에 의해 이름 붙여진 근육 2

- **Abductor [벌림근, 외전근]** : 근육이 수축하여 관절에서 벌림_{Abduction, 외전}의 움직임을 일으키는 근육에 사용합니다.

  ㉠ Abductor pollicis longus/brevis 긴/짧은엄지벌림근(장/단무지외전근), Abductor digiti minimi 새끼벌림근(소지외전근)

- **Adductor [모음근, 내전근]** : 근육이 수축하여 관절에서 모음_{Adduction, 내전}의 움직임을 일으키는 근육에 사용합니다.

  ㉠ Adductor pollicis (손가락)엄지모음근(무지내전근), Adductor hallucis (발가락)엄지모음근(무지내전근)

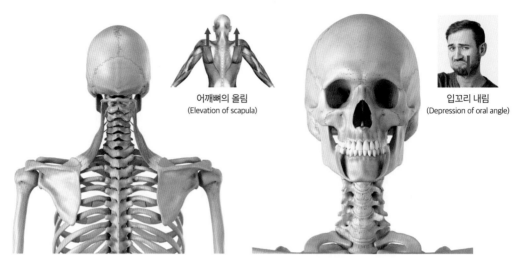

어깨올림근
(Levator scapula, 견갑거근)

입꼬리내림근
(Depressor anguli oris, 구각하체근)

어깨뼈의 올림
(Elevation of scapula)

입꼬리 내림
(Depression of oral angle)

▲ 근육이 일으키는 움직임에 의해 이름 붙여진 근육 3

- **Levator [올림근, 거근]** : 근육이 수축하여 신체의 일부를 올림_{Elevation, 상승} 시키는 근육에

  사용합니다.

  ㉠ Levator scapulae 어깨올림근(견갑거근), Levator anguli oris 입꼬리올림근(구각거근)

- **Depressor [내림근, 하제근 혹은 하체근]** : 근육이 수축하여 신체의 일부를 내림

  _{Depression, 하강} 시키는 근육에 사용합니다.

  ㉠ Depressor anguli oris 입꼬리내림근(구각하제근), Depressor labii inferioris 아랫입술

  내림근(하순하제근)

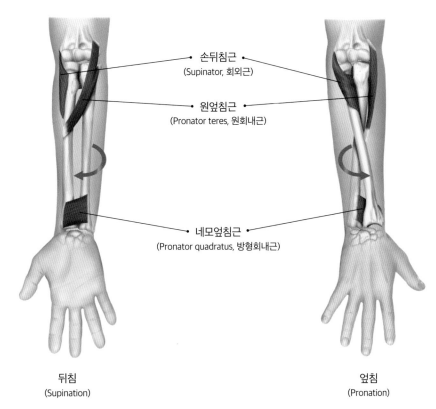

손뒤침근
(Supinator, 회외근)

원엎침근
(Pronator teres, 원회내근)

네모엎침근
(Pronator quadratus, 방형회내근)

뒤침
(Supination)

엎침
(Pronation)

▲ 근육이 일으키는 움직임에 의해 이름 붙여진 근육 4

- **Supinator [뒤침근, 회외근]** : 아래팔을 뒤침_{Supination, 회외} 시키는 근육에 사용합니다.

   ㉠ Supinator 손뒤침근(회외근)

- **Pronator [엎침근, 회내근]** : 아래팔을 엎침_{Pronation, 회내} 시키는 근육에 사용합니다.

   ㉠ Pronator quadratus 네모엎침근(방형회내근), Pronator teres 원엎침근(원회내근)

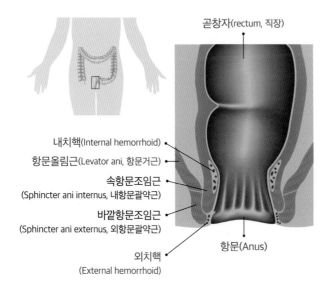

곧창자(rectum, 직장)

내치핵(Internal hemorrhoid)
항문올림근(Levator ani, 항문거근)
속항문조임근
(Sphincter ani internus, 내항문괄약근)
바깥항문조임근
(Sphincter ani externus, 외항문괄약근)
외치핵
(External hemorrhoid)

항문(Anus)

바깥/속항문조임근
(Sphincter ani externus/internus, 외/내항문괄약근)

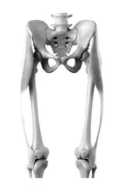

넙다리근막긴장근
(Tensor fasciae latae, 대퇴근막장근)

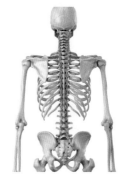

돌림근(Rotatores, 회선근)

▲ 근육이 일으키는 움직임에 의해 이름 붙여진 근육 5

- **Sphincter [조임근, 괄약근]** : 고리 모양을 한 근육으로 고리모양의 안쪽을 좁히거나 닫는 근육을 말합니다.

  ㉑ Iris sphincter 동공조임근(동공괄약근), Sphincter ani externus/internus 바깥/속항문조임근(외/내항문괄약근)

- **Tensor [긴장근, 장근]** : 신체부위를 단단하게 하는 근육에 사용합니다.

  ㉑ Tensor fasciae latae 넙다리근막긴장근(대퇴근막장근)

- **Rotator [돌림근, 회전근 혹은 회선근]** : 세로축을 중심으로 뼈를 돌림Rotation, 회전 시키는 근육에 사용합니다.

  ㉑ Rotatores cervicis 목돌림근(경회선근), Rotatores lumborum 허리돌림근(요회선근)

4-5 근육 힘줄의 개수에 따라 이름 붙여진 근육

근육의 이는 곳Origin, 기시부에 부착하는 힘줄Tendon, 건의 숫자에 따라 이름을 붙이기도 합니다.

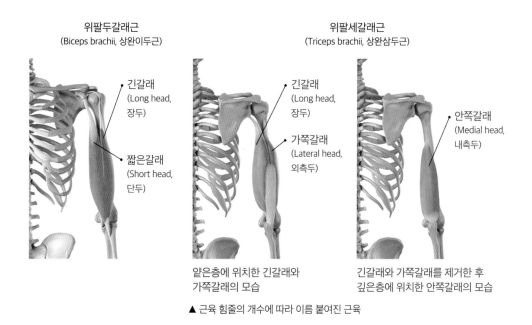

위팔두갈래근
(Biceps brachii, 상완이두근)

긴갈래
(Long head,
장두)

짧은갈래
(Short head,
단두)

위팔세갈래근
(Triceps brachii, 상완삼두근)

긴갈래
(Long head,
장두)

가쪽갈래
(Lateral head,
외측두)

안쪽갈래
(Medial head,
내측두)

얕은층에 위치한 긴갈래와
가쪽갈래의 모습

긴갈래와 가쪽갈래를 제거한 후
깊은층에 위치한 안쪽갈래의 모습

▲ 근육 힘줄의 개수에 따라 이름 붙여진 근육

- **Biceps [두갈래근, 이두근]** : Bi-는 숫자 '2'를 뜻합니다. 이는 곳의 힘줄 갈래가 2개인 근육에 사용합니다.

  예) Biceps brachii 위팔두갈래근(상완이두근), Biceps femoris 넙다리두갈래근(대퇴이두근)

- **Triceps [세갈래근, 삼두근]** : Tri-는 숫자 '3'을 뜻합니다. 이는 곳의 힘줄 갈래가 3개인 근육에 사용합니다.

  예) Triceps brachii 위팔세갈래근(상완삼두근), Triceps surae 종아리세갈래근(하퇴삼두근)

> **참고** **넙다리네갈래근(Quadriceps femoris, 대퇴사두근)과 종아리세갈래근(Triceps surae, 하퇴삼두근)**
>
> 넙다리네갈래근은 넙다리곧은근(Rectus femoris, 대퇴직근), 가쪽넓은근(Vastus lateralis, 외측광근), 중간넓은근(Vastus intermedius, 중간광근), 안쪽넓은근(Vastus medialis, 내측광근)이라 부르는 네 개의 근육무리를 말합니다.
>
> 종아리세갈래근은 이는 곳이 두 갈래로 나뉘는 장딴지근(Gastrocnemius, 비복근)과 가자미근(Soleus)을 합하여 부르는 명칭입니다.
>
> 넙다리네갈래근과 종아리세갈래근 모두 이는 곳이 다르고 근육의 분리가 명확한 편이지만 닿는 곳(Insertion, 정지점)이 넙다리네갈래근은 무릎힘줄(Patellar tendon, 슬개건)로 합쳐지고, 종아리세갈래근은 발꿈치힘줄(Achilles tendon, 아킬레스힘줄, 종골건)로 합쳐지기에 하나의 근육무리로 표현하기도 합니다.

4-6 주변 구조물에 의해 이름 붙여진 근육

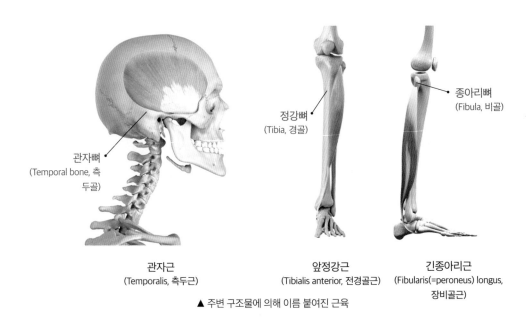

관자근	앞정강근	긴종아리근
(Temporalis, 측두근)	(Tibialis anterior, 전경골근)	(Fibularis(=peroneus) longus, 장비골근)

▲ 주변 구조물에 의해 이름 붙여진 근육

근육이 부착하는 주변 구조물의 이름을 사용하여 근육의 이름을 붙이기도 합니다.

예 Temporalis 관자근(측두근), Tibialis anterior/posterior 앞/뒤정강근(전/후경골근), Fibularis(=peroneus) longus/brevis 긴/짧은종아리근(장/단비골근)

4-7 근육의 이는 곳과 닿는 곳으로 이름 붙여진 근육

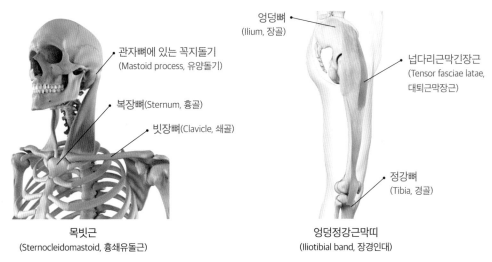

엉덩뼈
(Ilium, 장골)

관자뼈에 있는 꼭지돌기
(Mastoid process, 유양돌기)

넙다리근막긴장근
(Tensor fasciae latae,
대퇴근막장근)

복장뼈(Sternum, 흉골)

빗장뼈(Clavicle, 쇄골)

정강뼈
(Tibia, 경골)

목빗근
(Sternocleidomastoid, 흉쇄유돌근)

엉덩정강근막띠
(Iliotibial band, 장경인대)

▲ 근육의 이는 곳과 닿는 곳으로 이름 붙여진 근육

근육의 이는 곳Origin, 기시부과 닿는 곳Insertion, 종지부의 이름을 이용하여 근육의 이름을 붙이기도 합니다.

⑩ Sternocleidomastoid 목빗근(흉쇄유돌근), Iliotibial band 엉덩정강근막띠(장경인대)

05 인체의 뼈대근육들

약 700개의 뼈대근육Skeletal muscle, 골격근은 인체의 전 영역에 분포되어 움직임을 일으킵니다.

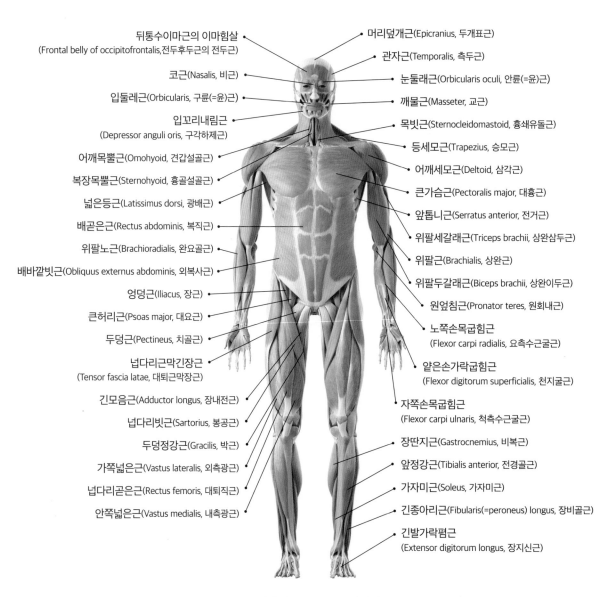

뒤통수이마근의 이마힘살
(Frontal belly of occipitofrontalis,전두후두근의 전두근)

코근(Nasalis, 비근)

입둘레근(Orbicularis, 구륜(=윤)근)

입꼬리내림근
(Depressor anguli oris, 구각하제근)

어깨목뿔근(Omohyoid, 견갑설골근)

복장목뿔근(Sternohyoid, 흉골설골근)

넓은등근(Latissimus dorsi, 광배근)

배곧은근(Rectus abdominis, 복직근)

위팔노근(Brachioradialis, 완요골근)

배바깥빗근(Obliquus externus abdominis, 외복사근)

엉덩근(Iliacus, 장근)

큰허리근(Psoas major, 대요근)

두덩근(Pectineus, 치골근)

넙다리근막긴장근
(Tensor fascia latae, 대퇴근막장근)

긴모음근(Adductor longus, 장내전근)

넙다리빗근(Sartorius, 봉공근)

두덩정강근(Gracilis, 박근)

가쪽넓은근(Vastus lateralis, 외측광근)

넙다리곧은근(Rectus femoris, 대퇴직근)

안쪽넓은근(Vastus medialis, 내측광근)

머리덮개근(Epicranius, 두개표근)

관자근(Temporalis, 측두근)

눈둘래근(Orbicularis oculi, 안륜(=윤)근)

깨물근(Masseter, 교근)

목빗근(Sternocleidomastoid, 흉쇄유돌근)

등세모근(Trapezius, 승모근)

어깨세모근(Deltoid, 삼각근)

큰가슴근(Pectoralis major, 대흉근)

앞톱니근(Serratus anterior, 전거근)

위팔세갈래근(Triceps brachii, 상완삼두근)

위팔근(Brachialis, 상완근)

위팔두갈래근(Biceps brachii, 상완이두근)

원엎침근(Pronator teres, 원회내근)

노쪽손목굽힘근
(Flexor carpi radialis, 요측수근굴근)

얕은손가락굽힘근
(Flexor digitorum superficialis, 천지굴근)

자쪽손목굽힘근
(Flexor carpi ulnaris, 척측수근굴근)

장딴지근(Gastrocnemius, 비복근)

앞정강근(Tibialis anterior, 전경골근)

가자미근(Soleus, 가자미근)

긴종아리근(Fibularis(=peroneus) longus, 장비골근)

긴발가락폄근
(Extensor digitorum longus, 장지신근)

▲ 뼈대근육(Skeletal muscle)의 앞면

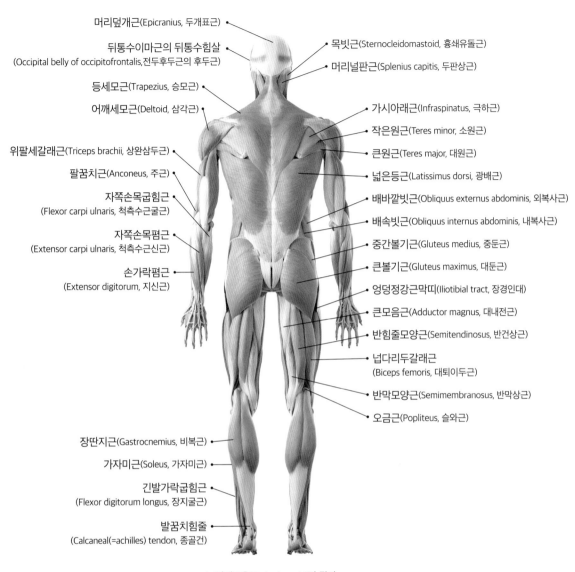

머리덮개근(Epicranius, 두개표근)

뒤통수이마근의 뒤통수힘살
(Occipital belly of occipitofrontalis,전두후두근의 후두근)

등세모근(Trapezius, 승모근)

어깨세모근(Deltoid, 삼각근)

위팔세갈래근(Triceps brachii, 상완삼두근)

팔꿈치근(Anconeus, 주근)

자쪽손목굽힘근
(Flexor carpi ulnaris, 척측수근굴근)

자쪽손목폄근
(Extensor carpi ulnaris, 척측수근신근)

손가락폄근
(Extensor digitorum, 지신근)

목빗근(Sternocleidomastoid, 흉쇄유돌근)

머리널판근(Splenius capitis, 두판상근)

가시아래근(Infraspinatus, 극하근)

작은원근(Teres minor, 소원근)

큰원근(Teres major, 대원근)

넓은등근(Latissimus dorsi, 광배근)

배바깥빗근(Obliquus externus abdominis, 외복사근)

배속빗근(Obliquus internus abdominis, 내복사근)

중간볼기근(Gluteus medius, 중둔근)

큰볼기근(Gluteus maximus, 대둔근)

엉덩정강근막띠(Iliotibial tract, 장경인대)

큰모음근(Adductor magnus, 대내전근)

반힘줄모양근(Semitendinosus, 반건상근)

넙다리두갈래근
(Biceps femoris, 대퇴이두근)

반막모양근(Semimembranosus, 반막상근)

오금근(Popliteus, 슬와근)

장딴지근(Gastrocnemius, 비복근)

가자미근(Soleus, 가자미근)

긴발가락굽힘근
(Flexor digitorum longus, 장지굴근)

발꿈치힘줄
(Calcaneal(=achilles) tendon, 종골건)

▲ 뼈대근육(Skeletal muscle)의 뒷면

무수히 많은 근육이 여러 층으로 덮여 있고, 하나의 관절을 지나는 근육부터 두 개 이상
의 관절을 지나는 근육 등이 있어 한눈에 확인하기 어렵습니다. 지금부터는 인체의 영역을
나누어 각 영역에 존재하는 근육의 이름과 모양을 알아보겠습니다.

5-1 등 영역의 근육들

등 영역은 크게 얕은 층Superficial layer, 천대, 중간층Intermediate layer, 중간대, 깊은 층Deep layer, 심대 총 세 개의 층으로 구분합니다.

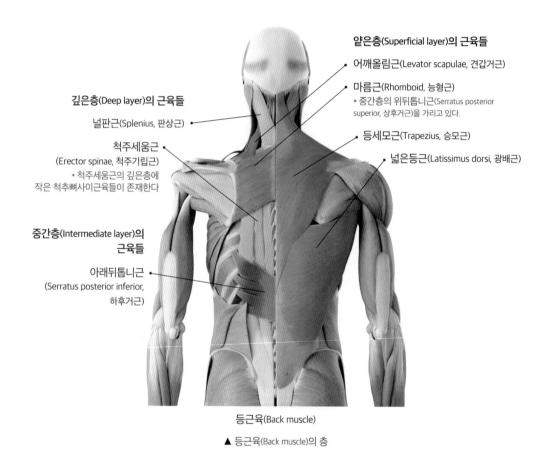

얕은층(Superficial layer)의 근육들

어깨올림근(Levator scapulae, 견갑거근)

마름근(Rhomboid, 능형근)
* 중간층의 위뒤톱니근(Serratus posterior superior, 상후거근)을 가리고 있다.

등세모근(Trapezius, 승모근)

넓은등근(Latissimus dorsi, 광배근)

깊은층(Deep layer)의 근육들

널판근(Splenius, 판상근)

척주세움근
(Erector spinae, 척주기립근)
* 척주세움근의 깊은층에 작은 척추뼈사이근육들이 존재한다

중간층(Intermediate layer)의 근육들

아래뒤톱니근
(Serratus posterior inferior, 하후거근)

등근육(Back muscle)

▲ 등근육(Back muscle)의 층

5-1-1 얕은 층(Superficial layer, 천대)의 근육들

얕은 층을 구성하는 근육은 등세모근Trapezius, 승모근, 넓은등근Latissimus dorsi, 광배근, 마름근Rhomboid, 능형근, 어깨올림근levator scapulae이 있습니다.

얕은 층의 등 근육들은 목, 어깨와 팔을 움직이는 것에 연관이 됩니다.

등세모근(Trapezius, 승모근)

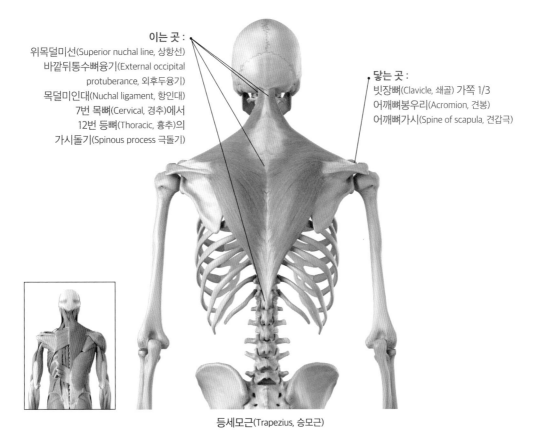

이는 곳 :
위목덜미선(Superior nuchal line, 상항선)
바깥뒤통수뼈융기(External occipital
protuberance, 외후두융기)
목덜미인대(Nuchal ligament, 항인대)
7번 목뼈(Cervical, 경추)에서
12번 등뼈(Thoracic, 흉추)의
가시돌기(Spinous process 극돌기)

닿는 곳 :
빗장뼈(Clavicle, 쇄골) 가쪽 1/3
어깨뼈봉우리(Acromion, 견봉)
어깨뼈가시(Spine of scapula, 견갑극)

등세모근(Trapezius, 승모근)

영어 Trapezius는 '불규칙한 사각형, 작은 책상'의 뜻이 있는 그리스어 trapézion에서 유래하였습니다. 구용어인 승모근은 가톨릭 시대 승려들이 입는 승복의 모자와 닮았다고 하여 승모근이라 부릅니다.

등의 위부분을 덮고 있는 근육으로 어깨를 으쓱하거나 뒤로 당기고 목을 젖히거나 옆으로 구부리는 기능을 합니다.

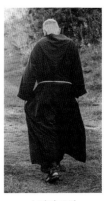

승려의 모자

넓은등근(Latissimus dorsi, 광배근)

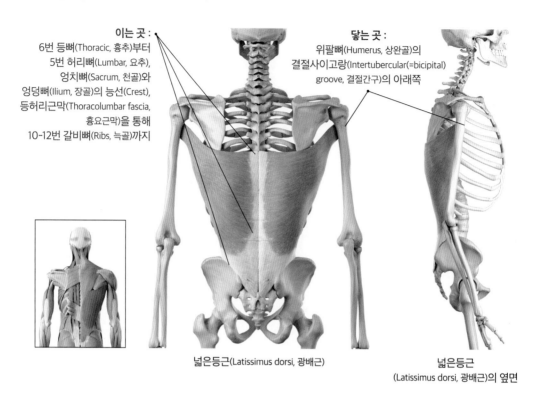

이는 곳 :
6번 등뼈(Thoracic, 흉추)부터
5번 허리뼈(Lumbar, 요추),
엉치뼈(Sacrum, 천골)와
엉덩뼈(Ilium, 장골)의 능선(Crest),
등허리근막(Thoracolumbar fascia,
흉요근막)을 통해
10-12번 갈비뼈(Ribs, 늑골)까지

닿는 곳 :
위팔뼈(Humerus, 상완골)의
결절사이고랑(Intertubercular(=bicipital)
groove, 결절간구)의 아래쪽

넓은등근(Latissimus dorsi, 광배근)

넓은등근
(Latissimus dorsi, 광배근)의 옆면

영어 Latisisimus dorsi는 '가장 넓은'의 뜻을 가진 라틴어 latus와 '등'의 뜻을 가진 dorsum에서 유래하였습니다. 인체의 근육 중에서 가장 넓은 크기의 근육입니다. 턱걸이와 같은 동작을 할 때 몸통을 들어 올릴 수 있게 합니다. 팔을 위에서 아래로 내리거나펌, Extension, 신전 당기는모음, Adduction, 내전 동작을 할 때 사용되는 근육으로 잘 발달되면 역삼각형 몸매를 나타내게 됩니다.

마름근(Rhomboid, 능형근)

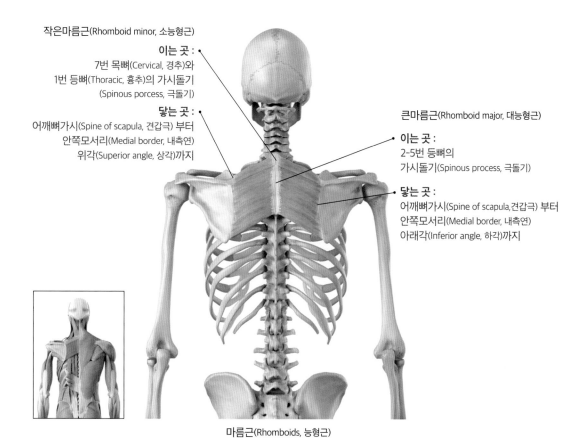

작은마름근(Rhomboid minor, 소능형근)

이는 곳 :
7번 목뼈(Cervical, 경추)와
1번 등뼈(Thoracic, 흉추)의 가시돌기
(Spinous porcess, 극돌기)

닿는 곳 :
어깨뼈가시(Spine of scapula, 견갑극) 부터
안쪽모서리(Medial border, 내측연)
위각(Superior angle, 상각)까지

큰마름근(Rhomboid major, 대능형근)

이는 곳 :
2-5번 등뼈의
가시돌기(Spinous process, 극돌기)

닿는 곳 :
어깨뼈가시(Spine of scapula,견갑극) 부터
안쪽모서리(Medial border, 내측연)
아래각(Inferior angle, 하각)까지

마름근(Rhomboids, 능형근)

영어 Rhomboid는 '마름모꼴'의 뜻을 가진 그리스어 rhomb와 '~와 같은'의 뜻을 가진 -oid가 합쳐진 용어입니다. 등세모근의 안쪽에 위치한 근육으로 크기에 따라 큰마름근 Rhomboid major, 대능형근과 작은마름근Rhomboid minor, 소능형근으로 분류하지만 큰마름근이 작은마름근 보다 약 2배 정도 크다는 특징 외에는 근육의 모양이나 작용에서 차이가 없어 분류에 큰 의미를 두지 않기도 합니다. 팔을 올린 상태에서 내릴 때, 어깨를 뒤로 당기는 동작 등을 할 때 어깨뼈Spapula, 견갑골의 움직임을 조절하는 근육 중 하나입니다.

어깨올림근(Levator scapulae, 견갑거근)

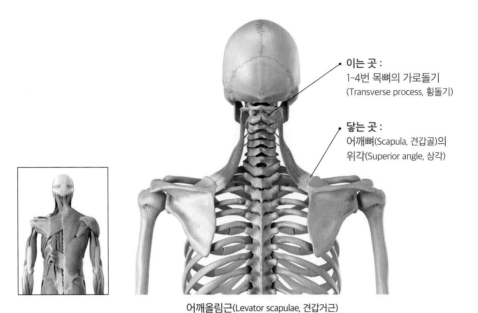

이는 곳 :
1-4번 목뼈의 가로돌기
(Transverse process, 횡돌기)

닿는 곳 :
어깨뼈(Scapula, 견갑골)의
위각(Superior angle, 상각)

어깨올림근(Levator scapulae, 견갑거근)

　　영어 Levator scapulae는 '올리다, 들어올리다'의 뜻을 가진 라틴어 levatus에서 유래하였습니다. '어깨뼈Scapula, 견갑골를 들어올리는 근육'이란 뜻으로 Levator는 '올림의 기능을 하는 근육'을 말합니다. 등세모근Tapezius, 승모근과 함께 팔을 올리거나 어깨를 으쓱할 때 작용합니다.

| 등 얕은층 영역의 근육들 |

이는곳(Origin)	닿는곳(Insertion)	작용(Action)	신경지배(Innervation)
등세모근(Trapezius, 승모근)			
위목덜미선(Superior nuchal line, 상항선), 바깥뒤통수뼈융기(External occipital protuberance, 외후두융기), 목덜미인대(Nuchal ligament, 항인대), 7번 목뼈(Cervical, 경추)에서 12번 등뼈(Thoracic, 흉추)의 가시돌기(Spinous process, 극돌기)	빗장뼈(Clavicle, 쇄골)의 가쪽 1/3, 어깨뼈봉우리(Acromion, 견봉), 어깨뼈가시(Spine of scapula, 견갑극)	어깨뼈(Scapula, 견갑골)의 위쪽돌림(Upward rotation, 상방회전), 올림(Elevation, 거상), 들임(Retraction, 후인), 내림(Depression, 하강) 목(Neck, 경)의 (Extension, 신전), 가쪽굽힘(Lateral flexion, 외측굴곡)	운동(신경)섬유(Motor fiber) : 더부신경(Accessory nerve, 부신경) (XI) 감각(신경)섬유(Sensory fiber) : C3, C4 척수신경(Spinal nerve)

이는곳(Origin)	닿는곳(Insertion)	작용(Action)	신경지배(Innervation)
넓은등근(Latissimus dorsi, 광배근)			
6번 등뼈(Thoracic, 흉추)부터 5번 허리뼈(Lumbar, 요추), 엉치뼈(Sacrum, 천골)과 엉덩뼈(Ilium, 장골)의 능선(Crest, 릉), 등허리근막(Thoracolumbar fascia, 흉요근막)을 통해 10-12번 갈비뼈(Rib, 늑골) 까지	위팔뼈(Humerus, 상완골)의 결절사이고랑(Intertubercular groove, 결절간구)의 아래쪽	위팔뼈(Humerus, 상완골)의 폄(Extension, 신전), 모음(Adduction, 내전), 안쪽돌림(Internal rotation, 내회전)	C6-C8 가슴등신경(Thoracodorsal nerve, 흉배신경)
작은마름근(Rhomboid minor, 소능형근)			
7번 목뼈(Cervical, 경추)와 1번 등뼈(Thoracic, 흉추)의 가시돌기(Spinous process, 극돌기)	어깨뼈가시(Spine of scapula, 견갑극)부터 안쪽모서리(Medial border, 내측연)와 위각(Superior angle, 상각)까지	어깨뼈(Scapula, 견갑골)를 뒤당김(Retraction, 후인), 올림(Elevation, 거상)	C4, C5 등쪽어깨신경(Dorsal scapular nerve, 견갑배신경)
큰마름근(Rhomboid major, 대능형근)			
2-5번 등뼈(Thoracic, 흉추)의 가시돌기(Spinous process, 극돌기)	어깨뼈가시(Spine of scapula, 견갑극)부터 안쪽모서리(Medial border, 내측연)와 아래각(Inferior angle, 하각)까지		
어깨올림근(Levator scapulae, 견갑거근)			
1-4번 목뼈(Cervical, 경추)의 가로돌기(Transverse process, 횡돌기)	어깨뼈(Scapula, 견갑골)의 위각(Superior angle, 상각)	어깨뼈(Scapula, 견갑골)의 올림(Elevation, 거상)	C3, C4 목신경(Cervical nerve, 경신경), C4, C5 등쪽어깨신경(Dorsal scapular nerve, 견갑배신경)

5-1-2 중간층(Intermediate layer, 중대)의 근육들

중간층을 구성하는 근육은 위뒤톱니근Serratus posterior superior, 상후거근과 아래뒤톱니근Serratus posterior inferior, 하후거근 2개가 있습니다.

중간층의 근육은 호흡Respiration을 위해 몸통을 움직이는데 연관이 됩니다.

위뒤톱니근(Serratus posterior superior, 상후거근)

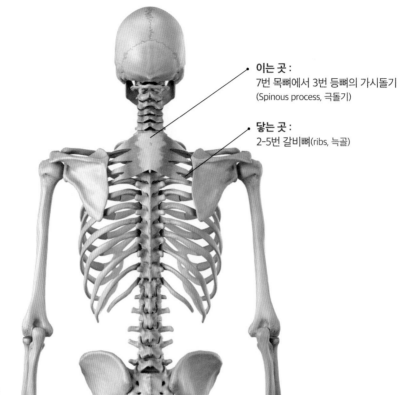

이는 곳 :
7번 목뼈에서 3번 등뼈의 가시돌기
(Spinous process, 극돌기)

닿는 곳 :
2-5번 갈비뼈(ribs, 늑골)

아래뒤톱니근(Serratus
posterior inferior,
하후거근)이 제거 된 모습

위뒤톱니근(Serratus posterior superior, 상후거근)

'톱saw' 모양을 의미하는 라틴어 Serrare에서 유래한 위뒤톱니근Serratus posterior superior, 상후거근은 이름에서 알 수 있듯이 톱니모양의 근육이 몸의 뒤쪽 위부분에 위치하고 있습니다. 위뒤톱니근은 겉으로는 마름근Rhomboid, 능형근에 덮혀 있고, 깊은곳에는 척주세움근Erector spinae, 척주기립근이 있습니다. 호흡 중에서 숨을 들이마시는 들숨Inspiration, 흡기 시에 작용하는 근육입니다.

아래뒤톱니근(Serratus posterior inferior, 하후거근)

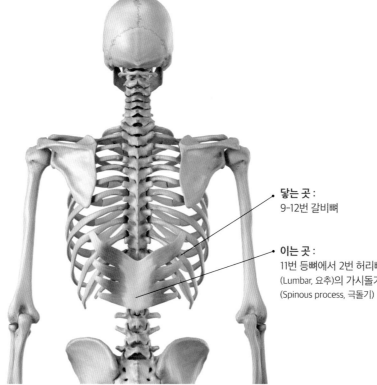

닿는 곳 :
9-12번 갈비뼈

이는 곳 :
11번 등뼈에서 2번 허리뼈
(Lumbar, 요추)의 가시돌기
(Spinous process, 극돌기)

위뒤톱니근(Serratus posterior
superior, 상후거근)은
마름근(Rhombois, 능형근)에
가려져 있다

아래뒤톱니근(Serratus posterior inferior, 하후거근)

위뒤톱니근Serratus posterior superior, 상후거근과 함께 등 아래부위에서 등근육의 중간층을 형성하는 아래뒤톱니근Serratus posterior inferior, 하후거근은 호흡 중에서 숨을 뱉는 날숨Expiration, 호기 시에 작용합니다.

| 등 중간층 영역의 근육들 |

이는곳(Origin)	닿는곳(Insertion)	작용(Action)	신경지배(Innervation)
위뒤톱니근(Serratus posterior superior, 상후거근)			
7번 목뼈(Cervical, 경추)에서 3번 등뼈(Thoracic, 흉추)의 가시돌기(Spinous process, 극돌기)	2-5번 갈비뼈(Rib, 늑골)	2-5번 갈비뼈(Rib, 늑골)를 올림(Elevation, 거상)	T2-T5 위쪽가슴신경(Thoracic nerve, 흉신경)의 앞가지(Anterior rami, 전지)
아래뒤톱니근(Serratus posterior inferior, 하후거근)			
11번 등뼈(Thoracic, 흉추)에서 2번 허리뼈(Lumbar, 요추)의 가시돌기(Spinous process, 극돌기)	9-12번 갈비뼈(Rib, 늑골)	9-12번 갈비뼈(Rib, 늑골)를 내림(Derpession, 하강)	T8-T12 아래쪽가슴신경(Thoracic nerve, 흉신경)의 앞가지(Anterior rami, 전지)

5-1-3 깊은층(Deep layer, 심대)의 근육들

등 근육의 깊은 층을 구성하는 근육들은 세 개의 무리Group, 군로 분류합니다.

깊은 층에서도 가장 얕은 층에 위치한 척주세움근Erector spinae, 척주기립근 무리와 중간에 위치한 가로돌기가시근육Transversospinalis, 횡돌기극근 무리 그리고 가장 깊은 곳의 분절Segment 무리로 분류합니다.

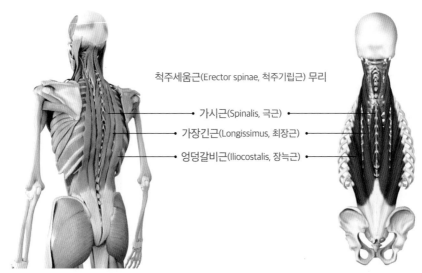

척주세움근(Erector spinae, 척주기립근) 무리

가시근(Spinalis, 극근)

가장긴근(Longissimus, 최장근)

엉덩갈비근(Iliocostalis, 장늑근)

목 부위의 목널판근(Spnenius cervicis, 경판상근)과 머리널판근(Splenius capitis, 두판상근)이 제거된 모습

척주세움근(Erector spinae, 척주기립근)만 표시된 모습

▲ 척주세움근(Erector spinae)

영어 Erector spinae는 '세우다'라는 뜻을 가진 라틴어 Erigo에서 유래한 Erector와 '가시, 근간, 중추'의 뜻을 가진 라틴어 Spina에서 유래한 Spine(척추, 가시)이 합쳐진 이름입니다.

깊은 층 등근육 중 가장 바깥에 위치한 척주세움근은 척주_{Vertebral column}를 중심으로 양옆으로 평행하게 주행하는 큰 근육무리입니다. 총 3개의 근육무리로 이루어진 척주세움근은 가장 가쪽에 위치한 엉덩갈비근_{Iliocostalis, 장늑근}, 중간에 위치한 가장긴근_{Longissimus, 최장근}, 가장 안쪽에 위치한 가시근_{Spinalis, 극근}으로 분류하고, 각 근육은 부착하는 영역에 따라서 3개의 근육으로 또 분류됩니다. 엉덩갈비근은 허리와 등, 목 영역으로 분류하고, 나머지 가장긴근_{Longissimus, 최장근}과 가시근_{Spinalis, 극근}은 등, 목, 머리 영역으로 분류합니다.

이 근육들은 개별적으로 움직이기보다 하나의 무리를 이뤄 척주를 세우고 몸통_{Trunk, 체간}을 뒤로 젖히는 역할을 합니다.

엉덩갈비근(Iliocostalis, 장늑근)

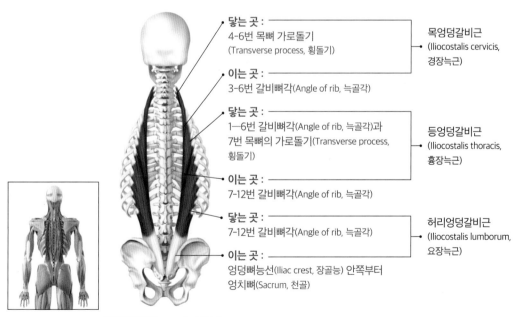

닿는 곳 :
4-6번 목뼈 가로돌기
(Transverse process, 횡돌기)

목엉덩갈비근
(Iliocostalis cervicis, 경장늑근)

이는 곳 :
3-6번 갈비뼈각(Angle of rib, 늑골각)

닿는 곳 :
1—6번 갈비뼈각(Angle of rib, 늑골각)과
7번 목뼈의 가로돌기(Transverse process, 횡돌기)

등엉덩갈비근
(Iliocostalis thoracis, 흉장늑근)

이는 곳 :
7-12번 갈비뼈각(Angle of rib, 늑골각)

닿는 곳 :
7-12번 갈비뼈각(Angle of rib, 늑골각)

허리엉덩갈비근
(Iliocostalis lumborum, 요장늑근)

이는 곳 :
엉덩뼈능선(Iliac crest, 장골능) 안쪽부터
엉치뼈(Sacrum, 천골)

엉덩갈비근(Iliocostalis, 장늑근)

Iliocostalis(엉덩갈비근, 장늑근)은 근육이 엉덩뼈Ilium, 장골에서 시작하여 갈비뼈Rib 혹은 Costal, 늑골까지 연결되어 있어어 붙여진 이름입니다. 척주세움근을 구성하는 3개의 근육중 가장 가쪽에 위치한 근육으로 허리, 등, 목 영역으로 나누어 허리엉덩갈비근Iliocostalis lumborum, 요장늑근, 등엉덩갈비근Iliocostalis thoracis, 흉장늑근, 목엉덩갈비근Iliocostalis cervicis, 경장늑근으로 구분합니다.

가장긴근(Longissimus, 최장근)

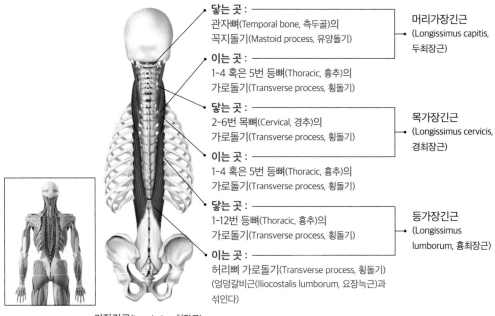

닿는 곳 :
관자뼈(Temporal bone, 측두골)의
꼭지돌기(Mastoid process, 유양돌기)

이는 곳 :
1-4 혹은 5번 등뼈(Thoracic, 흉추)의
가로돌기(Transverse process, 횡돌기)

머리가장긴근
(Longissimus capitis,
두최장근)

닿는 곳 :
2-6번 목뼈(Cervical, 경추)의
가로돌기(Transverse process, 횡돌기)

이는 곳 :
1-4 혹은 5번 등뼈(Thoracic, 흉추)의
가로돌기(Transverse process, 횡돌기)

목가장긴근
(Longissimus cervicis,
경최장근)

닿는 곳 :
1-12번 등뼈(Thoracic, 흉추)의
가로돌기(Transverse process, 횡돌기)

이는 곳 :
허리뼈 가로돌기(Transverse process, 횡돌기)
(엉덩갈비근(Iliocostalis lumborum, 요장늑근)과
섞인다)

등가장긴근
(Longissimus
lumborum, 흉최장근)

가장긴근(Longissius, 최장근)

Longissimus(가장긴근, 최장근)은 이름에서 알 수 있듯 척주세움근 중 가장 긴 근육입니다(인체에서 가장 긴 근육은 넙다리빗근Sartorius, 봉공근입니다). 척주세움근 중에서 중간부위에 위치한 이 근육은 엉덩갈비근과 같이 척주에서 영역을 나누어 등가장긴근Longissimus thoracis, 흉최장근, 목가장긴근Longissims cervicis, 경최장근, 머리가장긴근Longissimus capitis, 두최장근으로 분류합니다.

가시근(Spinalis, 극근)

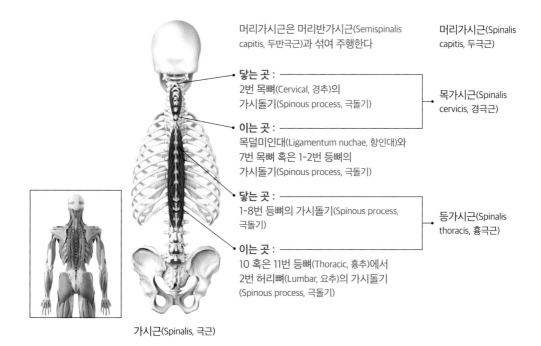

머리가시근은 머리반가시근(Semispinalis capitis, 두반극근)과 섞여 주행한다

머리가시근(Spinalis capitis, 두극근)

닿는 곳 :
2번 목뼈(Cervical, 경추)의
가시돌기(Spinous process, 극돌기)

이는 곳 :
목덜미인대(Ligamentum nuchae, 항인대)와
7번 목뼈 혹은 1-2번 등뼈의
가시돌기(Spinous process, 극돌기)

목가시근(Spinalis cervicis, 경극근)

닿는 곳 :
1-8번 등뼈의 가시돌기(Spinous process, 극돌기)

이는 곳 :
10 혹은 11번 등뼈(Thoracic, 흉추)에서
2번 허리뼈(Lumbar, 요추)의 가시돌기
(Spinous process, 극돌기)

등가시근(Spinalis thoracis, 흉극근)

가시근(Spinalis, 극근)

척주세움근 중 가장 안쪽에 위치한 가시근Spinalis, 극근은 척추뼈의 가시돌기Spinous process, 극돌기에 부착되는 특징이 있습니다. 가시근도 영역에 따라 등가시근Spinalis thoracis, 흉극근, 목가시근Spinalis cervicis, 경극근, 머리가시근Spinalis capitis, 두극근 등으로 분류합니다. 척주세움근 중 가장 얇고 작은 가시근의 특성 때문에 다른 근육과 섞여 분류하기 어려운 경우도 있습니다. 대표적으로 머리가시근Spinalis capitis, 두극근의 경우 척주세움근보다 깊은 곳에 위치한 머리반가시근Semispinalis capitis, 두반극근과 융합되는 모습을 보입니다.

깊은층 등근육들 중에서도 3개의 층 중 중간층에 속하는 가로돌기가시근육Transversospinalis, 횡돌기극근 무리는 근육이 척추뼈의 가로돌기Transverse process, 횡돌기와 가시돌기Spinous process, 극돌기에 부착하여 붙여진 이름입니다.

가로돌기가시근육은 반가시근_{Semispinalis, 반극근}, 뭇갈래근_{Multifidus, 다열근}, 돌림근_{Rotatores, 회선근}으로 구성됩니다. 이 근육들도 영역에 따라 3부위로 나뉩니다.

반가시근(Semispinalis, 반극근)

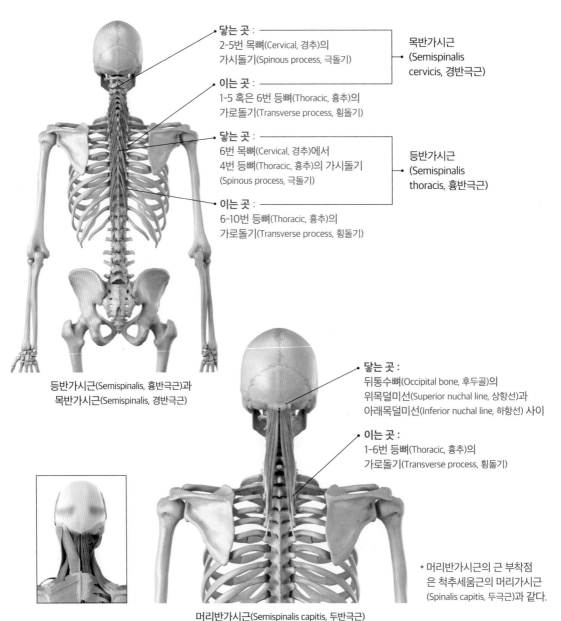

닿는 곳 :
2-5번 목뼈(Cervical, 경추)의
가시돌기(Spinous process, 극돌기)

→ 목반가시근
(Semispinalis
cervicis, 경반극근)

이는 곳 :
1-5 혹은 6번 등뼈(Thoracic, 흉추)의
가로돌기(Transverse process, 횡돌기)

닿는 곳 :
6번 목뼈(Cervical, 경추)에서
4번 등뼈(Thoracic, 흉추)의 가시돌기
(Spinous process, 극돌기)

→ 등반가시근
(Semispinalis
thoracis, 흉반극근)

이는 곳 :
6-10번 등뼈(Thoracic, 흉추)의
가로돌기(Transverse process, 횡돌기)

등반가시근(Semispinalis, 흉반극근)과
목반가시근(Semispinalis, 경반극근)

닿는 곳 :
뒤통수뼈(Occipital bone, 후두골)의
위목덜미선(Superior nuchal line, 상항선)과
아래목덜미선(Inferior nuchal line, 하항선) 사이

이는 곳 :
1-6번 등뼈(Thoracic, 흉추)의
가로돌기(Transverse process, 횡돌기)

* 머리반가시근의 근 부착점
은 척추세움근의 머리가시근
(Spinalis capitis, 두극근)과 같다.

머리반가시근(Semispinalis capitis, 두반극근)
머리널판근(Splenius capitis, 두판상근)과
목널판근(Splenius cervicis, 경판상근)이 제거되었다.

반가시근Semispinalis, 반극근의 Semi-는 '반'을 뜻하는 용어로 척주세움근의 가시근Spinalis, 극근은 척주 전체에 부착하는 것과 달리, 반가시근은 척주의 윗 영역에만 부착하여 붙여진 이름입니다. 척주세움근과 함께 척주를 세우고, 돌림하는 기능을 하는 반가시근은 등반가시근Semispinalis thoracis, 흉반극근, 목반가시근Semispinalis cervicis, 경반극근, 머리반가시근Semispinalis capitis, 두반극근으로 분류합니다. 머리반가시근은 척주세움근의 머리가시근Spinalis capitis, 두극근과 섞여 하나로 보이는 경우가 있습니다.

뭇갈래근(Multifidus, 다열근)

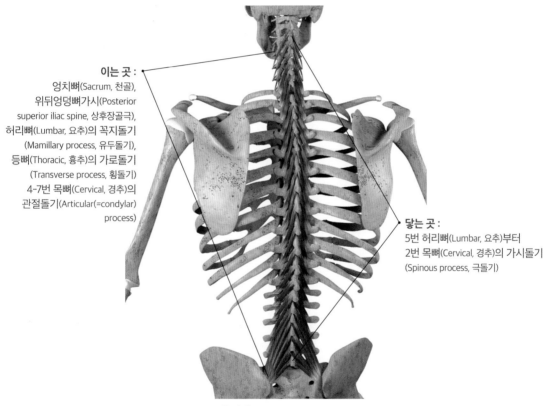

이는 곳 :
엉치뼈(Sacrum, 천골),
위뒤엉덩뼈가시(Posterior
superior iliac spine, 상후장골극),
허리뼈(Lumbar, 요추)의 꼭지돌기
(Mamillary process, 유두돌기),
등뼈(Thoracic, 흉추)의 가로돌기
(Transverse process, 횡돌기)
4-7번 목뼈(Cervical, 경추)의
관절돌기(Articular(=condylar)
process)

닿는 곳 :
5번 허리뼈(Lumbar, 요추)부터
2번 목뼈(Cervical, 경추)의 가시돌기
(Spinous process, 극돌기)

뭇갈래근(Multifidus, 다열근)

영어 Multifidus는 '다수의, 다량의'라는 뜻의 Multi-와 라틴어 Findo '나누다, 찢다'의 의미에서 유래한 fidus가 합쳐진 용어입니다. 뭇갈래근의 근육모양이 여러 근육다발Muscle bundle, 근속로 나눠지는 모양에서 붙여진 이름입니다. 구용어 다열근도 '많을 다多', '찢을 열裂',

'힘줄 근筋'의 뜻이고 신용어 뭇갈래근의 뭇은 '묶음'의 뜻이 있습니다.

뭇갈래근은 허리영역에서 두껍고 목으로 갈수록 얇은 특징이 있습니다. 허리영역에서 두껍게 무리를 이루기 때문에 허리 안정화에 중요한 기능을 합니다. 뭇갈래근 역시 허리, 등, 목 영역으로 분류하기도 하지만 다른 근육과 달리 영역을 나누지 않고 언급하는 경우도 많습니다.

돌림근(Rotatores, 회선근)

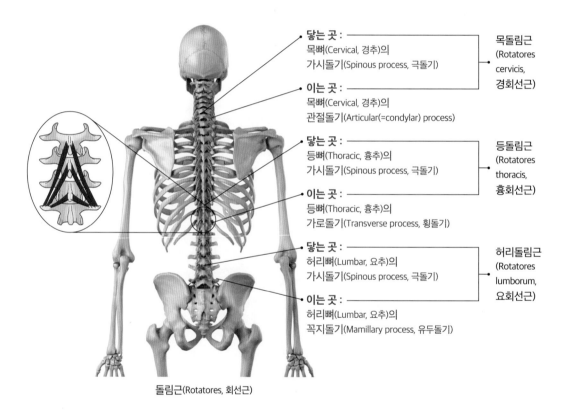

닿는 곳 :
목뼈(Cervical, 경추)의
가시돌기(Spinous process, 극돌기)

이는 곳 :
목뼈(Cervical, 경추)의
관절돌기(Articular(=condylar) process)

목돌림근
(Rotatores
cervicis,
경회선근)

닿는 곳 :
등뼈(Thoracic, 흉추)의
가시돌기(Spinous process, 극돌기)

이는 곳 :
등뼈(Thoracic, 흉추)의
가로돌기(Transverse process, 횡돌기)

등돌림근
(Rotatores
thoracis,
흉회선근)

닿는 곳 :
허리뼈(Lumbar, 요추)의
가시돌기(Spinous process, 극돌기)

이는 곳 :
허리뼈(Lumbar, 요추)의
꼭지돌기(Mamillary process, 유두돌기)

허리돌림근
(Rotatores
lumborum,
요회선근)

돌림근(Rotatores, 회선근)

가로돌기가시근육Transversospinalis, 횡돌기극근 무리 중에서 가장 깊은 층에 위치한 돌림근Rotores, 회선근은 척주 전반에 걸쳐 분포되어 있고, 가로돌기가시사이근육 중에서 길이가 가장 짧습니다. 척추뼈에 가까이 위치하고 근육의 크기와 길이도 작은 특성 때문에 움직임에는 큰 영향을 미치지 않지만 돌림근은 많은 감각신경이 있어 척주의 움직임에 관여하는 큰 근육에 척주의 위치에 대한 감각정보를 제공해주는 중요한 기능을 합니다. 돌림근은 근육이 위치한 영역에 따라 허리돌림근Rotatores lumborum, 요회선근, 등돌림근Rotatores thoracis, 흉회선근, 목돌림근Rotatores cervicis, 경회선근으로 분류합니다.

깊은층 등근육들 중에서 가장 깊은층에 속하는 분절근육Segmental muscle 무리는 가시사이근Interspinales, 극간근과 가로돌기사이근Intertransversarii, 횡돌기간근, 갈비올림근Levatores costarum, 늑골거근이 있습니다. 가시사이근과 가로돌기사이근은 각각 위와 아래 척추뼈의 가시돌기Spinous process, 극돌기 사이와 가로돌기사이Transverse process, 횡돌기를 연결하는 근육으로 척주의 안정성을 제공하고 척주의 자세에 대한 정보를 인지하고 제공하는 역할을 합니다.

가시사이근(Interspinales, 극간근)

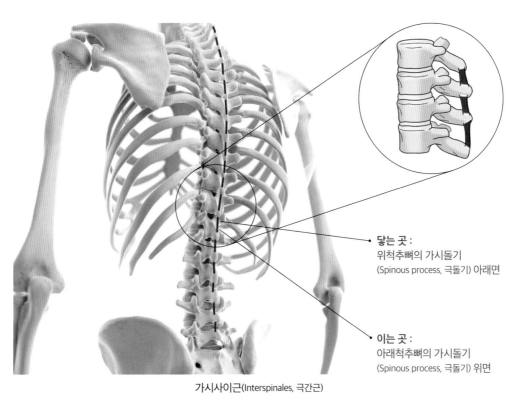

닿는 곳 :
위척추뼈의 가시돌기
(Spinous process, 극돌기) 아래면

이는 곳 :
아래척추뼈의 가시돌기
(Spinous process, 극돌기) 위면

가시사이근(Interspinales, 극간근)

영어 Interspinales의 Inter-는 '-의 사이'를 의미합니다. 입접해 있는 두 척추뼈의 가시돌기Spinous process, 극돌기 사이에 부착되어 있습니다.

가로돌기사이근(Intertransversarii, 횡돌기간근)

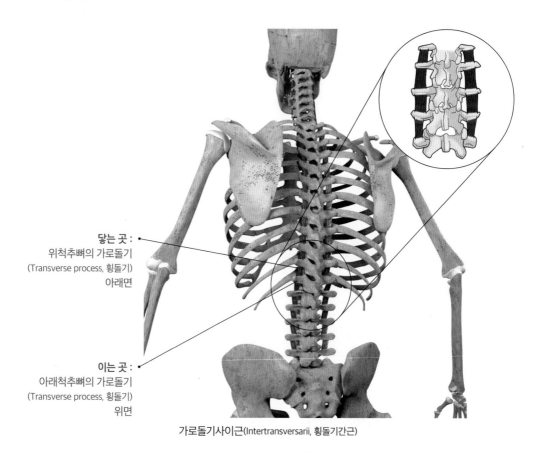

닿는 곳 :
위척추뼈의 가로돌기
(Transverse process, 횡돌기)
아래면

이는 곳 :
아래척추뼈의 가로돌기
(Transverse process, 횡돌기)
위면

가로돌기사이근(Intertransversarii, 횡돌기간근)

가시사이근과 마찬가지로 인접한 두 척추뼈의 가로돌기Transverse process, 횡돌기 사이에 부착되어 있습니다.

갈비올림근(Levatores costarum, 늑골거근)

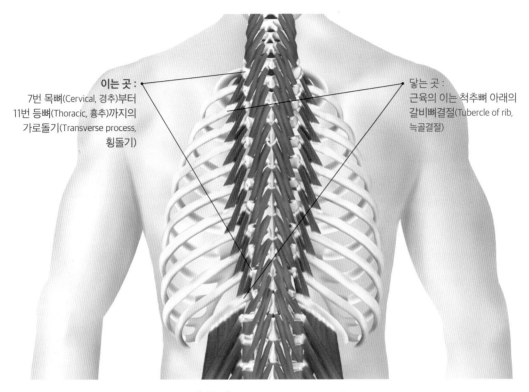

이는 곳 :
7번 목뼈(Cervical, 경추)부터
11번 등뼈(Thoracic, 흉추)까지의
가로돌기(Transverse process,
횡돌기)

닿는 곳 :
근육의 이는 척추뼈 아래의
갈비뼈결절(Tubercle of rib,
늑골결절)

갈비올림근(Levatores costarum, 늑골거근)

영어 Levatores costarum은 '들어올리다'의 뜻을 가진 Levator와 '갈비뼈, 측면'의 뜻을 가진 라틴어 Costa에서 유래한 Costal(갈비뼈, 늑골)이 합쳐진 용어입니다. 이름에서 알 수 있듯이 갈비뼈Rib, 늑골를 들어올리는 기능을 하여 호흡에 사용되는 근육입니다. 하나의 가로돌기Transverse process, 횡돌기에서 바로 아래 갈비뼈로 주행하는 짧은갈비올림근Levatores costaum brevis, 단늑골거근과 두 칸 아래 갈비뼈로 주행하는 긴갈비올림근Levatores costarum longus, 장늑골거근이 있습니다.

| 등 깊은층 영역의 근육들 |

1. 척주세움근_{Erector spinae, 척주기립근} **무리 : 얕은층 영역**

이는곳(Origin)		닿는곳(Insertion)	작용(Action)	신경지배(Innervation)
엉덩갈비근(Iliocostalis, 장늑근) : 가장 가쪽에 위치				
허리엉덩갈비근(Iliocostalis lumborum, 요장늑근)			척주(Vertebral column)의 폄(Extension, 신전), 가쪽굽힘(Lateral flexion, 외측굴곡)	
엉덩뼈능선(Iliac crest, 장골능) 안쪽부터 엉치뼈 (Sacrum, 천골)	7-12번 갈비뼈각(Angle of rib, 늑골각)			목과 가슴의 척수신경 (Spinal nerve)
등엉덩갈비근(Iliocostalis thoracis, 흉장늑근)				
7-12번 갈비뼈각(Angle of rib, 늑골각)	1-6번 갈비뼈각(Angle of rib, 늑골각)과 7번 목뼈의 가로돌기(Transverse process, 횡돌기)			가슴의 척수신경(Spinal nerve)
목엉덩갈비근(Iliocostalis cervicis, 경장늑근)				
3-6번 갈비뼈각(Angle of rib, 늑골각)	4-6번 목뼈 가로돌기 (Transverse process, 횡돌기)			허리의 척수신경(Spinal nerver)
가장긴근(Longissimus, 최장근) : 중간영역에 위치				
등가장긴근(Longissimus thoracis, 흉최장근)			등과 목 영역 척주의 폄(Extension, 신전), 가쪽굽힘(Lateral flexion, 외측굴곡)	
허리뼈 가로돌기 (Transverse process, 횡돌기) * 엉덩갈비근(Iliocostalis lumborum, 요장늑근)과 섞인다	1-12번 등뼈(Thoracic, 흉추)의 가로돌기(Transverse process, 횡돌기)			가슴과 허리의 척수신경 (Spinal nerve)
목가장긴근(Longissimus cervicis, 경최장근)				
1-4 혹은 5번 등뼈 (Thoracic, 흉추)의 가로돌기 (Transverse process, 횡돌기)	2-6번 목뼈(Cervical, 경추)의 가로돌기(Transverse process, 횡돌기)			목과 가슴 위쪽의 척수신경(Spinal nerve)
머리가장긴근(Longissimus, 두최장근)			머리와 척주의 폄(Extension, 신전), 머리의 돌림(Rotation, 회전)	
1-4 혹은 5번 등뼈 (Thoracic, 흉추)의 가로돌기 (Transverse process, 횡돌기)	관자뼈(Temporal bone, 측두골)의 꼭지돌기(Mastoid process, 유양돌기)			목의 중간과 아래 척수신경(Spinal nerve)

이는곳(Origin)		닿는곳(Insertion)	작용(Action)	신경지배(Innervation)
가시근(Spinalis, 극근) : 가장 안쪽에 위치				
등가시근(Spinalis thoracis, 흉극근)				
10 혹은 11번 등뼈(Thoracic, 흉추)에서 2번 허리뼈 (Lumbar, 요추)의 가시돌기 (Spinous process, 극돌기)	1-8번 등뼈의 가시돌기 (Spinous process, 극돌기)		가시근이 부착된 영역의 척주 폄(Extentsion, 신전), 머리의 폄(Extension, 신전)	가슴의 척수신경 (Spinal nerve)
목가시근(Spinalis cervicis, 경극근)				
목덜미인대(Ligamentum nuchae, 항인대)와 7번 목뼈 혹은 1-2번 등뼈의 가시돌기(Spinous process, 극돌기)	2번 목뼈(Cervical, 경추)의 가시돌기(Spinous process, 극돌기)			아래 목과 가슴의 척수신경 (Spinal nerve)
머리가시근(Spinalis capitis, 두극근)				
* 머리반가시근(Semispinalis capitis, 두반극근)과 섞여 주행한다				목의 척수신경 (Spinal nerve)

2. 가로돌기가시근육Transversospinalis, 횡돌기극근 무리 : 중간층 영역

이는곳(Origin)		닿는곳(Insertion)	작용(Action)	신경지배(Innervation)
반가시근(Semispinalis, 반극근) : 얕은층				
등반가시근(Semispinalis thoracis, 흉반극근)				
6-10번 등뼈(Thoracic, 흉추)의 가로돌기(Transverse process, 횡돌기)	6번 목뼈(Cervical, 경추)에서 4번 등뼈(Thoracic, 흉추)의 가시돌기(Spinous process, 극돌기)		해당 근육이 부착한 척주의 폄(Extension, 신전), 머리의 돌림(Rotation, 회전)	가슴의 척수신경 (Spinal nerve)
목반가시근(Semispinalis cervicis, 경반극근)				
1-5 혹은 6번 등뼈 (Thoracic, 흉추)의 가로돌기 (Transverse process, 횡돌기)	2-5번 목뼈(Cervical, 경추)의 가시돌기(Spinous process, 극돌기)			목과 가슴의 척수신경 (Spinal nerve)
머리반가시근(Semispinalis capitis, 두반극근)				
1-6번 등뼈(Thoracic, 흉추)의 가로돌기(Transverse process, 횡돌기)	뒤통수뼈(Occipital bone, 후두골)의 위목덜미선 (Superior nuchal line, 상항선)과 아래목덜미선(Inferior nuchal line, 하항선) 사이		머리와 해당 척주영역의 폄(Extension, 신전), 머리의 돌림(Rotation, 회전)	

이는곳(Origin)	닿는곳(Insertion)	작용(Action)	신경지배(Innervation)
뭇갈래근(Multifidus, 다열근) : 중간층			
엉치뼈(Sacrum, 천골), 위 뒤엉덩뼈가시(Posterior superior iliac spine, 상후장골극), 허리뼈(Lumbar, 요추)의 꼭지돌기(Mamillary process, 유두돌기), 등뼈(Thoracic, 흉추)의 가로돌기(Transverse process, 횡돌기), 4-7번 목뼈(Cervical, 경추)의 관절돌기(Articular process)	5번 허리뼈(Lumbar, 요추)부터 2번 목뼈(Cervical, 경추)의 가시돌기(Spinous process, 극돌기)	척주의 폄(Extension, 신전), 약한 가쪽굽힘(Lateral flexion, 외측굴곡), 약한 돌림(Roatation, 회전)	목, 가슴, 허리의 척수신경 (Spinal nerve)
돌림근(Rotatores, 회선근) : 깊은층			
허리돌림근(Rotatores lumborum, 요회선근)		척주의 약한 폄(Extension, 신전), 약한 돌림(Rotation, 회전)	목, 가슴, 허리의 척수신경 (Spinal nerve)
허리뼈(Lumbar, 요추)의 꼭지돌기(Mamillary process, 유두돌기)	허리뼈(Lumbar, 요추)의 가시돌기(Spinous process, 극돌기)		
등돌림근(Rotatores thoracis, 흉회선근)			
등뼈(Thoracic, 흉추)의 가로돌기(Transverse process, 횡돌기)	등뼈(Thoracic, 흉추)의 가시돌기(Spinous process, 극돌기)		
목돌림근(Rotatores cervicis, 경회선근)			
목뼈(Cervical, 경추)의 관절돌기(Articular process)	목뼈(Cervical, 경추)의 가시돌기(Spinous process, 극돌기)		

3. 분절근육(Segmental muscle) : 깊은층 영역

이는곳(Origin)	닿는곳(Insertion)	작용(Action)	신경지배(Innervation)
가시사이근(Interspinales, 극간근)			
아래척추뼈의 가시돌기 (Spinous process, 극돌기) 위면	위척추뼈의 가시돌기 (Spinous process, 극돌기) 아래면	척주의 약한 폄(Extension, 신전), 움직임 동안의 척주안정화	목, 가슴, 허리의 척수신경 (Spinal nerve)

이는곳(Origin)	닿는곳(Insertion)	작용(Action)	신경지배(Innervation)
가로돌기사이근(Intertransversarii, 횡돌기간근)			
아래척추뼈의 가로돌기 (Transverse process, 횡돌기) 위면	위척추뼈의 가로돌기 (Transverse process, 횡돌기) 아래면	척주의 약한 폄(Extension, 신전), 약한 가쪽굽힘(Lateral flexion, 외측굴곡), 움직임 동안의 척주안정화	목, 가슴, 허리의 척수신경 (Spinal nerve)
갈비올림근(Levatores costarum, 늑골거근)			
7번 목뼈(Cervical, 경추) 부터 11번 등뼈(Thoracic, 흉추)까지의 가로돌기 (Transverse process, 횡돌기)	근육의 이는 척추뼈아래의 갈비뼈결절(Tubercle of rib, 늑골결절)	갈비뼈(Rib, 늑골)의 올림(Elevation, 거상)	등의 척수신경(Spinal nerve)

등허리근막(Thoracolumbar fascia, 흉요근막)

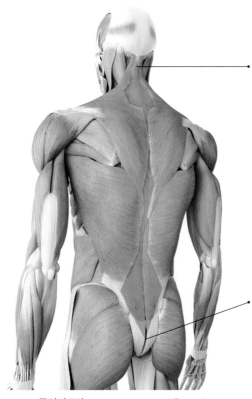

이는 곳 :
목근막(Cervical fascia, 경막)

닿는 곳 :
허리 영역의 깊은 층인 허리뼈(Lumbar, 요추),
엉치뼈(Sacrum, 천골)의
가시돌기(Spinous process, 극돌기)에서부터
허리 영역의 근육들과 배근육들을 감싸 연결하고 있다.

등허리근막(Thoracolumbar fascia, 흉요근막)

등허리근막Thoracolumbar fascia, 흉요근막은 근육은 아니지만 등뼈Thoracic, 흉추와 허리Lumbar, 요추영역에 넓게 분포되어있는 아교섬유Collagenous fiber, 콜라겐섬유입니다. 위로는 등뼈 영역에 있는 근육에서부터 아래로는 허리 영역의 근육을 감싸고, 특히 허리 영역에서는 바깥층의 넓은등근Latissimus dorsi, 광배근부터 등허리 영역의 깊은층Deep layer, 심대에 있는 근육들을 감싸며 복부영역의 배가로근Transversus abdominis, 복횡근까지 연결되어 있어 등허리영역을 지지하고 근육의 형태를 유지하며 힘을 전달하는 역할을 합니다. 몸통의 깊은 부분까지 연결되어 있는 특징때문에 깊은 층의 구조물로 분류합니다.

5-2 가슴, 배 영역의 근육들

가슴, 배 영역은 가슴에서 2개의 영역인 큰가슴부위Pectoral region, 흉부와 가슴벽Thoracic wall, 흉벽으로 분류하고, 배에서 배벽Abdominal wall, 복벽으로 분류합니다.

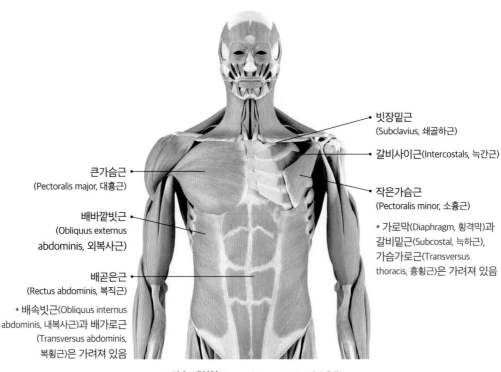

빗장밑근
(Subclavius, 쇄골하근)

갈비사이근(Intercostals, 늑간근)

큰가슴근
(Pectoralis major, 대흉근)

작은가슴근
(Pectoralis minor, 소흉근)

배바깥빗근
(Obliquus externus
abdominis, 외복사근)

* 가로막(Diaphragm, 횡격막)과
갈비밑근(Subcostal, 늑하근),
가슴가로근(Transversus
thoracis, 흉횡근)은 가려져 있음

배곧은근
(Rectus abdominis, 복직근)

* 배속빗근(Obliquus internus
abdominis, 내복사근)과 배가로근
(Transversus abdominis,
복횡근)은 가려져 있음

▲ 가슴, 배영역(Thorax, abdomen region)의 근육들

5-2-1 큰가슴부위(Pectoral region, 흉부)의 근육들

가슴영역의 바깥층을 이루는 큰가슴부위Pectoral region, 흉부의 근육은 큰가슴근Pectoralis major, 대흉근), 작은가슴근Pectoralis minor, 소흉근, 빗장밑근Subclavius, 쇄골하근입니다.

큰가슴근(Pectoralis major, 대흉근)과 작은가슴근(Pectoralis minor, 소흉근)

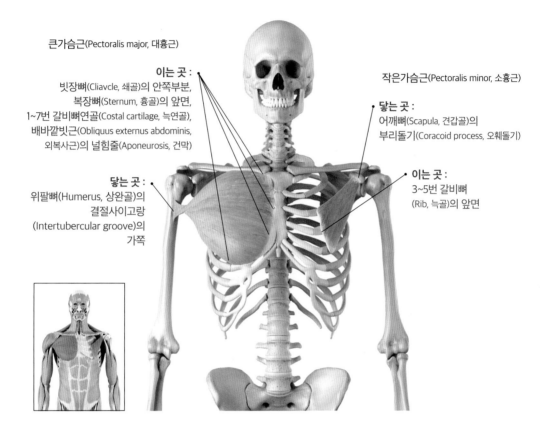

큰가슴근(Pectoralis major, 대흉근)

이는 곳 :
빗장뼈(Cliavcle, 쇄골)의 안쪽부분,
복장뼈(Sternum, 흉골)의 앞면,
1~7번 갈비뼈연골(Costal cartilage, 늑연골),
배바깥빗근(Obliquus externus abdominis,
외복사근)의 널힘줄(Aponeurosis, 건막)

닿는 곳 :
위팔뼈(Humerus, 상완골)의
결절사이고랑
(Intertubercular groove)의
가쪽

작은가슴근(Pectoralis minor, 소흉근)

닿는 곳 :
어깨뼈(Scapula, 견갑골)의
부리돌기(Coracoid process, 오훼돌기)

이는 곳 :
3~5번 갈비뼈
(Rib, 늑골)의 앞면

Pectoralis(가슴근, 흉근)는 '가슴'을 의미하는 라틴어 Pectus에서 유래합니다.

가슴의 가장 얕은층에 위치한 큰가슴근Pectoralis major, 대흉근은 가슴영역의 근육 중 가장 큰 부피를 나타냅니다. 큰 부피와 빗장뼈Clavicle, 쇄골, 복장뼈Sternum, 흉골, 갈비뼈Rib, 늑골를 포함한 넓은 영역에서 근육이 일어나 위팔뼈에 모이는 부채꼴 모양을 하고 있습니다. 팔을 들거나 안쪽으로 모으는 기능을 합니다.

큰가슴근Pectoralis major, 대흉근의 깊은층에 위치한 작은가슴근Pectoralis minor, 소흉근은 얇고 편평한 모양으로 갈비뼈Rib, 늑골에서 일어나 어깨뼈Scapula, 견갑골에 닿아있어 어깨뼈를 앞으로 당기는 기능을 합니다. 작은가슴근이 긴장되어 있다면 어깨뼈를 앞으로 당겨 굽은등Round shoulder 자세를 만드는 원인이 되기도 합니다. 어깨뼈를 앞으로 당기는 기능 외에도 호흡Respiration 시 강제들숨Forced inspiration, 강제흡기에 사용되는 근육 중 하나입니다.

빗장밑근(Subclavius, 쇄골하근)

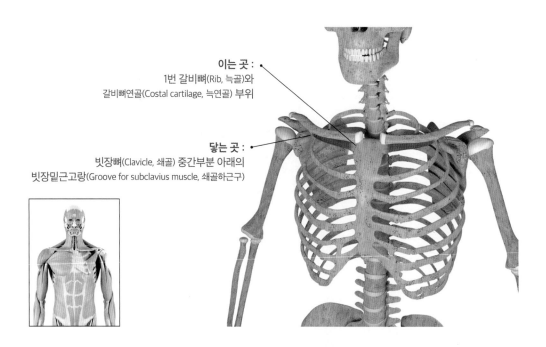

이는 곳 :
1번 갈비뼈(Rib, 늑골)와
갈비뼈연골(Costal cartilage, 늑연골) 부위

닿는 곳 :
빗장뼈(Clavicle, 쇄골) 중간부분 아래의
빗장밑근고랑(Groove for subclavius muscle, 쇄골하근구)

Subclavius는 '-의 아래'라는 뜻을 가진 Sub-와 빗장뼈Clavicle, 쇄골가 합쳐진 용어입니다. 작고 얇은 원형 모양의 근육으로 빗장뼈를 앞으로 당기거나 어깨의 움직임 동안에 빗장뼈를 복장뼈Sternum, 흉골에 고정시키는 역할을 합니다.

이는곳(Origin)	닿는곳(Insertion)	작용(Action)	신경지배(Innervation)
큰가슴근(Pectoralis major, 대흉근)			
빗장뼈(Cliavcle, 쇄골)의 안쪽부분, 복장뼈(Sternum, 흉골)의 앞면, 1~7번 갈비뼈연골(Costal cartilage, 늑연골), 배바깥빗근(Obliquus externus abdominis, 외복사근)의 널힘줄(Aponeurosis, 건막)	위팔뼈(Humerus, 상완골)의 결절사이고랑(Intertubercular groove)의 가쪽	위팔뼈(Humerus, 상완골)의 굽힘(Flexion, 굴곡), 모음(Adduction, 내전), 수평모음(Horizontal adduction, 수평내전), 안쪽돌림(Internal rotation, 내회전) 팔을 든 상태에서 폄(Extension, 신전)	안쪽과 가쪽가슴근신경(Medial and lateral pectoral nerve, 내측과 외측흉근신경)
작은가슴근(Pectoralis minor, 소흉근)			
3~5번 갈비뼈(Rib, 늑골)의 앞면	어깨뼈(Scapula, 견갑골)의 부리돌기(Coracoid process, 오훼돌기)	어깨뼈(Scapula, 견갑골)의 내밈(Protraction, 전인), 내림(Depression, 하강), 갈비뼈(Rib, 늑골)의 올림(Elevation, 거상)	안쪽가슴근신경(Medial pectoral nerve, 내측흉근신경)
빗장밑근(Subclavius, 쇄골하근)			
1번 갈비뼈(Rib, 늑골)와 갈비뼈연골(Costal cartilage, 늑연골)부위	빗장뼈(Clavicle, 쇄골)중간부분 아래의 빗장밑근고랑(Groove for subclavius muscle, 쇄골하근구)	복장빗장관절(Sternoclavicular joint, 흉쇄관절)의 고정(Anchorage) 빗장뼈(Clavicle, 쇄골)의 내림(Depression, 하강)	빗장밑근신경(Nerve to subclavius, 쇄골하근신경)

5-2-2 가슴벽(Thoracic wall, 흉벽)의 근육들

가슴벽Thoracic wall, 흉벽을 이루는 근육과 구조물들에 의해 폐와 심장 등 장기를 담을 수 있는 공간을 가슴우리Thoracic(혹은 rib) cage, 흉강이라고 합니다. 가슴벽의 근육들은 갈비뼈Rib, 늑골 사이의 공간을 막고, 호흡에 필요한 움직임을 일으킵니다.

가슴벽을 이루는 근육은 갈비사이근Intercostal, 늑간근, 가로막Diaphragm, 횡격막, 갈비밑근Subcostal, 늑하근, 가슴가로근Transversus thoracis, 흉횡근이 있습니다. 갈비사이근은 갈비뼈의 사이에 있고, 가로막은 가슴벽의 아래면, 갈비밑근과 가슴가로근은 가슴우리Thoracic cage, 흉강의 안쪽면에 있습니다.

갈비사이근(Intercostal, 늑간근)

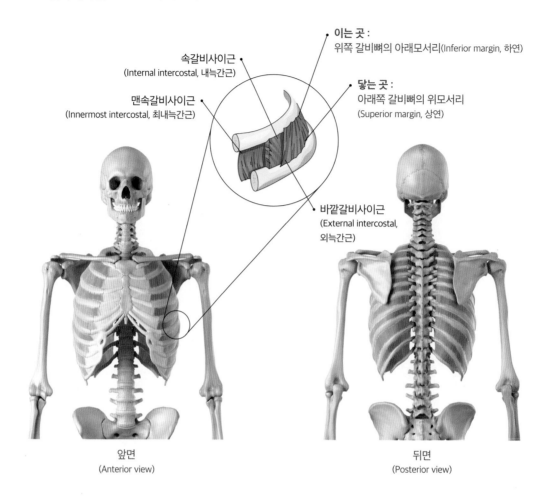

속갈비사이근 •
(Internal intercostal, 내늑간근)

맨속갈비사이근 •
(Innermost intercostal, 최내늑간근)

이는곳 :
위쪽 갈비뼈의 아래모서리(Inferior margin, 하연)

닿는곳 :
아래쪽 갈비뼈의 위모서리
(Superior margin, 상연)

바깥갈비사이근
(External intercostal,
외늑간근)

앞면
(Anterior view)

뒤면
(Posterior view)

영어 Intercostal은 '-사이의' 뜻인 Inter-와 '갈비뼈'의 뜻인 Costal이 합쳐진 용어입니다. 이름에서 알 수 있듯이 위와 아래 갈비뼈 사이에 부착되어 있습니다. 갈비사이근은 총 3개의 층으로 구성되어 가장 바깥층은 바깥갈비사이근External intercostal, 외늑간근, 중간층은 속갈비사이근Internal intercostal, 내늑간근, 깊은층은 맨속갈비사이근Innermost intercostal, 최내늑간근으로 이루어집니다. 갈비뼈 사이에 있는 바깥갈비사이근과 속갈비사이근은 총 11쌍으로 구성되었지만 맨속갈비사이근은 갈비뼈를 하나 이상 지나서 주행하기도 하고 경계가 불명확한 특징이 있습니다.

바깥갈비사이근External intercostal, 외늑간근이 수축하면 갈비뼈를 올려 들숨Inspiration, 흡기의 기능을 하고, 속갈비사이근Internal intercostal, 내늑간근이 수축하면 갈비뼈를 내려 강제날숨Forced expiration, 강제호기의 기능을 합니다. 맨속갈비사이근Innermost intercostal, 최내늑간근은 속갈비사이근과 근육의 주행경로가 같아 같은 기능을 한다고 언급됩니다.

가로막(Diaphragm, 횡격막)

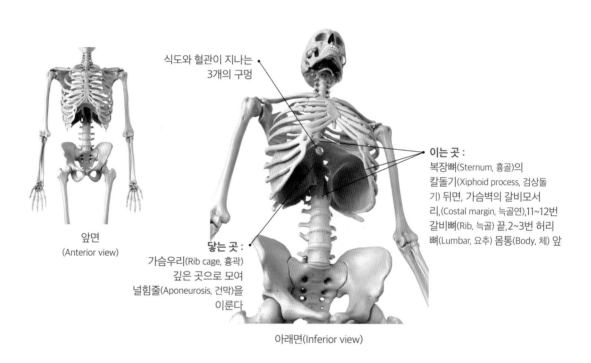

식도와 혈관이 지나는
3개의 구멍

이는 곳 :
복장뼈(Sternum, 흉골)의
칼돌기(Xiphoid process, 검상돌기) 뒤면, 가슴벽의 갈비모서리,(Costal margin, 늑골연),11~12번 갈비뼈(Rib, 늑골) 끝,2~3번 허리뼈(Lumbar, 요추) 몸통(Body, 체) 앞

닿는 곳 :
가슴우리(Rib cage, 흉곽)
깊은 곳으로 모여
널힘줄(Aponeurosis, 건막)을
이룬다

앞면
(Anterior view)

아래면(Inferior view)

영어 Diaphragm은 '-을 통하다, -을 관통하다'의 뜻을 가진 그리스어 Dia-와 '울타리, 경계'의 뜻을 가진 그리스어 Phragma가 합쳐진 용어입니다. 구용어 횡격막은 '가로 횡橫,' '가슴, 칸막이 격膈', '꺼풀, 얇은 막膜'의 뜻이 있습니다.

Dome(돔, 반구형지붕) 형태의 가로막은 가슴벽Thoracic wall, 흉벽과 배벽Abdominal wall, 복벽을 구분짓는 경계이면서도 가로막의 가운데 중심널힘줄Central tendon, 건중심에는 가슴벽과 배벽을 관통하는 대동맥Aorta과 대정맥Vena cava 그리고 식도Esophagus가 지나는 세 개의 구멍이 있습니다.

가로막이 수축하면 들숨Inspiration, 흡기의 기능을 하고, 복압Abdominal pressure을 유지하는 역할도 합니다.

갈비밑근(Subcostal, 늑하근)

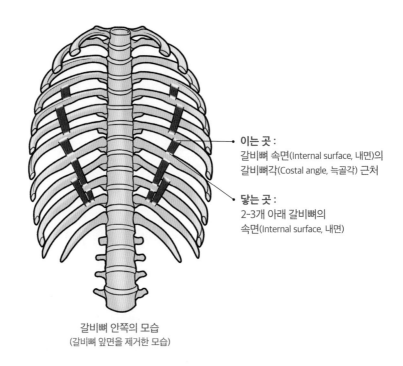

이는 곳 :
갈비뼈 속면(Internal surface, 내면)의
갈비뼈각(Costal angle, 늑골각) 근처

닿는 곳 :
2-3개 아래 갈비뼈의
속면(Internal surface, 내면)

갈비뼈 안쪽의 모습
(갈비뼈 앞면을 제거한 모습)

'-의 아래'의 뜻을 가진 Sub-와 '갈비, 갈비뼈'의 뜻을 가진 costal의 합성어로 갈비뼈의 속면Internal surface, 내면에 위치한 근육입니다. 갈비사이근Intercostal, 늑간근의 속갈비사이근Internal intercostal, 내늑간근과 함께 강제날숨Forced expiration, 강제호기의 기능을 합니다.

가슴가로근(Transversus thoracis, 흉횡근)

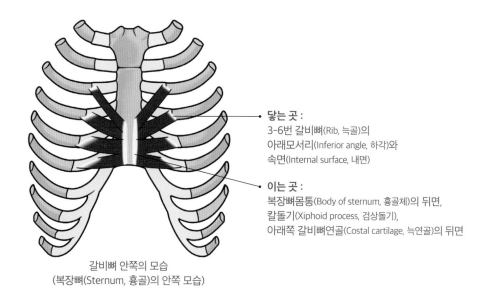

닿는 곳 :
3-6번 갈비뼈(Rib, 늑골)의
아래모서리(Inferior angle, 하각)와
속면(Internal surface, 내면)

이는 곳 :
복장뼈몸통(Body of sternum, 흉골체)의 뒤면,
칼돌기(Xiphoid process, 검상돌기),
아래쪽 갈비뼈연골(Costal cartilage, 늑연골)의 뒤면

갈비뼈 안쪽의 모습
(복장뼈(Sternum, 흉골)의 안쪽 모습)

갈비밑근Subcostal, 늑하근과 함께 갈비뼈의 안쪽면에 위치한 근육으로 3-6번 갈비뼈를 밑으로 내려 날숨Expiration, 호기을 보조하는 역할을 합니다.

이는곳(Origin)	닿는곳(Insertion)	작용(Action)	신경지배(Innervation)
바깥갈비사이근(External intercostal, 외늑간근)			
위쪽 갈비뼈(Rib, 늑골)의 아래모서리(Inferior angle, 하각)	아래쪽 갈비뼈(Rib, 늑골)의 위모서리(Superior angle, 상각)	갈비뼈(Rib, 늑골)를 올림 (Elevation, 거상) 들숨(Inspiration, 흡기)	T1-T11 갈비사이신경 (Intercostal nerve, 늑간신경)
속갈비사이근(Internal intercostal, 내늑간근)			
위쪽 갈비뼈(Rib, 늑골)의 갈비뼈고랑(Costal groove, 늑골구)의 가쪽끝	아래쪽 갈비뼈(Rib, 늑골)의 위모서리(Superior angle, 상각) 속면(Internal surface, 내면)	갈비뼈(Rib, 늑골)를 내림 (Depression, 하강) 날숨(Expiration, 호기)	
맨속갈비사이근(Innermost intercostal, 최내늑간근)			
위쪽 갈비뼈(Rib, 늑골)의 갈비뼈고랑(Costal groove, 늑골구)의 안쪽끝	2-3개 아래 갈비뼈(Rib, 늑골)의 속면(Internal surface, 내면)	속갈비사이근(Intenal intercostal, 내늑간근)과 함께 작용	
갈비밑근(Subcostal, 늑하근)			
갈비뼈 속면(Internal surface, 내면)의 갈비뼈각(Costal angle, 늑골각) 근처	2-3개 아래 갈비뼈의 속면(Internal surface, 내면)	속갈비사이근(Intenal intercostal, 내늑간근)과 함께 작용	해당분절의 갈비사이신경 (Intercostal nerve, 늑간신경)
가슴가로근(Transversus thoracis, 흉횡근)			
복장뼈몸통(Body of sternum, 흉골체)의 뒷면, 칼돌기(Xiphoid process, 검상돌기), 아래쪽 갈비뼈연골(Costal cartilage, 늑연골)의 뒤면	3-6번 갈비뼈(Rib, 늑골)의 아래모서리(Inferior angle, 하각)와 속면(Internal surface, 내면)	갈비뼈연골(Costal cartilage, 늑연골)을 내림(Depression, 하강)	해당분절의 갈비사이신경 (Intercostal nerve, 늑간신경)

5-2-3 배벽(Abdominal wall, 복벽)의 앞가쪽 근육들

배벽Abdominal wall, 복벽은 소화계통의 장기을 보호하는 공간을 제공합니다.

배벽을 이루는 근육은 앞가쪽Anterolateral, 전외측과 뒤쪽Posterior, 후측 부위로 구분합니다. 앞가쪽 부위는 배근육Abdominal muscle, 복근이라 부르는 배바깥빗근Obliquus externus abdominis, 외복사근, 배곧은근Rectus abdominis, 복직근, 배속빗근Obliquus internus abdominis, 내복사근, 배가로근Transversus abdominis, 복횡근으로 이루어지고, 뒤쪽 부위는 엉덩허리근Iliopsoas, 장요근, 허리네모근Quadratus lumborum, 요방형근으로 이루어 집니다.

앞가쪽 부위의 근육은 수축과 이완의 범위가 커 복압Abdominal pressure의 조절이나, 강제
날숨Forced expiration, 강제호기, 출산 시에 힘을 내는 기능을 하고, 뒤쪽 부위의 근육은 상대적으로
수축과 이완의 범위는 작지만 근육의 두께가 두꺼워 뒤벽을 튼튼하게 하는 역할을 합니다.

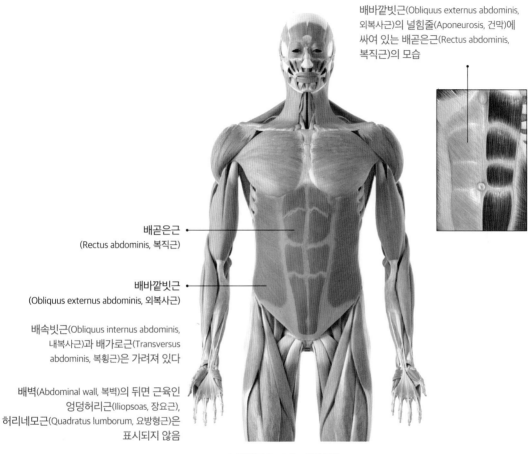

배바깥빗근(Obliquus externus abdominis,
외복사근)의 널힘줄(Aponeurosis, 건막)에
싸여 있는 배곧은근(Rectus abdominis,
복직근)의 모습

배곧은근
(Rectus abdominis, 복직근)

배바깥빗근
(Obliquus externus abdominis, 외복사근)

배속빗근(Obliquus internus abdominis,
내복사근)과 배가로근(Transversus
abdominis, 복횡근)은 가려져 있다

배벽(Abdominal wall, 복벽)의 뒤면 근육인
엉덩허리근(Iliopsoas, 장요근),
허리네모근(Quadratus lumborum, 요방형근)은
표시되지 않음

▲ 배벽(Abdominal wall)의 근육

배바깥빗근(Obliquus externus abdominis, 외복사근)

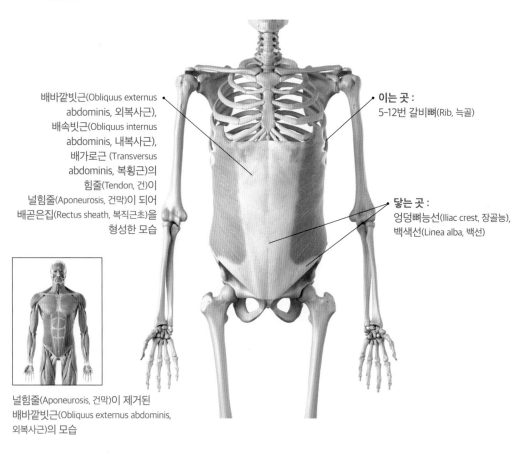

배바깥빗근(Obliquus externus abdominis, 외복사근), 배속빗근(Obliquus internus abdominis, 내복사근), 배가로근 (Transversus abdominis, 복횡근)의 힘줄(Tendon, 건)이 널힘줄(Aponeurosis, 건막)이 되어 배곧은집(Rectus sheath, 복직근초)을 형성한 모습

이는 곳 :
5-12번 갈비뼈(Rib, 늑골)

닿는 곳 :
엉덩뼈능선(Iliac crest, 장골능),
백색선(Linea alba, 백선)

널힘줄(Aponeurosis, 건막)이 제거된
배바깥빗근(Obliquus externus abdominis,
외복사근)의 모습

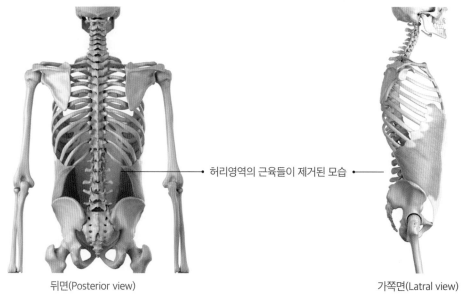

허리영역의 근육들이 제거된 모습

뒤면(Posterior view)

가쪽면(Latral view)

배바깥빗근Obliquus externus abdominis, 외복사근은 '경사진, 비스듬한, 옆으로 구부리다'의 뜻을 가진 라틴어 Obliquus와 '바깥의-'라는 뜻의 라틴어 Externus에서 유래한 External이 합쳐진 용어입니다. 짧게 말해서 External oblique라고도 부릅니다.

이름에서 알 수 있듯 4겹으로 구성된 배근육Abdominal muscle, 복근 중 가장 바깥에 위치하고 몸통을 옆으로 구부리거나 대각선 방향으로 구부리는 기능을 합니다. 근육의 섬유방향이 주머니에 손을 넣는 방향과 같아서 배 중심의 앞아래 방향으로 향하는 특징이 있습니다.

배바깥빗근이 배 중앙으로 모이며 널힘줄Aponeurosis, 건막이 되어 배곧은근Rectus abdominis, 복직근을 덮습니다.

배곧은근(Rectus abdominis, 복직근)

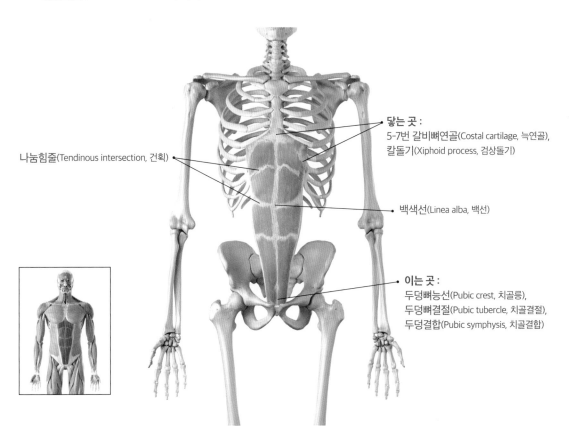

나눔힘줄(Tendinous intersection, 건획)

닿는 곳 :
5-7번 갈비뼈연골(Costal cartilage, 늑연골),
칼돌기(Xiphoid process, 검상돌기)

백색선(Linea alba, 백선)

이는 곳 :
두덩뼈능선(Pubic crest, 치골릉),
두덩뼈결절(Pubic tubercle, 치골결절),
두덩결합(Pubic symphysis, 치골결합)

Rectus abdominis는 '곧은, 곧다'의 의미인 라틴어 Rectus와 '배, 내장'의 의미인 라틴어 Abdomen에서 유래한 Abdominis가 합쳐진 용어입니다. 전체 길이에 걸쳐 3쌍의 나눔힘줄 Tendinous intersection, 건획에 의해 근육이 나뉘게 되어 트레이닝으로 단련이 되면 흔히 말하는 식스팩Six pack을 나타냅니다. 일부에서는 4쌍의 나눔힘줄이 발견되어 에잇팩Eight pack을 나타내기도 합니다.

배바깥빗근Obliquus externus abdominis, 외복사근, 배속빗근Obliquus internus abdominis, 내복사근, 배가로근 Transversus abdominis, 복횡근의 힘줄Tendon, 건은 널힘줄Aponeurosis, 건막이 되어 배곧은근을 둘러싸는 배곧은근집Rectus sheath, 복직근초이 되고, 배곧은근의 가운데에서 백색선Linea alba, 백선을 형성합니다.

배속빗근(Obliquus internus abdominis, 내복사근)

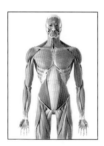

배바깥빗근(Obliquus externus abdominis, 외복사근)과 배곧은근(Rectus abdominis, 복직근)이 제거된 모습

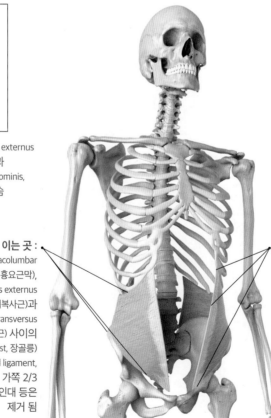

이는 곳 :
등허리근막(Thoracolumbar fascia, 흉요근막),
배바깥빗근(Obliquus externus abdominis, 외복사근)과 배가로근(Transversus abdominis, 복횡근) 사이의 엉덩뼈능선(Iliac crest, 장골릉)
샅고랑인대(Inguinal ligament, 서혜인대)의 가쪽 2/3
* 등허리근막과 샅고랑인대 등은 제거 됨

닿는 곳 :
9 혹은 10-12번 갈비뼈 아래모서리(Inferior margin, 하연),
백색선(Linea alba, 백선)의 널힘줄(Aponeurosis, 건막),
두덩뼈능선(Pubic crest, 치골릉),
두덩근선(Pectineal line, 치골근선)

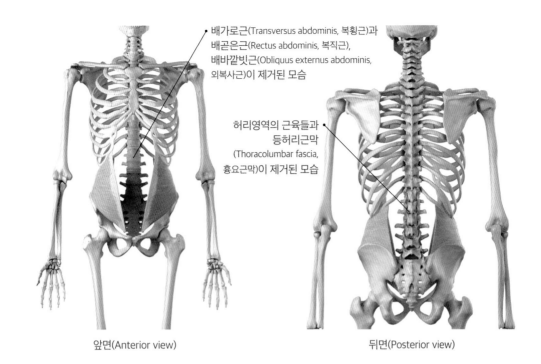

배가로근(Transversus abdominis, 복횡근)과
배곧은근(Rectus abdominis, 복직근),
배바깥빗근(Obliquus externus abdominis,
외복사근)이 제거된 모습

허리영역의 근육들과
등허리근막
(Thoracolumbar fascia,
흉요근막)이 제거된 모습

앞면(Anterior view)   뒤면(Posterior view)

배속빗근Obliquus internus abdominis, 내복사근은 '경사진, 비스듬한, 옆으로 구부리다'의 뜻을 가진 라틴어 Obliquus와 '-안에, -내부에, 안쪽'의 의미인 라틴어 Internalis에서 유래한 Internal 이 합쳐진 용어로 Internal oblique라고도 부릅니다.

배바깥빗근Obliquus externus abdominis, 외복사근과 근섬유의 방향이 직각을 이루는 특징이 있습니다.

배가로근(Transversus abdominis, 복횡근)

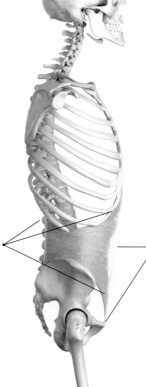

이는 곳 :
등허리근막(Thoracolumbar fascia, 흉요근막),
엉덩뼈능선(Iliac crest, 장골릉),
샅고랑인대(Inguinal ligament, 서혜인대)의 가쪽 1/3
7-12번 갈비뼈의
갈비뼈연골(Costal cartilage, 늑연골)

* 등허리근막과 샅고랑인대 등은 제거 됨

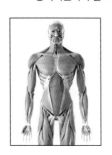

닿는 곳 :
백색선(Linea alba, 백선)의 널힘줄
(Aponeurosis, 건막),
두덩뼈능선(Pubic crest, 치골릉),
두덩근선(Pectineal line, 치골근선)

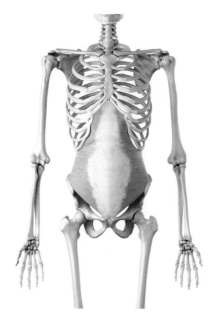

앞면(Anterior view)

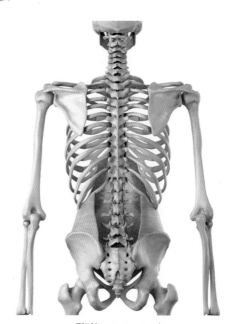

뒤면(Posterior view)

배근육Abdominal muscle, 복근 중에 가장 깊은층에 위치한 배가로근Transversus abdominis, 복횡근은 근 섬유의 방향이 가로로 되어 있는 특징이 있습니다. 근섬유의 주행방향 때문에 움직임의 역할보다는 복압Abdominal pressure을 형성하고 허리의 안정화에 기여합니다.

| 배벽의 앞가쪽 근육들 |

이는곳(Origin)	닿는곳(Insertion)	작용(Action)	신경지배(Innervation)
배바깥빗근(Obliquus externus abdominis, 외복사근)			
5-12번 갈비뼈(Rib, 늑골)	엉덩뼈능선(Iliac crest, 장골능), 백색선(Linea alba, 백선)	몸통(Trunk, 체간)의 굽힘(Flexion, 굴곡), 가쪽굽힘(Lateral flexion, 외측굴곡), 배를 압박	T7-12 가슴척수신경(Thoracic spinal nerve, 흉척수신경)
배곧은근(Rectus abdominis, 복직근)			
두덩뼈능선(Pubic crest, 치골릉), 두덩뼈결절(Pubic tubercle, 치골결절), 두덩결합(Pubic symphysis, 치골결합)	5-7번 갈비뼈연골(Costal cartilage, 늑연골), 칼돌기(Xiphoid process, 검상돌기)	몸통(Trunk, 체간)의 굽힘(Flexion, 굴곡), 배를 압박	
배속빗근(Obliquus internus abdominis, 내복사근)			
등허리근막(Thoracolumbar fascia, 흉요근막), 배바깥빗근(Obliquus externus abdominis, 외복사근)과 배가로근(Transversus abdominis, 복횡근) 사이의 엉덩뼈능선(Iliac crest, 장골릉), 샅고랑인대(Inguinal ligament, 서혜인대)의 가쪽 2/3	9 혹은 10-12번 갈비뼈 아래모서리(Inferior margin, 하연), 백색선(Linea alba, 백선)의 널힘줄(Aponeurosis, 건막), 두덩뼈능선(Pubic crest, 치골릉), 두덩근선(Pectineal line, 치골근선)	몸통(Trunk, 체간)의 굽힘(Flexion, 굴곡), 가쪽굽힘(Lateral flexion, 외측굴곡), 배를 압박	T7-12 가슴척수신경(Thoracic spinal nerve, 흉척수신경), L1의 앞가지(Anterior branch, 전지)
배가로근(Transversus abdominis, 복횡근)			
등허리근막(Thoracolumbar fascia, 흉요근막), 엉덩뼈능선(Iliac crest, 장골릉), 샅고랑인대(Inguinal ligament, 서혜인대)의 가쪽1/3, 7-12번 갈비뼈의 갈비연골(Costal cartilage, 늑연골)	백색선(Linea alba, 백선)의 널힘줄(Aponeurosis, 건막), 두덩뼈능선(Pubic crest, 치골릉), 두덩근선(Pectineal line, 치골근선)	배를 압박	

5-2-4 배벽(Abdominal wall, 복벽)의 뒤쪽 근육들

배벽_{Abdominal wall}, 복벽의 뒤쪽 부위는 엉덩허리근_{Iliopsoas, 장요근}, 허리네모근_{Quadratus lumborum, 요}방형근으로 이루어 집니다. 척주세움근_{Erector spinae, 척주기립근}의 허리영역 근육들도 배벽의 뒤쪽 부위를 이루지만 등 근육으로 분류합니다.

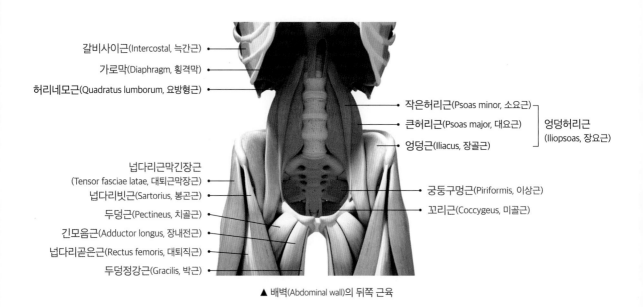

갈비사이근(Intercostal, 늑간근)
가로막(Diaphragm, 횡격막)
허리네모근(Quadratus lumborum, 요방형근)

작은허리근(Psoas minor, 소요근)
큰허리근(Psoas major, 대요근)
엉덩근(Iliacus, 장골근)
엉덩허리근(Iliopsoas, 장요근)

넙다리근막긴장근
(Tensor fasciae latae, 대퇴근막장근)
넙다리빗근(Sartorius, 봉공근)
두덩근(Pectineus, 치골근)
긴모음근(Adductor longus, 장내전근)
넙다리곧은근(Rectus femoris, 대퇴직근)
두덩정강근(Gracilis, 박근)

궁둥구멍근(Piriformis, 이상근)
꼬리근(Coccygeus, 미골근)

▲ 배벽(Abdominal wall)의 뒤쪽 근육

엉덩허리근(Iliopsoas, 장요근)

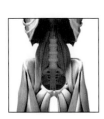
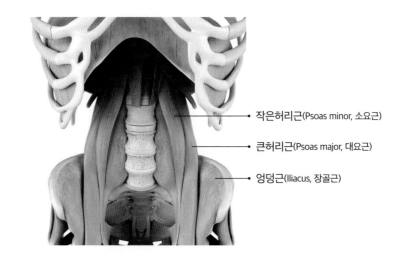

작은허리근(Psoas minor, 소요근)
큰허리근(Psoas major, 대요근)
엉덩근(Iliacus, 장골근)

엉덩허리근Iliopsoas, 장요근은 허리에서 넙다리뼈Femur, 대퇴골로 이어지는 큰허리근Psoas major, 대
요근과 허리에서 골반으로 이어지는 작은허리근Psoas minor, 소요근, 골반의 엉덩뼈Ilium, 장골에서 넙
다리뼈로 이어지는 엉덩근Iliacus, 장골근을 합하여 부르는 말입니다. 3개의 근육은 각각 따로
기능하기보다 하나의 그룹으로 작용하여 허리를 구부리거나 넙다리뼈Femur, 대퇴골를 들어올
리는 기능을 합니다.

큰허리근(Psoas major, 대요근)

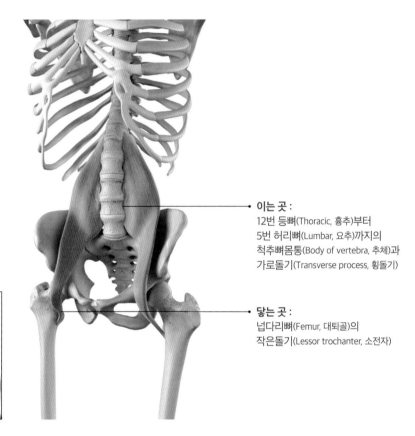
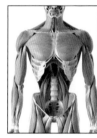

이는 곳 :
12번 등뼈(Thoracic, 흉추)부터
5번 허리뼈(Lumbar, 요추)까지의
척추뼈몸통(Body of vertebra, 추체)과
가로돌기(Transverse process, 횡돌기)

닿는 곳 :
넙다리뼈(Femur, 대퇴골)의
작은돌기(Lessor trochanter, 소전자)

Psoas major의 Psoas는 '허리의-'라는 뜻의 그리스어 psóās에서 유래합니다. 몸통Trunk, 체
간을 굽히거나 엉덩관절Hip joint, 고관절을 굽힘 시키는 강력한 근육으로 근육의 이는 곳이 가로
막Diaphragm, 횡격막과 맞닿아 있어 폐결핵Pulmonary tuberculosis 같은 감염증이 발생한 경우 드물게
큰허리근을 따라 감염증이 확산되기도 합니다.

작은허리근(Psoas minor, 소요근)

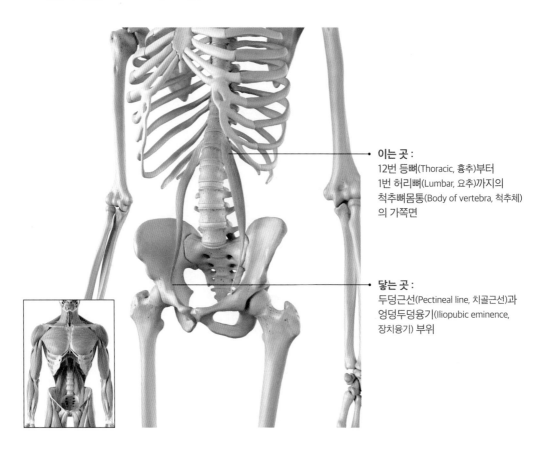

이는 곳 :
12번 등뼈(Thoracic, 흉추)부터
1번 허리뼈(Lumbar, 요추)까지의
척추뼈몸통(Body of vertebra, 척추체)
의 가쪽면

닿는 곳 :
두덩근선(Pectineal line, 치골근선)과
엉덩두덩융기(Iliopubic eminence,
장치융기) 부위

작은허리근Psoas minor, 소요근은 큰허리근Psoas major, 대요근의 앞에서 두덩뼈Pubis, 치골에 붙는 작은 근육으로 인구의 약 50%는 없다고도 합니다. 큰허리근과 함께 몸통Trunk, 체간을 구부리는데 작은 기여를 하는 것으로 보고됩니다.

엉덩근(Iliacus, 장골근)

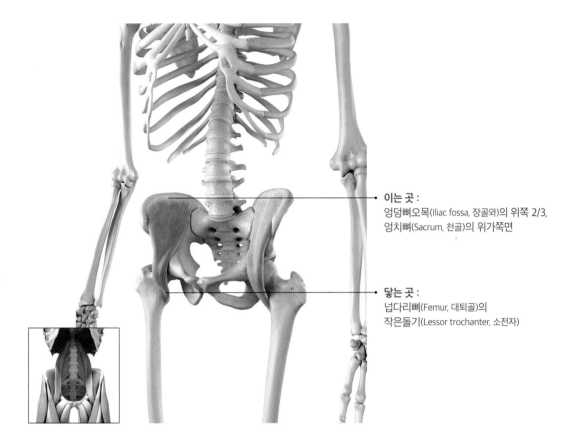

이는 곳 :
엉덩뼈오목(Iliac fossa, 장골와)의 위쪽 2/3,
엉치뼈(Sacrum, 천골)의 위가쪽면

닿는 곳 :
넙다리뼈(Femur, 대퇴골)의
작은돌기(Lessor trochanter, 소전자)

엉치뼈Sacrum, 천골와 엉덩뼈Ilium, 장골에서 일어나 넙다리뼈에 닿는 엉덩근은 큰허리근Psoas major, 대요근과 함께 엉덩관절Hip joint, 고관절을 굽힘하는 기능을 합니다.

허리네모근(Quadratus lumborum, 요방형근)

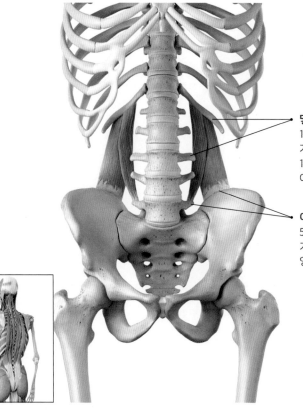

닿는 곳 :
1-5번 허리뼈(Lumbar, 요추)의
가로돌기(Transverse process, 횡돌기),
12번 갈비뼈(Rib, 늑골)의
아래모서리(Inferior margin, 하연)

이는 곳 :
5번 허리뼈(Lumbar, 요추)의
가로돌기(Transverse process, 횡돌기),
엉덩뼈능선(Iliac crest, 장골릉)

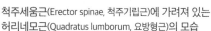

척주세움근(Erector spinae, 척주기립근)에 가려져 있는
허리네모근(Quadratus lumborum, 요방형근)의 모습

영어 Quadratus lumborum은 '정사각형, 네모'의 뜻을 가진 라틴어 Quadrare에서 유래한 Quadartus와 '허리'의 뜻을 가진 라틴어 Lumbus에서 유래한 Lumborum이 합쳐진 용어입니다. 배벽Abdominal wall, 복벽의 뒤쪽 근육 중 바깥층에 위치한 근육으로 앞으로는 엉덩허리근Psoas, 요근과 뒤로는 척주세움근Erector spinae, 척주기립근 사이에 위치합니다. 허리네모근은 척주기립근처럼 등근육으로 분류하는 경우도 있지만 실제로 배벽의 뒤근육으로 분류합니다. 척주기립근은 척수신경Spinal nerve 뒤가지Posterior rami, 후지의 신경지배를 받고, 허리네모근은 허리척수신경Spinal nerve의 앞가지Anterior rami, 전지의 신경지배를 받는 차이가 있습니다.

이는곳(Origin)	닿는곳(Insertion)	작용(Action)	신경지배(Innervation)
큰허리근(Psoas major, 대요근)			
12번 등뼈(Thoracic, 흉추)부터 5번 허리뼈(Lumbar, 요추)까지의 척추뼈몸통(Body of vertebra, 추체)과 가로돌기(Transverse process, 횡돌기)	넙다리뼈(Femur, 대퇴골)의 작은돌기(Lessor trochanter, 소전자)	허리(Lumbar, 요)의 굽힘(Flexion, 굴곡), 엉덩관절(Hip joint, 고관절)의 굽힘(Flexion, 굴곡)	L1-L3 척수신경(Spinal nerve)의 앞가지(Anterior rami, 전지)
작은허리근(Psoas minor, 소요근)			
12번 등뼈(Thoracic, 흉추)부터 1번 허리뼈(Lumbar, 요추)까지의 척추뼈몸통(Body of vertebra, 척추체)의 가쪽면	두덩근선(Pectineal line, 치골근선)과 엉덩두덩융기(Iliopubic eminence, 장치융기) 부위	큰허리근(Psoas major, 대요근)을 보조하여 허리(Lumbar, 요)의 굽힘(Flexion, 굴곡)	L1 척수신경(Spinal nerve)의 앞가지(Anterior rami, 전지)
엉덩근(Iliacus, 장골근)			
엉덩뼈오목(Iliac fossa, 장골와)의 위쪽 2/3, 엉치뼈(Sacrum, 천골)의 위가쪽면	넙다리뼈(Femur, 대퇴골)의 작은돌기(Lessor trochanter, 소전자)	큰허리근(Psoas major, 대요근)과 함께 엉덩관절(Hip joint, 고관절)을 굽힘(Flexion, 굴곡)	L2-L4 넙다리신경(Femoral nerve, 대퇴신경)
허리네모근(Quadratus lumborum, 요방형근)			
5번 허리뼈(Lumbar, 요추)의 가로돌기(Transverse process, 횡돌기), 엉덩뼈능선(Iliac crest, 장골릉)	1-5번 허리뼈(Lumbar, 요추)의 가로돌기(Transverse process, 횡돌기), 12번 갈비뼈(Rib, 늑골)의 아래모서리(Inferior margin, 하연)	12번 갈비뼈(Rib, 늑골)을 내림(Depression, 하강), 몸통(Trunk, 체간)에 대해 약간의 가쪽굽힘(Lateral flexion, 외측굴곡)	T12-L4 척수신경(Spinal nerve)의 앞가지(Anterior rami, 전지)

5-3 골반영역의 근육들

골반Pelvis 영역은 생식기를 지지하고 보호하는 장소입니다. 골반의 앞쪽 영역은 배근육Abdominal muscle, 복근에 의해 지지되고 위 영역은 소화계장기와 생식기관들이 위치합니다. 골반의 뒤벽Posterior wall, 후벽은 궁둥구멍근Piriformis, 이상근과 속폐쇄근Obturator internus, 내폐쇄근이 있고 아래바닥은 항문올림근Levator ani, 항문거근과 꼬리근Coccygeus, 미골근이 골반바닥Pelvic floor, 골반저를 형성합니다. 골반의 뒤벽을 형성하는 궁둥구멍근과 속폐쇄근은 볼기영역의 속근육에서 다루고, 본 장에서는 골반바닥Pelvic floor, 골반저을 형성하는 항문올림근Levator ani, 항문거근과 꼬리근 Coccygeus, 미골근에 대해 알아보겠습니다. 골반바닥은 골반가로막Pelvic diaphragm, 골반격막으로도 불립니다.

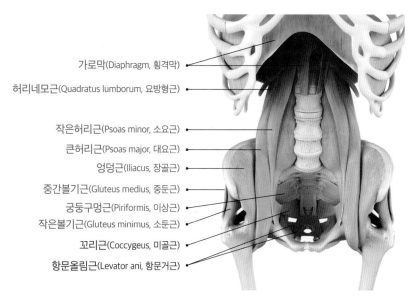

가로막(Diaphragm, 횡격막)
허리네모근(Quadratus lumborum, 요방형근)

작은허리근(Psoas minor, 소요근)
큰허리근(Psoas major, 대요근)
엉덩근(Iliacus, 장골근)
중간볼기근(Gluteus medius, 중둔근)
궁둥구멍근(Piriformis, 이상근)
작은볼기근(Gluteus minimus, 소둔근)
꼬리근(Coccygeus, 미골근)
항문올림근(Levator ani, 항문거근)

앞면(Anterior view)

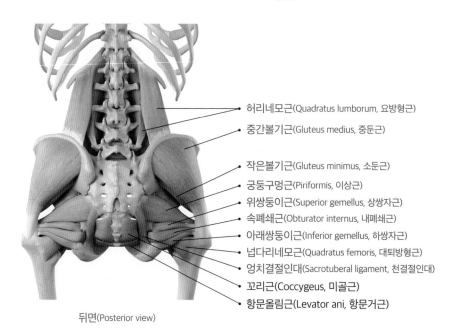

허리네모근(Quadratus lumborum, 요방형근)
중간볼기근(Gluteus medius, 중둔근)

작은볼기근(Gluteus minimus, 소둔근)
궁둥구멍근(Piriformis, 이상근)
위쌍둥이근(Superior gemellus, 상쌍자근)
속폐쇄근(Obturator internus, 내폐쇄근)
아래쌍둥이근(Inferior gemellus, 하쌍자근)
넙다리네모근(Quadratus femoris, 대퇴방형근)
엉치결절인대(Sacrotuberal ligament, 천결절인대)
꼬리근(Coccygeus, 미골근)
항문올림근(Levator ani, 항문거근)

뒤면(Posterior view)

5-3-1 골반바닥(Pelvic floor)의 근육들

골반바닥Pelvic floor, 골반저을 구성하는 항문올림근Levator ani, 항문거근과 꼬리근Coccygeus, 미골근은 비뇨생식계통Genitourinay system, 비뇨생식계이 지나는 구멍과 항문관Anal canal이 지나는 구멍을 제외하고 골반바닥의 대부분을 지지합니다.

항문올림근(Levator ani, 항문거근)과 꼬리근(Coccygeus, 미골근)

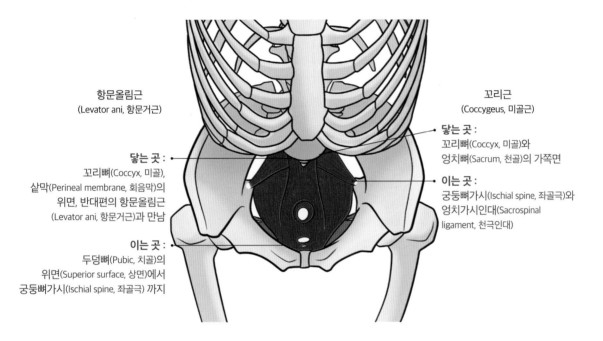

항문올림근
(Levator ani, 항문거근)

닿는 곳 :
꼬리뼈(Coccyx, 미골),
샅막(Perineal membrane, 회음막)의
위면, 반대편의 항문올림근
(Levator ani, 항문거근)과 만남

이는 곳 :
두덩뼈(Pubic, 치골)의
위면(Superior surface, 상면)에서
궁둥뼈가시(Ischial spine, 좌골극) 까지

꼬리근
(Coccygeus, 미골근)

닿는 곳 :
꼬리뼈(Coccyx, 미골)와
엉치뼈(Sacrum, 천골)의 가쪽면

이는 곳 :
궁둥뼈가시(Ischial spine, 좌골극)와
엉치가시인대(Sacrospinal
ligament, 천극인대)

골반바닥Pelvic floor, 골반저의 대부분을 차지하는 사발Bowl 혹은 깔때기 모양의 항문올림근Levator ani, 항문거근은 3개의 근육이 그룹을 이뤄 형성된 근육입니다. 3개의 근육은 엉덩꼬리근Iliococcygeus, 장골미골근, 두덩꼬리근Pubococcygeus, 치골미골근, 두덩곧창자근Puborectalis, 치골직장근입니다. 본 장에서는 3개의 근육을 분류하여 표현하지 않았습니다. 항문올림근Levator ani, 항문거근은 곧창자Rectum, 직장와 질Vagina을 닫는 기능을 합니다.

골반바닥Pelvic floor, 골반저의 뒤부분을 형성하는 다른 근육인 꼬리근Coccygeus, 미골근은 소변보기Urination, 배뇨나 분만Parturition, 출산으로 인해 뒤로 밀린 꼬리뼈Coccyx, 미골를 앞으로 당기는 기능을 합니다.

| 골반바닥의 근육들 |

이는곳(Origin)	닿는곳(Insertion)	작용(Action)	신경지배(Innervation)
항문올림근(Levator ani, 항문거근)			
두덩뼈(Pubic, 치골)의 위면 (Superior surface, 상면)에서 궁둥뼈가시(Ischial spine, 좌골극) 까지	꼬리뼈(Coccyx, 미골), 샅막(Perineal membrane, 회음막)의 위면, 반대편의 항문올림근(Levator ani, 항문거근)과 만남	곧창자(Rectum, 직장)과 항문관(Anal canal) 간격유지, 여성의 경우 질조임근(Vaginal sphincter)으로서 기능	S4의 앞가지(Anterior rami, 전지), 음부신경(Pudendal nerve)의 S2-S4 아래곧창자신경(Inferior rectal nerve, 하직장신경)
꼬리근(Coccygeus, 미골근)			
궁둥뼈가시(Ischial spine, 좌골극)와 엉치가시인대 (Sacrospinal ligament, 천극인대)	꼬리뼈(Coccyx, 미골)와 엉치뼈(Sacrum, 천골)의 가쪽면	불순물제거(Defecation, 배변) 후 꼬리뼈(Coccyx, 미골)를 앞으로 당김	S3, S4의 앞가지(Anterior rami, 전지)

5-4 어깨 영역의 근육들

어깨영역의 근육은 크게 몸통Trunk, 체간에서 어깨뼈Scapula, 견갑골에 연결되는 근육과 어깨뼈Scapula, 견갑골에서 위팔뼈Humerus, 상완골에 연결되는 근육, 두 영역으로 분류합니다. 어깨의 움직임이라는 것은 위팔뼈Humerus, 상완골와 어깨뼈Scapula, 견갑골의 움직임이 함께 일어나는 것을 말합니다. 우리가 팔을 들어나 움직일 때 어깨뼈Scapula, 견갑골에서 움직임이 일어나지 않는다면 팔을 머리 위까지 움직이지 못하고 올바른 힘을 낼 수 없습니다.

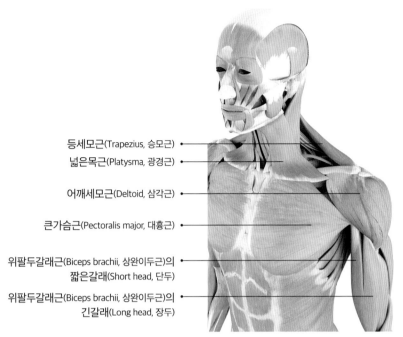

등세모근(Trapezius, 승모근) •
넓은목근(Platysma, 광경근) •

어깨세모근(Deltoid, 삼각근) •

큰가슴근(Pectoralis major, 대흉근) •

위팔두갈래근(Biceps brachii, 상완이두근)의
짧은갈래(Short head, 단두) •

위팔두갈래근(Biceps brachii, 상완이두근)의
긴갈래(Long head, 장두) •

어깨(shoulder, 견갑)의 얕은 층 근육들

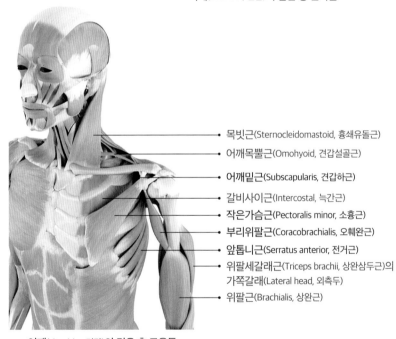

목빗근(Sternocleidomastoid, 흉쇄유돌근)
어깨목뿔근(Omohyoid, 견갑설골근)

어깨밑근(Subscapularis, 견갑하근)

갈비사이근(Intercostal, 늑간근)

작은가슴근(Pectoralis minor, 소흉근)

부리위팔근(Coracobrachialis, 오훼완근)

앞톱니근(Serratus anterior, 전거근)

위팔세갈래근(Triceps brachii, 상완삼두근)의
가쪽갈래(Lateral head, 외측두)

위팔근(Brachialis, 상완근)

어깨(shoulder, 견갑)의 깊은 층 근육들

어깨세모근(Deltoid, 삼각근), 큰가슴근(Pectoralis major, 대흉근),
위팔두갈래근(Biceps brachii, 상완이두근), 넓은목근(Platysma, 광경근)이 제거된 모습

▲ 어깨(shoulder)의 근육들 앞면

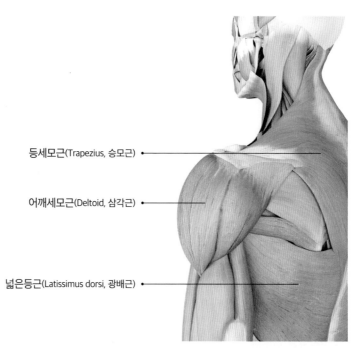

등세모근(Trapezius, 승모근) •

어깨세모근(Deltoid, 삼각근) •

넓은등근(Latissimus dorsi, 광배근) •

어깨(shoulder, 견갑)의 얇은 층 근육들

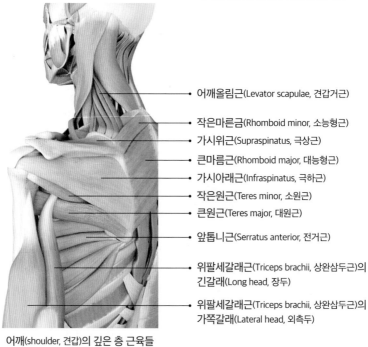

• 어깨올림근(Levator scapulae, 견갑거근)

• 작은마름근(Rhomboid minor, 소능형근)
• 가시위근(Supraspinatus, 극상근)
• 큰마름근(Rhomboid major, 대능형근)
• 가시아래근(Infraspinatus, 극하근)
• 작은원근(Teres minor, 소원근)
• 큰원근(Teres major, 대원근)

• 앞톱니근(Serratus anterior, 전거근)

• 위팔세갈래근(Triceps brachii, 상완삼두근)의
  긴갈래(Long head, 장두)
• 위팔세갈래근(Triceps brachii, 상완삼두근)의
  가쪽갈래(Lateral head, 외측두)

어깨(shoulder, 견갑)의 깊은 층 근육들

어깨세모근(Deltoid, 삼각근), 등세모근(Trapezius, 승모근), 넓은등근(Latissimus dorsi, 광배근),
위뒤톱니근(Serratus posterior superior, 상후거근)이 제거된 모습

▲ 어깨(shoulder)의 근육들 뒷면

5-4-1 몸통(Trunk, 체간)에서 어깨뼈(Scapula, 견갑골)에 붙는 근육들

몸통Trunk, 체간에서 어깨뼈Scapula, 견갑골에 붙는 근육은 어깨뼈Scapula, 견갑골를 안정화Stabilization 시켜 위팔뼈Humerus, 상완골가 바른 힘으로 움직임을 일으킬 수 있게 합니다. 그리고 위팔뼈 Humerus, 상완골가 움직일 때 그에 맞게 어깨뼈Scapula, 견갑골를 적절한 위치로 이동시켜 주는 기능을 합니다.

몸통Trunk, 체간에서 어깨뼈Scapla, 견갑골에 붙는 근육은 얕은층과 깊은층으로 나뉩니다. 뒤쪽 얕은층에는 등세모근Trapezius, 승모근이 있고, 깊은층의 앞쪽으로는 작은가슴근Pectoralis minor, 소흉 근과 앞톱니근Serratus anerior, 전거근이 있고, 뒤쪽 깊은층에는 어깨올림근Levator scapulae, 견갑거근, 마름근Rhomboid, 능형근이 있습니다.

큰가슴근Pectoralis major, 대흉근과 넓은등근Latissimus dorsi, 광배근은 몸통Trunk, 체간에서 위팔뼈 Humerus, 상완골에 붙어 어깨의 움직임에 관여합니다.

몸통에서 어깨뼈에 붙는 근육들은 등, 가슴 영역에서 언급했기 때문에 다시 언급하지 않고 앞톱니근만 언급하겠습니다.

앞톱니근(Serratus anterior, 전거근)

앞톱니근Serratus anterior, 전거근은 어깨밑근Subscapularis, 견갑하근처럼 갈비뼈Rib, 늑골와 어깨뼈 Scapula, 견갑골 사이를 지나는 근육입니다. 크고 편평한 근육으로 팔을 앞으로 뻗는 동작을 할 때 어깨뼈를 앞으로 내밀어주는Protraction, 전인 기능을 합니다. 그리고 강제들숨Forced inspiration, 강제흡기 시에 갈비뼈를 위로 들어올리는Elevation 거상 기능도 합니다. 앞톱니근의 아래섬유는 배 바깥빗근Obliquus externus abdominis, 외복사근과 비슷한 주행방향과 근막Fascia을 공유합니다.

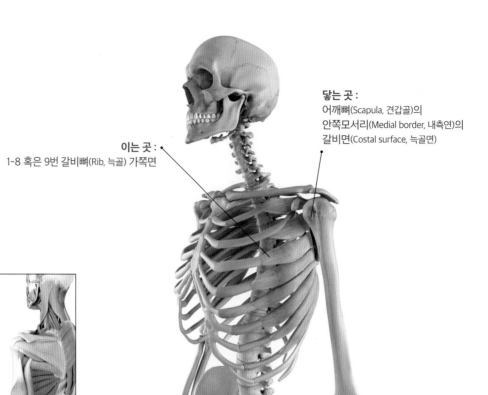

닿는 곳 :
어깨뼈(Scapula, 견갑골)의
안쪽모서리(Medial border, 내측연)의
갈비면(Costal surface, 늑골면)

이는 곳 :
1-8 혹은 9번 갈비뼈(Rib, 늑골) 가쪽면

앞톱니근(Serratus anterior, 전거근)

| 몸통에서 어깨뼈에 붙는 근육 |

이는곳(Origin)	닿는곳(Insertion)	작용(Action)	신경지배(Innervation)
작은가슴근(Pectoralis minor, 소흉근)			
3~5번 갈비뼈(Rib, 늑골)의 앞면	어깨뼈(Scapula, 견갑골)의 부리돌기(Coracoid process, 오훼돌기)	어깨뼈(Scpula, 견갑골)의 내밈(Protraction, 전인), 내림(Depression, 하강) 갈비뼈(Rib, 늑골)의 올림 (Elevation, 거상)	안쪽가슴근신경(Medial pectoral nerve, 내측흉근신경)
앞톱니근(Serratus anterior, 전거근)			
1-8 혹은 9번 갈비뼈(Rib, 늑골) 가쪽면	어깨뼈(Scapula, 견갑골)의 안쪽모서리(Medial border, 내측연)의 갈비면(Costal surface, 늑골면)	어깨뼈(Scapula, 견갑골)의 내밈(Protraction, 전인), 위쪽돌림(Upward rotation, 상방회전)	C5, C6, C7 긴가슴신경 (Long thoracic nerve, 장흉신경)

이는곳(Origin)	닿는곳(Insertion)	작용(Action)	신경지배(Innervation)
등세모근(Trapezius, 승모근)			
위목덜미선(Superior nuchal line, 상항선), 바깥뒤통수뼈융기(External occipital protuberance, 외후두융기), 목덜미인대(Nuchal ligament, 항인대), 7번 목뼈(Cervical, 경추)에서 12번 등뼈(Thoracic, 흉추)의 가시돌기(Spinous process, 극돌기)	빗장뼈(Clavicle, 쇄골)의 가쪽 1/3, 어깨뼈봉우리(Acromion, 견봉), 어깨뼈가시(Spine of scapula, 견갑극)	어깨뼈(Scapula, 견갑골)의 위쪽돌림(Upward rotation, 상방회전), 올림(Elevation, 거상), 들임(Retraction, 후인), 내림(Depression, 하강) 목(Neck, 경)의 폄(Extension, 신전), 가쪽굽힘(Lateral flexion, 외측굴곡)	운동(신경)섬유(Motor fiber) : 더부신경(Accessory nerve, 부신경) (XI) 감각(신경)섬유(Sensory fiber) : C3, C4 척수신경(Spinal nerve)
작은마름근(Rhomboid minor, 소능형근)			
7번 목뼈(Cervical, 경추)와 1번 등뼈(Thoracic, 흉추)의 가시돌기(Spinous process, 극돌기)	어깨뼈가시(Spine of scapula, 견갑극)부터 안쪽모서리(Medial border, 내측연)와 위각(Superior angle, 상각)까지	어깨뼈(Scapula, 견갑골)를 뒤당김(Retraction, 후인), 올림(Elevation, 거상)	C4, C5 등쪽어깨신경(Dorsal scapular nerve, 견갑배신경)
큰마름근(Rhomboid major, 대능형근)			
2-5번 등뼈(Thoracic, 흉추)의 가시돌기(Spinous process, 극돌기)	어깨뼈가시(Spine of scapula, 견갑극)부터 안쪽모서리(Medial border, 내측연)와 아래각(Inferior angle, 하각)까지		
어깨올림근(Levator scapulae, 견갑거근)			
1-4번 목뼈(Cervical, 경추)의 가로돌기(Transverse process, 횡돌기)	어깨뼈(Scapula, 견갑골)의 위각(Superior angle, 상각)	어깨뼈(Scapula, 견갑골)의 올림(Elevation, 거상)	C3, C4 목신경(Cervical nerve, 경신경), C4, C5 등쪽어깨신경(Dorsal scapular nerve, 견갑배신경)

5-4-2 어깨뼈(Scapula, 견갑골)에서 위팔뼈(Humerus, 상완골)에 붙는 근육들

어깨뼈Scapula, 견갑골에서 위팔뼈Humerus, 상완골에 붙는 근육은 팔의 움직임을 일으키는 기능을 합니다. 어깨뼈에서 위팔뼈에 붙는 근육으로는 어깨세모근Deltoid, 삼각근, 부리위팔근Coracobrachialis, 오훼완근, 어깨밑근Subscapularis, 견갑하근, 가시위근Supraspinatus, 극상근, 가시아래근Infraspinatus, 극하근, 작은원근Teres minor, 소원근, 큰원근Teres major, 대원근 등이 있습니다.

이 중 어깨밑근Subscapularis, 견갑하근, 가시위근Supraspinatus, 극상근, 가시아래근Infraspinatus, 극하근, 작은원근Teres minor, 소원근은 돌림근띠Rotator cuff, 회전근개라고 하여 위팔뼈Humerus, 상완골와 어깨뼈Scapula, 견갑골가 관절하는 위팔어깨관절Gelnohumeral joint, 상완와관절의 안정성을 담당하는 기능을 합니다.

위팔두갈래근Biceps brachii, 상완이두근과 위팔세갈래근Triceps brachii, 상완삼두근의 일부 역시 어깨뼈에 부착하지만 위팔뼈가 아닌 아래팔Forearm, 전완에 붙고, 어깨의 움직임보다 팔꿈치관절Elbow joint, 주관절에서의 움직임이 크기 때문에 팔 근육으로 분류합니다.

어깨세모근(Deltoid, 삼각근)

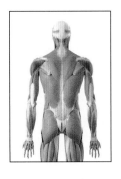

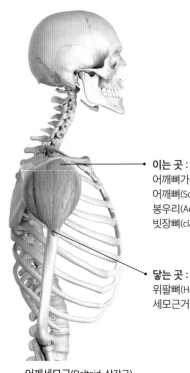

이는 곳 :
어깨뼈가시(Spine of scapula, 견갑극),
어깨뼈(Scapula, 견갑골)의
봉우리(Acromion, 견봉),
빗장뼈(clavicle, 쇄골)의 가쪽 1/3

닿는 곳 :
위팔뼈(Humerus, 상완골)의
세모근거치면(Deltoid tuberosity, 삼각근조면)

어깨세모근(Deltoid, 삼각근)

영어 Deltoid는 '삼각형'의 뜻이 있는 그리스어 Deltoides에서 유래합니다. 또한 그리스 문자인 'Δ(델타)'와 유사한 모양을 나타냅니다. 얕은층에서 어깨를 덮고 있는 어깨세모근은 빗장부분Clavicular part, 쇄골부, 봉우리부분Acromion part, 견봉부, 가시부분Spine of scapula part, 견갑극부에서 근육이 일어 각 근육이 일어나는 방향에 따라 어깨의 움직임이 다양하게 나타납니다.

어깨뼈에서 위팔뼈에 붙는 근육 중 근섬유의 길이는 짧지만 매우 두꺼운 근육으로 강력한 힘을 냅니다.

부리위팔근(Coracobrachialis, 오훼완근)

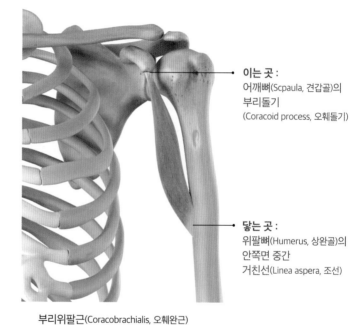

이는 곳 :
어깨뼈(Scpaula, 견갑골)의
부리돌기
(Coracoid process, 오훼돌기)

닿는 곳 :
위팔뼈(Humerus, 상완골)의
안쪽면 중간
거친선(Linea aspera, 조선)

어깨세모근(Deltoid, 삼각근)과
위팔두갈래근(Biceps brachii,
상완이두근)을 제거한 모습

부리위팔근(Coracobrachialis, 오훼완근)

어깨뼈Scapula, 견갑골의 부리돌기Coracoid process, 오훼돌기에서 일어 위팔Brachium, 상완에 닿아 Coracobrachialis라고 부르는 부리위팔근은 가늘고 작은 근육입니다. 부리위팔근 앞으로 위팔두갈래근Biceps brachii, 상완이두근의 짧은갈래Short head, 단두가 유사한 근섬유 방향으로 위치합니다. 어깨관절에서 팔을 들어올리거나굴곡, Flexion 안으로 모으는내전, Adduction 기능을 보조하는 역할을 합니다.

어깨밑근(Subscapularis, 견갑하근)

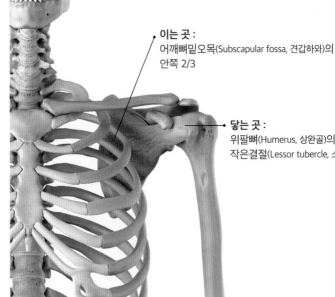

이는 곳 :
어깨뼈밑오목(Subscapular fossa, 견갑하와)의
안쪽 2/3

닿는 곳 :
위팔뼈(Humerus, 상완골)의
작은결절(Lessor tubercle, 소결절)

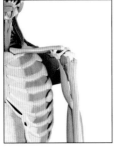

작은가슴근(Pectoralis minor, 소흉근)과
위팔두갈래근(Biceps brachii,
상완이두근)을 제거한 모습

어깨밑근(Subscapularis, 견갑하근)

돌림근띠Rotator cuff, 회전근개 4개의 근육 중 하나인 어깨밑근Subscapularis, 견갑하근은 '아래의' 뜻을 가진 Sub-와 Scapula(어깨뼈, 견갑골)가 합쳐진 용어로 갈비뼈Rib, 늑골와 어깨뼈Scapula, 견갑골 사이를 지나는 근육입니다. 넓은등근Latissimusdorsi, 광배근, 큰원근Teres major, 대원근과 같은 기능을 낼 수 있는 근섬유방향을 갖지만 닿는 곳이 어깨관절의 축에 가까운 위팔뼈머리Head of humerus, 상완골두의 앞부분에 있어 큰 움직임보다 안정성에 더 유리합니다.

가시위근(Supraspinatus, 극상근)

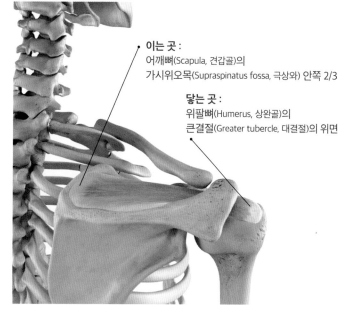

이는 곳 :
어깨뼈(Scapula, 견갑골)의
가시위오목(Supraspinatus fossa, 극상와) 안쪽 2/3

닿는 곳 :
위팔뼈(Humerus, 상완골)의
큰결절(Greater tubercle, 대결절)의 위면

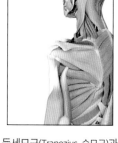

등세모근(Trapezius, 승모근)과
넓은등근(Latissimus dorsi, 광배근),
어깨세모근(Deltoid, 삼각근)을
제거한 모습

가시위근(Supraspinatus, 극상근)

돌림근띠Rotator cuff, 회전근개 4개의 근육 중 하나인 가시위근Supraspinatus, 극상근은 '-위의, -위에' 의 뜻을 가진 Supra-와 Spine of scapula(어깨뼈가시, 견갑극)가 합쳐진 용어입니다. 팔을 옆 으로 벌리는Abduction, 외전 동작을 할 때 위팔뼈머리Head of humerus, 상완골두를 어깨뼈에 안정시키는 기능을 합니다. 가시위근 위로는 어깨뼈봉우리Acromion, 견봉와 빗장뼈Clavicle, 쇄골가 관절을 이 루고 있어서 비정상정인 움직임이 나타날 경우 가시위근이 어깨뼈봉우리와 빗장뼈가 있는 곳에 부딪혀 손상을 입을 수 있습니다.

가시아래근(Infraspinatus, 극하근)

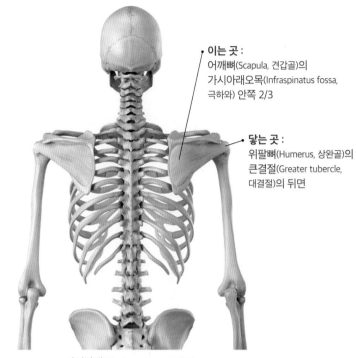

이는 곳 :
어깨뼈(Scapula, 견갑골)의
가시아래오목(Infraspinatus fossa,
극하와) 안쪽 2/3

닿는 곳 :
위팔뼈(Humerus, 상완골)의
큰결절(Greater tubercle,
대결절)의 뒤면

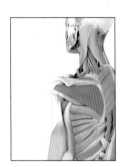

가시아래근(Infraspinatus, 극하근)

돌림근띠Rotator cuff, 회전근개 4개의 근육 중 하나인 가시아래근Infraspinatus, 극하근은 '-아래의, -아래'의 뜻을 가진 Infra-와 Spine of scapula(어깨뼈가시, 견갑극)가 합쳐진 용어입니다. 팔을 모으거나Adduction, 내전 바깥으로 돌림External rotation, 외회전하는 기능을 하고, 어깨관절의 뒷부분의 안정성을 제공합니다.

작은원근(Teres minor, 소원근)

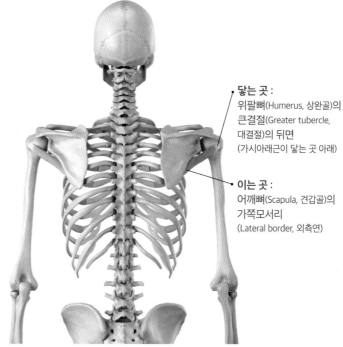

닿는 곳 :
위팔뼈(Humerus, 상완골)의
큰결절(Greater tubercle,
대결절)의 뒤면
(가시아래근이 닿는 곳 아래)

이는 곳 :
어깨뼈(Scapula, 견갑골)의
가쪽모서리
(Lateral border, 외측연)

작은원근(Teres minor, 소원근)

돌림근띠Rotator cuff, 회전근개 4개의 근육 중 마지막 작은원근Teres minor의 Teres는 '빨다, 문지르다, 비비다, 닳아 없애다'의 뜻이 있는 라틴어 Tero에서 '둥글다'의 의미인 라틴어 Teres로 변화하여 현재의 Teres로 사용됩니다. 실제 작은원근Teres minor, 소원근과 큰원근Teres major, 대원근은 둥근 띠모양이 아닌 얇은 띠모양입니다.

가시아래근Infraspinatus, 극하근과 비슷한 위치와 유사한 근섬유의 방향을 가지고 있어 가시아래근의 기능을 보조하는 역할을 합니다.

큰원근(Teres major, 대원근)

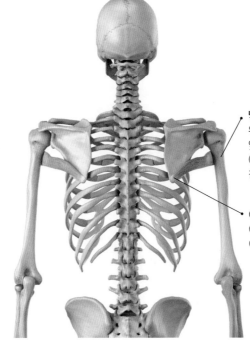

닿는 곳 :
위팔뼈(Humerus, 상완골)의
앞쪽 결절사이고랑
(Intertubercular groove,
결절간구)의 안쪽테두리

이는 곳 :
어깨뼈(Scapula, 견갑골)의
아래각(Inferior angle, 하각)

큰원근(Teres major, 대원근)

큰원근Teres major, 대원근은 작은원근과 유사한 위치인 어깨뼈Scapula, 견갑골의 아래각Inferior angle, 하각에서 일어나지만 닿는 곳의 경우 작은원근Teres minor, 소원근은 위팔뼈Humerus, 상완골의 뒤면이고 큰원근Teres major, 대원근은 위팔뼈Huremus, 상완골의 앞면입니다. 근육이 형태가 비슷해 큰원근과 작은원근의 이름이 붙지만 작은원근은 가시아래근Infraspinatus, 극하근과 기능이 같고, 큰원근은 넓은등근Latissimus dorsi, 광배근과 기능이 같습니다. 두 근육은 신경지배도 다릅니다.

| 어깨뼈에서 위팔뼈에 붙는 근육 |

이는곳(Origin)	닿는곳(Insertion)	작용(Action)	신경지배(Innervation)
어깨세모근(Deltoid, 삼각근)			
어깨뼈가시(Spine of scapula, 견갑극), 어깨뼈(Scapula, 견갑골)의 봉우리(Acromion, 견봉), 빗장뼈(clavicle, 쇄골)의 가쪽 1/3	위팔뼈(Humerus, 상완골)의 세모근거치면(Deltoid tuberosity, 삼각근조면)	위팔뼈(Humerus, 상완골)의 앞섬유 : 굽힘(Flexion, 굴곡)과 안쪽돌림(Internal rotation, 내회전) 중간섬유 : 벌림(Abduction, 외전) 뒷섬유 : 폄(Extensiom, 신전)과 가쪽돌림(External rotation, 외회전)	운동 : 더부신경(Accessory nerve, 부신경) 감각 : C3, C4 목척수신경(Spinal nerve)의 앞가지(Anterior rami, 전지)
부리위팔근(Coracobrachialis, 오훼완근)			
어깨뼈(Scpaula, 견갑골)의 부리돌기(Coracoid process, 오훼돌기)	위팔뼈(Humerus, 상완골)의 안쪽면 중간 거친선(Linea aspera, 조선)	위팔뼈(Humerus, 상완골)의 굽힘(Flexion, 굴곡), 모음(Adduction, 내전)	C5, C6 근육피부신경(Musculocutaneous nerve, 근피신경)
어깨밑근(Subscapularis, 견갑하근)			
어깨뼈밑오목(Subscapular fossa, 견갑하와)의 안쪽 2/3	위팔뼈(Humerus, 상완골)의 작은결절(Lessor tubercle, 소결절)	위팔뼈(Humerus, 상완골)의 안쪽돌림(Internal rotation, 내회전)	C5, C6, C7 어깨위와 어깨밑신경(Suprascapular & subscapular nerve, 견갑상 & 견갑하신경)
가시위근(Supraspinatus, 극상근)			
어깨뼈(Scapula, 견갑골)의 가시위오목(Supraspinatus fossa, 극상와) 안쪽 2/3	위팔뼈(Humerus, 상완골)의 큰결절(Greater tubercle, 대결절)의 위면	위팔뼈(Humerus, 상완골)의 벌림(Abduction, 외전)	C5, C6 어깨위신경(Suprascapular nerve, 견갑상신경)
가시아래근(Infraspinatus, 극하근)			
어깨뼈(Scapula, 견갑골)의 가시아래오목(Infraspinatus fossa, 극하와) 안쪽 2/3	위팔뼈(Humerus, 상완골)의 큰결절(Greater tubercle, 대결절)의 뒤면	위팔뼈(Humerus, 상완골)의 모음(Adduction, 내전), 가쪽돌림(External rotation, 외회전)	
작은원근(Teres minor, 소원근)			
어깨뼈(Scapula, 견갑골)의 가쪽모서리(Lateral border, 외측연)	위팔뼈(Humerus, 상완골)의 큰결절(Greater tubercle, 대결절)의 뒤면(가시아래근이 닿는 곳 아래)		C5, C6 겨드랑신경(Axillary nerve, 액와신경)
큰원근(Teres major, 대원근)			
어깨뼈(Scapula, 견갑골)의 아래각(Inferior angle, 하각)	위팔뼈(Humerus, 상완골)의 앞쪽 결절사이고랑(Intertubercular groove, 결절간구)의 안쪽테두리	위팔뼈(Humerus, 상완골)의 폄(Extension, 신전), 안쪽돌림(Internal rotation, 내회전)	C5, C6, C7 어깨밑신경(Inferior subcapular nerve, 하견갑하신경)

5-5 위팔 영역의 근육들

위팔Upper arm, 상완 영역의 근육은 앞쪽 부위와 뒤쪽 부위 영역으로 분류합니다. 앞쪽 부위는 위팔두갈래근Biceps brachii, 상완이두근, 위팔근Brachialis, 상완근이 있고, 뒤쪽 부위는 위팔세갈래근Triceps brachii, 상완삼두근이 있습니다. 위팔 영역의 근육은 팔꿈치관절Elbow joint, 주관절을 지나 부착되어 팔꿈치를 움직이는 기능을 합니다. 위팔 영역의 앞쪽 부위 근육은 팔꿈치를 굽히는Flexion, 굴곡 기능을 하고, 뒤쪽 부위의 근육은 팔꿈치를 펴는Extension, 신전 기능을 합니다.

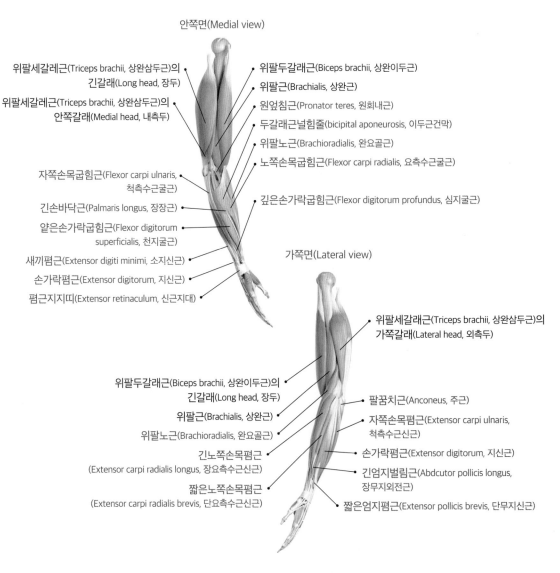

안쪽면(Medial view)

위팔세갈래근(Triceps brachii, 상완삼두근)의 긴갈래(Long head, 장두)
위팔세갈래근(Triceps brachii, 상완삼두근)의 안쪽갈래(Medial head, 내측두)

위팔두갈래근(Biceps brachii, 상완이두근)
위팔근(Brachialis, 상완근)
원엎침근(Pronator teres, 원회내근)
두갈래근널힘줄(bicipital aponeurosis, 이두근건막)
위팔노근(Brachioradialis, 완요골근)
노쪽손목굽힘근(Flexor carpi radialis, 요측수근굴근)

자쪽손목굽힘근(Flexor carpi ulnaris, 척측수근굴근)
긴손바닥근(Palmaris longus, 장장근)
얕은손가락굽힘근(Flexor digitorum superficialis, 천지굴근)
새끼폄근(Extensor digiti minimi, 소지신근)
손가락폄근(Extensor digitorum, 지신근)
폄근지지띠(Extensor retinaculum, 신근지대)

깊은손가락굽힘근(Flexor digitorum profundus, 심지굴근)

가쪽면(Lateral view)

위팔세갈래근(Triceps brachii, 상완삼두근)의 가쪽갈래(Lateral head, 외측두)

위팔두갈래근(Biceps brachii, 상완이두근)의 긴갈래(Long head, 장두)
위팔근(Brachialis, 상완근)
위팔노근(Brachioradialis, 완요골근)
긴노쪽손목폄근(Extensor carpi radialis longus, 장요측수근신근)
짧은노쪽손목폄근(Extensor carpi radialis brevis, 단요측수근신근)

팔꿈치근(Anconeus, 주근)
자쪽손목폄근(Extensor carpi ulnaris, 척측수근신근)
손가락폄근(Extensor digitorum, 지신근)
긴엄지벌림근(Abdcutor pollicis longus, 장무지외전근)
짧은엄지폄근(Extensor pollicis brevis, 단무지신근)

▲ 위팔(Upper arm)의 근육들

5-5-1 위팔(Upper arm, 상완) 영역의 앞쪽 근육들

위팔 영역의 앞쪽 근육은 위팔두갈래근_{Biceps brachii, 상완이두근}, 위팔근_{Brachialis, 상완근}이 있습니다.

위팔두갈래근(Biceps brachii, 상완이두근)

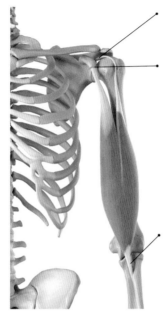

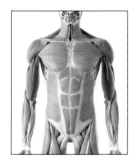

긴갈래(Long head, 장두) 이는 곳 :
어깨뼈(Scapula, 견갑골)의 관절위결절
(Supraglenoid fossa, 관절상결절)

짧은갈래(Short head, 단두) 이는 곳 :
어깨뼈(Scapula, 견갑골)의 부리돌기(Coracoid
process, 오훼돌기)

닿는 곳 :
노뼈거친면(Radial tuberosity, 요골조면),
아래팔(Forearm, 전완) 근육을 감싸는 위팔두갈
래널힘줄(Bicipital aponeurosis, 상완이두근건막)
* 위팔두갈래널힘줄은 그림에 표시되지 않음

위팔두갈래근(Biceps brachii, 상완이두근)

영어 Biceps brachii는 숫자 '2'를 의미하는 Bi-와 '머리'의 뜻을 가진 라틴어 Caput에서 유래한 Ceps, '팔'을 의미하는 라틴어 Bracchium에서 유래한 Brachii가 합쳐진 용어입니다. 근육이 이는 곳에서 긴갈래_{Long head, 장두}와 짧은갈래_{Short head, 단두}로 나뉘고 닿는 곳에서는 하나로 모여 노뼈_{Radius, 요골} 부위에 닿는 모양을 합니다.

팔꿈치를 구부리는 기능 외에도 아래팔_{Forearm, 전완}을 뒤침_{Supination, 회외}하는 기능이 있습니다. 또한 어깨관절에서 팔을 들어올릴 때 보조 기능을 합니다.

위팔두갈래근의 짧은머리Short head, 단두가 닿는 뒤편에 부리위팔근Coracobrachialis, 오훼완근이 있고, 위팔두갈래근의 중간부터 아래부분의 깊은곳에 위팔근Brachialis, 상완근이 있습니다.

위팔근(Brachialis, 상완근)

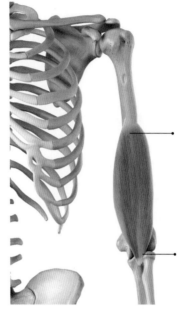

이는 곳 :
위팔뼈(Humerus, 상완골)의 앞면

닿는 곳 :
자뼈거친면(Tuberosity of ulna, 척골조면)

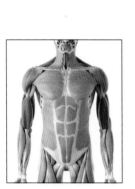

위팔두갈래근(Biceps brachii,
상완이두근)이 제거된 모습

위팔근(Brachialis, 상완근)

위팔근Brachialis, 상완근은 위팔뼈Humerus, 상완골에서 자뼈Ulna, 척골에 붙는 근육으로 어깨관절Shoulder joint, 견관절과 팔꿈치관절Elbow joint, 주관절을 지나는 위팔두갈래근Biceps brachii, 상완이두근과 달리 팔꿈치 관절만 움직이는 기능을 합니다.

5-5-2 위팔(Upper arm, 상완) 영역의 뒤쪽 근육

위팔 영역의 뒤쪽 근육은 위팔세갈래근Triceps brachii, 상완삼두근이 있습니다.

위팔세갈래근(Triceps brachii, 상완삼두근)

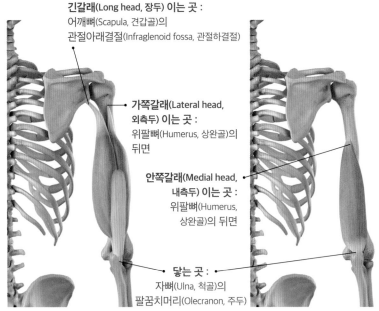

긴갈래(Long head, 장두) 이는 곳 :
어깨뼈(Scapula, 견갑골)의
관절아래결절(Infraglenoid fossa, 관절하결절)

가쪽갈래(Lateral head,
외측두) 이는 곳 :
위팔뼈(Humerus, 상완골)의
뒤면

안쪽갈래(Medial head,
내측두) 이는 곳 :
위팔뼈(Humerus,
상완골)의 뒤면

닿는 곳 :
자뼈(Ulna, 척골)의
팔꿈치머리(Olecranon, 주두)

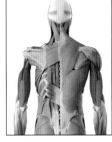

어깨세모근(Deltoid, 삼각
근)이 제거된 모습

위팔세갈래근(Triceps brachii,
상완삼두근)의 긴갈래(Long head, 장
두)와 가쪽갈래(Lateral head, 외측두)

위팔세갈래근(Triceps brachii, 상완삼두근)의
안쪽갈래(Medial head, 내측두)
긴갈래(Long head, 장두)와 가쪽갈래(Lateral
head, 외측두)를 제거한 모습

영어 Triceps brachii의 Tri-는 숫자 '3'를 의미합니다. 근육의 갈래는 얕은층에 긴갈래Long head, 장두와 가쪽갈래Lateral head, 외측두가 있고, 긴갈래와 가쪽갈래 깊은 곳에 안쪽갈래Medial head, 내측두가 존재합니다. 긴갈래Long head, 장두는 유일하게 어깨뼈Scapula, 견갑골에 부착하고, 가쪽갈래Lateral head, 외측두와 안쪽갈래Medial head, 내측두는 위팔뼈Humerus, 상완골에 부착합니다. 팔Upper limb, 상지의 근육 중에서 가장 크고 매우 큰 힘을 냅니다.

이는곳(Origin)	닿는곳(Insertion)	작용(Action)	신경지배(Innervation)
위팔두갈래근(Biceps brachii, 상완이두근)			
긴갈래(Long head, 장두) 어깨뼈(Scapula, 견갑골)의 관절위결절(Supraglenoid fossa, 관절상결절) **짧은갈래(Short head, 단두)** 어깨뼈(Scapula, 견갑골)의 부리돌기(Coracoid process, 오훼돌기)	노뼈(Radius, 요골)의 노뼈거친면(Radial tuberosity, 요골조면), 아래팔(Forearm, 전완) 근육을 감싸는 위팔두갈래널힘줄(Bicipital aponeurosis, 상완이두근건막)	팔꿈치관절(Elbow joint, 주관절)의 굽힘(Flexion, 굴곡), 아래팔(Forearm, 전완)의 뒤침(Supination, 회외), 어깨관절(Shoulder joint, 견관절)의 굽힘(Flexion, 굴곡) 보조	C5, C6 근육피부신경 (Musculocutaneous nerve, 근피신경)
위팔근(Brachialis, 상완근)			
위팔뼈(Humerus, 상완골)의 앞면	자뼈거친면 (Tuberosity of ulna, 척골조면)	팔꿈치관절 (Elbow joint, 주관절)의 굽힘(Flexion, 굴곡)	C5, C6 근육피부신경 (Musculocutaneous nerve, 근피신경), 가쪽부분 일부는 C7 노신경(Radial nerve, 요골신경)
위팔세갈래근(Triceps brachii, 상완삼두근)			
긴갈래(Long head, 장두) 어깨뼈(Scapula, 견갑골)의 관절아래결절(Infraglenoid fossa, 관절하결절) **가쪽갈래(Lateral head, 외측두)** 위팔뼈(Humerus, 상완골)의 뒤면 **안쪽갈래(Medial head, 내측두)** 위팔뼈(Humerus, 상완골)의 뒤면	자뼈(Ulna, 척골)의 팔꿈치머리(Olecranon, 주두)	팔꿈치관절 (Elbow joint, 주관절)의 폄(Extension, 신전) 어깨관절(Elbow joint, 견관절)의 폄(Extension, 신전) 보조, 모음(Adduction, 내전) 보조	C6, C7, C8 노신경 (Radial nerve, 요골신경)

5-6 아래팔 영역의 근육들

아래팔Forearm, 전완 영역의 근육은 아래팔Forearm, 전완과 손목Wrist, 수근, 손hand, 수, 손가락Finger, 수지

을 움직이는 많은 근육이 위치합니다.

아래팔 영역의 근육은 크게 앞쪽 부위와 뒤쪽 부위 영역으로 분류합니다. 앞쪽 부위의 근육은 대부분 위팔뼈Humerus, 상완골의 안쪽위관절융기Medial epicondyle, 내측상과 주위나 자뼈Ulna, 척골 쪽에서 일어나고 뒤쪽 부위의 근육은 위팔뼈Humerus, 상완골의 가쪽위관절융기Lateral epicondyle, 외측상과 주위나 노뼈Radius, 요골 쪽에서 일어납니다.

앞쪽 부위는 또 얕은층Superficial layer, 천대, 중간층Intermediate layer, 중간대, 깊은층Deep layer, 심대로 분류하고, 뒤쪽 부위는 얕은층Superficial layer, 천대과 깊은층Deep layer, 심대로 분류합니다.

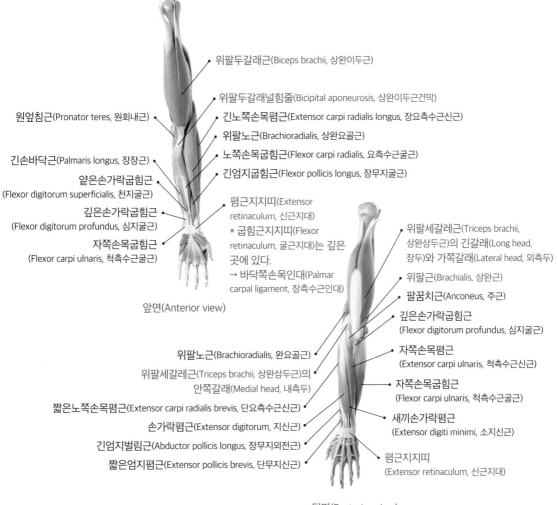

위팔두갈래근(Biceps brachii, 상완이두근)

위팔두갈래널힘줄(Bicipital aponeurosis, 상완이두근건막)
긴노쪽손목폄근(Extensor carpi radialis longus, 장요측수근신근)
위팔노근(Brachioradialis, 상완요골근)
노쪽손목굽힘근(Flexor carpi radialis, 요측수근굴근)
긴엄지굽힘근(Flexor pollicis longus, 장무지굴근)

원엎침근(Pronator teres, 원회내근)

긴손바닥근(Palmaris longus, 장장근)
얕은손가락굽힘근
(Flexor digitorum superficialis, 천지굴근)
깊은손가락굽힘근
(Flexor digitorum profundus, 심지굴근)
자쪽손목굽힘근
(Flexor carpi ulnaris, 척측수근굴근)

폄근지지띠(Extensor
retinaculum, 신근지대)
* 굽힘근지지띠(Flexor
retinaculum, 굴근지대)는 깊은
곳에 있다.
→ 바닥쪽손목인대(Palmar
carpal ligament, 장측수근인대)

앞면(Anterior view)

위팔세갈래근(Triceps brachii,
상완삼두근)의 긴갈래(Long head,
장두)와 가쪽갈래(Lateral head, 외측두)
위팔근(Brachialis, 상완근)
팔꿈치근(Anconeus, 주근)
깊은손가락굽힘근
(Flexor digitorum profundus, 심지굴근)
자쪽손목폄근
(Extensor carpi ulnaris, 척측수근신근)
자쪽손목굽힘근
(Flexor carpi ulnaris, 척측수근굴근)
새끼손가락폄근
(Extensor digiti minimi, 소지신근)
폄근지지띠
(Extensor retinaculum, 신근지대)

위팔노근(Brachioradialis, 완요골근)
위팔세갈래근(Triceps brachii, 상완삼두근)의
안쪽갈래(Medial head, 내측두)
짧은노쪽손목폄근(Extensor carpi radialis brevis, 단요측수근신근)
손가락폄근(Extensor digitorum, 지신근)
긴엄지벌림근(Abductor pollicis longus, 장무지외전근)
짧은엄지폄근(Extensor pollicis brevis, 단무지신근)

뒤면(Posterior view)

▲ 아래팔(Forearm)의 근육들 1

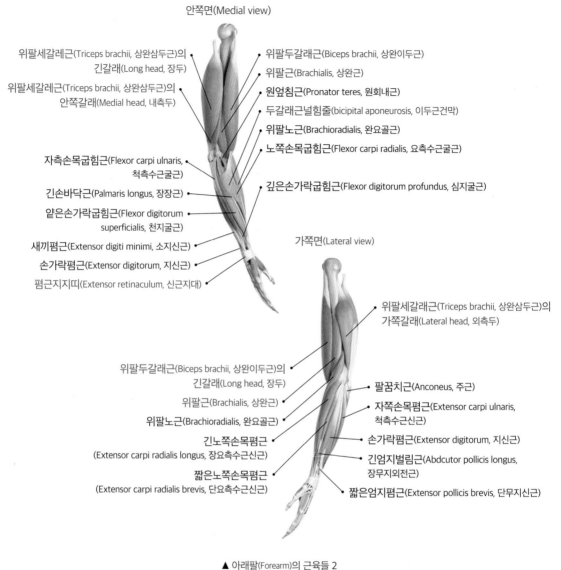

안쪽면(Medial view)

위팔세갈래근(Triceps brachii, 상완삼두근)의 긴갈래(Long head, 장두)

위팔세갈래근(Triceps brachii, 상완삼두근)의 안쪽갈래(Medial head, 내측두)

위팔두갈래근(Biceps brachii, 상완이두근)

위팔근(Brachialis, 상완근)

원엎침근(Pronator teres, 원회내근)

두갈래근널힘줄(bicipital aponeurosis, 이두근건막)

위팔노근(Brachioradialis, 완요골근)

노쪽손목굽힘근(Flexor carpi radialis, 요측수근굴근)

자측손목굽힘근(Flexor carpi ulnaris, 척측수근굴근)

긴손바닥근(Palmaris longus, 장장근)

얕은손가락굽힘근(Flexor digitorum superficialis, 천지굴근)

깊은손가락굽힘근(Flexor digitorum profundus, 심지굴근)

새끼폄근(Extensor digiti minimi, 소지신근)

손가락폄근(Extensor digitorum, 지신근)

폄근지지띠(Extensor retinaculum, 신근지대)

가쪽면(Lateral view)

위팔세갈래근(Triceps brachii, 상완삼두근)의 가쪽갈래(Lateral head, 외측두)

위팔두갈래근(Biceps brachii, 상완이두근)의 긴갈래(Long head, 장두)

위팔근(Brachialis, 상완근)

위팔노근(Brachioradialis, 완요골근)

긴노쪽손목폄근 (Extensor carpi radialis longus, 장요측수근신근)

짧은노쪽손목폄근 (Extensor carpi radialis brevis, 단요측수근신근)

팔꿈치근(Anconeus, 주근)

자쪽손목폄근(Extensor carpi ulnaris, 척측수근신근)

손가락폄근(Extensor digitorum, 지신근)

긴엄지벌림근(Abdcutor pollicis longus, 장무지외전근)

짧은엄지폄근(Extensor pollicis brevis, 단무지신근)

▲ 아래팔(Forearm)의 근육들 2

5-6-1 아래팔(Forearm, 전완) 영역의 앞쪽 근육들

아래팔 영역의 앞쪽 근육은 얕은층Superficial layer, 천대, 중간층Intermediate layer, 중간대, 깊은층Deep layer, 심대으로 구분합니다. 아래팔 영역 앞쪽 근육은 아래팔Forearm, 전완을 엎침Pronation, 회내 하거나 손목Wrist, 수근, 손Hand, 수, 손가락Finger, 수지을 구부리는 기능을 합니다.

아래팔 영역의 앞쪽 근육 중 얕은층의 근육은 총 4개로 안쪽Medial, 내측에서 가쪽Lateral, 외측

의 순서대로 나열하면 자쪽손목굽힘근Flexor carpi ulnaris, 척측수근굴근, 긴손바닥근Palmaris longus, 장장

근, 노쪽손목굽힘근Flexor carpi radialis, 요측수근굴근, 원엎침근Pronator teres, 원회내근이 있습니다. 얕은층

의 근육은 손목을 구부리거나(굽힘Flexion, 굴곡) 아래팔을 안쪽으로 돌리는(엎침Pronation, 회내) 기

능을 합니다.

자쪽손목굽힘근(Flexor carpi ulnaris, 척측수근굴근)

자갈래(Ulnar head, 척골두)가 이는 곳 :
자뼈(Ulna, 척골)의 팔꿈치머리(Olecranon, 주두)와 뒤모서리(Posterior border, 후연)
* 그림에서 뒤에 가려져 있음

위팔갈래(Humeral head, 상완골두)가 이는 곳 :
위팔뼈(Humerus, 상완골)의
안쪽위관절융기(Medial epicondyle, 내측상과)

닿는 곳 :
콩알뼈(Pisiform, 두상골),
갈고리뼈(Hamate, 유구골),
5번 손허리뼈(Metacarpal, 중수골)의 바닥

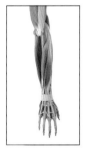

뒤면(Posterior view)
* 뒤면에서 근육의 면적이 많이 보이지만
안쪽위관절융기(Medial epicondyle, 내측상과)에서
일기 때문에 아래팔 영역의 앞쪽 근육이다

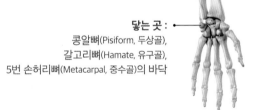

자쪽손목굽힘근
(Flexor carpi ulnaris, 척측수근굴근)

아래팔 영역의 앞쪽 부위 얕은층의 근육 중에서 해부학적 자세를 기준으로 가장 안쪽

에 위치한 자쪽손목굽힘근Flexor carpi ulnaris, 척측수근굴근은 위팔뼈Humerus, 상완골의 안쪽위관절융기

Medial epicondyle, 내측상과에서 시작하는 위팔갈래Humeral head, 상완골두와 자뼈Ulna, 척골의 팔꿈치머리

Olecranon, 주두에서 시작하는 자갈래Ulnar head, 척골두에서 일어나 8개의 손목뼈Carpal bone, 수근골 중 하나인 콩알뼈Pisiform, 두상골에 닿습니다.

해부학적 모양 때문에 손목을 굽힘Flexion, 굴곡시키며 자쪽굽힘Ulnar flexion, 척굴 (= 자쪽치우침 Ulnar deviation, 척측편위)의 움직임을 나타냅니다. 그리고 콩알뼈Pisiform, 두상골에서 일어나는 근육인 새끼손가락벌림근Abductor digiti minimi, 소지외전근이 움직임을 할 때 콩알뼈를 안정적으로 지지해 주는 기능도 합니다.

긴손바닥근(Palmaris longus, 장장근)

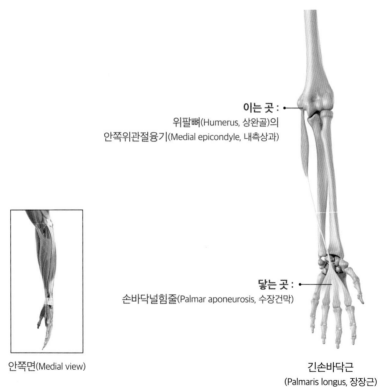

이는 곳 :
위팔뼈(Humerus, 상완골)의
안쪽위관절융기(Medial epicondyle, 내측상과)

닿는 곳 :
손바닥널힘줄(Palmar aponeurosis, 수장건막)

안쪽면(Medial view)

긴손바닥근
(Palmaris longus, 장장근)

'손바닥'의 뜻을 가진 라틴어 Palma에서 유래한 Palmaris와 '길다'의 뜻을 가진 라틴어 Longus에서 유래한 longus가 합쳐진 긴손바닥근Palmaris longus, 장장근은 얕은층을 구성하는 4개의 근육 중 안쪽에서 2번째에 위치합니다. 인구의 약 15% 정도는 이 근육이 없기도 합니다. 근육이 닿는 곳이 뼈가 아닌 손목의 굽힘근지지띠Flexor retinaculum, 굴근지대와 손바닥널힘줄Palmar aponeurosis, 수장건막이기에 이 근육이 없어도 다른 손목굽힘근Wrist flexor, 요골수근굴근들에 의해 손목의 움직임에 큰 영향을 미치지 않습니다. 그래서 긴손바닥근의 힘줄Tendon, 건을 팔꿈치관절Elbow joint, 주관절의 안쪽곁인대Medial collateral ligament, 내측측부인대에 이식하는 수술인 토미 존 수술Tommy john surgery을 진행하기도 합니다.

노쪽손목굽힘근(Flexor carpi radialis, 요측수근굴근)

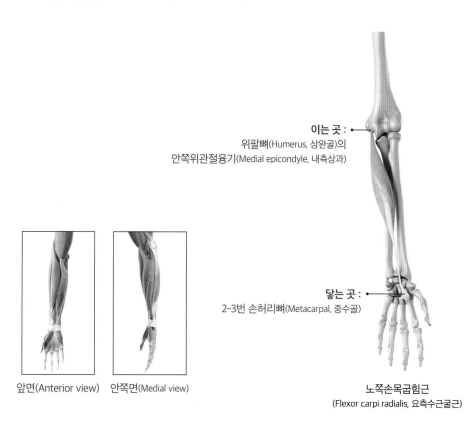

이는 곳 :
위팔뼈(Humerus, 상완골)의
안쪽위관절융기(Medial epicondyle, 내측상과)

닿는 곳 :
2-3번 손허리뼈(Metacarpal, 중수골)

앞면(Anterior view) 안쪽면(Medial view)

노쪽손목굽힘근
(Flexor carpi radialis, 요측수근굴근)

아래팔 앞쪽 영역의 얕은층을 구성하는 4개의 근육 중 해부학적 자세를 기준으로 안쪽에서 세 번째 위치한 노쪽손목굽힘근Flexor carpi radialis, 요측수근굴근은 자쪽손목굽힘근Flexor carpi ulnaris, 척측수근굴근과 같이 위팔뼈Humerus, 상완골의 안쪽위관절융기Medial epicondyle, 내측상과에서 일어나지만 근육이 닿는 방향이 노뼈Radius, 요골 쪽으로 향하여 붙여진 이름입니다. 하지만 실제로 닿는 부위는 노뼈Radius, 요골가 아닌 둘째와 셋째손허리뼈바닥Base of metacarpal bones, 중수골저입니다.

자쪽손목굽힘근Flexor carpi ulnaris, 척측수근굴근과 함께 강력한 손목의 굽힘근Wrist flexor, 요골수근굴근이며 손목을 노쪽굽힘Radial flexion, 요굴 (= 노쪽치우침Radial deviation, 요측편위) 시키는 기능을 합니다.

원엎침근(Pronator teres, 원회내근)

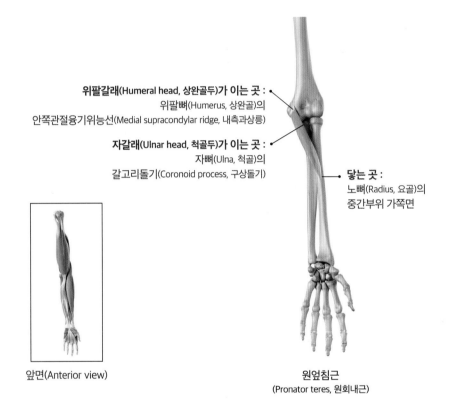

위팔갈래(Humeral head, 상완골두)가 이는 곳 :
위팔뼈(Humerus, 상완골)의
안쪽관절융기위능선(Medial supracondylar ridge, 내측과상릉)

자갈래(Ulnar head, 척골두)가 이는 곳 :
자뼈(Ulna, 척골)의
갈고리돌기(Coronoid process, 구상돌기)

닿는 곳 :
노뼈(Radius, 요골)의
중간부위 가쪽면

앞면(Anterior view)

원엎침근
(Pronator teres, 원회내근)

원엎침근Pronator teres, 원회내근은 '앞으로 기울어지거나 얼굴이 아래로 향해 눕는다'는 뜻의 라틴어 Pronus와 '길고 둥근 모양'을 나타내는 라틴어 Teres가 합쳐진 용어입니다. 이름에서 알 수 있듯 자뼈Ulna, 척골를 중심으로 하여 노뼈Raidus, 요골를 당겨 아래팔에서 엎침Pronation, 회내의 움직임을 만드는 기능을 합니다. 원엎침근은 근육이 이는 부위가 위팔뼈Humerus, 상완골의 안쪽관절융기위능선Medial supracondylar ridge, 내측과상릉과 자뼈Ulna, 척골의 앞면에 있는 갈고리돌기Coronoid process, 구상돌기이기 때문에 자쪽손목굽힘근Flexor carpi ualnaris, 척측수근굴근처럼 위팔갈래Humeral head, 상완골두와 자갈래Ulnar head, 척골로 나뉩니다.

아래팔 영역의 앞쪽 근육 중 중간층의 근육은 얕은손가락굽힘근Flexor digitorum superficialis, 천지굴근 하나만 존재합니다.

얕은손가락굽힘근(Flexor digitorum superficialis, 천지굴근)

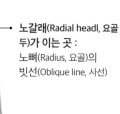

위팔자갈래(Humeroulnar head, 상완척골두)가 이는 곳 :
위팔뼈(Humerus, 상완골)의 안쪽위관절융기(Medial epicondyle, 내측상과)와
자뼈(Ulna, 척골)의 갈고리돌기(Coronoid process, 구상돌기)의
안쪽모서리(Medial margin, 내측연)

노갈래(Radial headl, 요골두)가 이는 곳 :
노뼈(Radius, 요골)의
빗선(Oblique line, 사선)

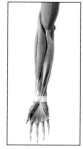
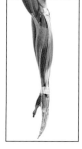

앞면(Anterior view)　　안쪽면(Medial view)

닿는 곳 :
2-5번 중간마디뼈
(Middle phalanx, 중절골) 바닥의
양 가쪽면

얕은손가락굽힘근
(Flexor digitorum superficialis, 천지굴근)

아래팔 영역의 앞쪽 부위 중간층에 존재하는 유일한 근육인 얕은손가락굽힘근Flexor digitorum superficialis, 천지굴근은 위팔자갈래Humeroulnar head, 상완척골두와 노갈래Radial head, 요골두로 이는 곳이 두 곳입니다. 얕은손가락굽힘근의 힘줄Tendon, 건은 네 갈래로 나뉘어 두 번째에서 다섯 번째 손가락에 닿습니다. 각각의 손가락에 닿는 힘줄의 끝은 다시 두 갈래로 나뉘어 손가락의 중간마디뼈Middle phalanx, 중절골의 양 옆에 붙는 특징이 있습니다. 두 갈래로 나뉜 힘줄의 아래로 깊은손가락굽힘근Flexor digitorum profundus, 심지굴근의 힘줄이 지나갑니다.

아래팔 영역의 앞쪽 근육 중 깊은층의 근육은 총 3개로 깊은손가락굽힘근Flexor digitorum profundus, 심지굴근, 긴엄지굽힘근Flexor pollicis longus, 장무지굴근, 네모엎침근Pronator quadratus, 방형회내근이 있습니다. 깊은손가락굽힘근과 긴엄지굽힘근의 깊은층 아래쪽에 네모엎침근이 존재합니다.

깊은손가락굽힘근(Flexor digitorum profundus, 심지굴근)

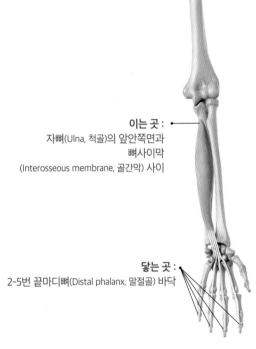

이는 곳 :
자뼈(Ulna, 척골)의 앞안쪽면과
뼈사이막
(Interosseous membrane, 골간막) 사이

닿는 곳 :
2-5번 끝마디뼈(Distal phalanx, 말절골) 바닥

깊은손가락굽힘근(Flexor digitorum profundus, 심지굴근)

깊은층을 구성하는 세 개의 근육 중 아래팔의 가장 위쪽에서 이는 근육인 깊은손가락굽힘근Flexor digitorum profundus, 심지굴근은 얕은손가락굽힘근Flexor digitorum superficialis, 천지굴근의 깊은층에서 네 개의 힘줄Tendon, 건로 나뉘어 얕은손가락굽힘근의 두 갈래로 갈라진 힘줄 사이를 지나 두 번째에서 다섯 번째 손가락의 끝마디뼈Distal phalanx, 말절골에 닿습니다. 손가락의 마지막 끝을 구부릴 수 있는 유일한 근육입니다.

긴엄지굽힘근(Flexor pollicis longus, 장무지굴근)

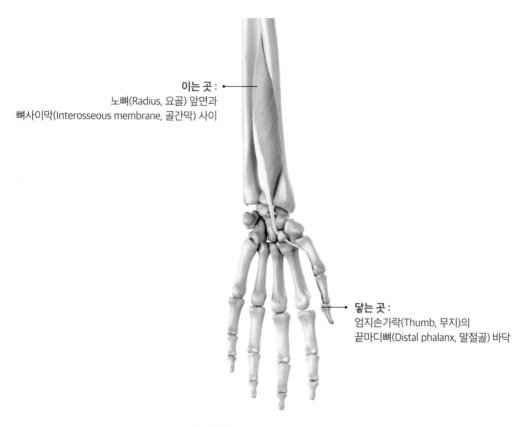

이는 곳 :
노뼈(Radius, 요골) 앞면과
뼈사이막(Interosseous membrane, 골간막) 사이

닿는 곳 :
엄지손가락(Thumb, 무지)의
끝마디뼈(Distal phalanx, 말절골) 바닥

긴엄지굽힘근(Flexor pollicis longus, 장무지굴근)

깊은층을 구성하는 세 개의 근육 중 아래팔의 중간에서부터 이는 근육인 긴엄지굽힘근
Flexor pollicis longus, 장무지굴근은 노뼈Radius, 요골에서 이는 근육으로 크기에 비해 매우 강력한 힘을
냅니다.

네모엎침근(Pronator quadratus, 방형회내근)

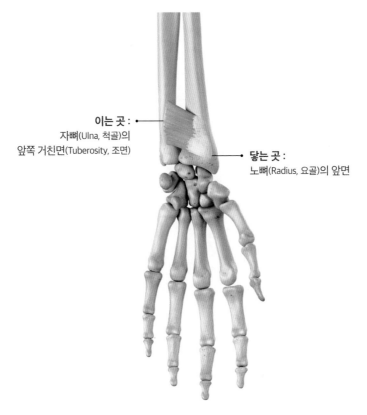

이는 곳 :
자뼈(Ulna, 척골)의
앞쪽 거친면(Tuberosity, 조면)

닿는 곳 :
노뼈(Radius, 요골)의 앞면

네모엎침근(Pronator quadratus, 방형회내근)

깊은층을 구성하는 세 개의 근육 중 아래팔의 먼쪽에서 이는 근육인 네모엎침근Pronator quadratus, 방형회내근은 깊은손가락굽힘근Flexor digitorum profundus, 심지굴근과 긴엄지굽힘근Flexor pollicis longus, 장무지굴근에 덮혀 있습니다. 아래팔 영역의 앞쪽 얕은층 근육인 원엎침근Pronator teres, 원회내근과 함께 자뼈Ulna, 척골를 중심으로 노뼈Raidus, 요골를 당겨 아래팔의 엎침Pronation, 회내 동작을 만드는 기능을 합니다.

| 아래팔 영역의 앞쪽 근육들 |

1. 얕은층Superficial layer, 천대

이는곳(Origin)	닿는곳(Insertion)	작용(Action)	신경지배(Innervation)
자쪽손목굽힘근(Flexor carpi ulanris, 척측수근굴근)			
위팔갈래(Humeral head, 상완골두)	콩알뼈(Pisiform, 두상골), 갈고리뼈(Hamate, 유구골), 5번 손허리뼈(Metacarpal, 중수골)의 바닥	손목관절(Wrist joint, 요골수근관절)의 굽힘 (Flexion, 굴곡), 자쪽굽힘 (Ulnar flexion, 척굴) = 자쪽치우침(Ulnar deviation, 척측편위)	C7, C8, T1 자신경 (Ulnar nerve, 척골신경)
위팔뼈(Humerus, 상완골)의 안쪽위관절융기(Medial epicondyle, 내측상과)			
자갈래(Ulnar head, 척골두)			
자뼈(Ulna, 척골)의 팔꿈치머리(Olecranon, 주두)와 뒤모서리(Posterior border, 후연)			
긴손바닥근(Palmaris longus, 장장근)			
위팔뼈(Humerus, 상완골)의 안쪽위관절융기(Medial epicondyle, 내측상과)	손바닥널힘줄(Palmar aponeurosis, 수장건막)	손목관절(Wrist joint, 요골수근관절)의 굽힘(Flexion, 굴곡) 보조, 손을 쥘 때 힘의 분산을 막음	C7, C8 정중신경 (Median nerve)
노쪽손목굽힘근(Flexor carpi radialis, 요측수근굴근)			
위팔뼈(Humerus, 상완골)의 안쪽위관절융기(Medial epicondyle, 내측상과)	2-3번 손허리뼈 (Metacarpal, 중수골)	손목관절(Wrist joint, 요골수근관절)의 굽힘(Flexion, 굴곡), 노쪽굽힘 (Radial flexion, 요굴) = 노쪽치우침(Radial deviation, 요측편위)	C6, C7 정중신경 (Median nerve)
원엎침근(Pronator teres, 원회내근)			
위팔갈래(Humeral head, 상완골두)	노뼈(Radius, 요골)의 중간부위 위 가쪽면	아래팔(Forearm, 전완)의 엎침(Pronation, 회내)	C6, C7 정중신경 (Median nerve)
위팔뼈(Humerus, 상완골)의 안쪽관절융기위능선 (Medial supracondylar ridge, 내측과상릉)			
자갈래(Ulnar head, 척골두)			
자뼈(Ulna, 척골)의 갈고리돌기(Coronoid process, 구상돌기)			

2. 중간층Intermediate layer, 중대

이는곳(Origin)	닿는곳(Insertion)	작용(Action)	신경지배(Innervation)
얕은손가락굽힘근(Flexor digitorum superficialis, 천지굴근)			
위팔자갈래(Humeroulnar head, 상완척골두) 위팔뼈(Humerus, 상완골)의 안쪽위관절융기(Medial epicondyle, 내측상과)와 자뼈(Ulna, 척골)의 갈고리돌기(Coronoid process, 구상돌기)의 안쪽모서리(Medial margin, 내측연) **노갈래(Radial head, 요골두)** 노뼈(Ridius, 요골)의 빗선(Oblique line, 사선)	2-5번 중간마디뼈(Middle phalanx, 중절골) 바닥의 양 가쪽면	2-5번 몸쪽손가락뼈사이관절(Proximal interphalangeal joint, 근위지절간관절)과 손허리손가락관절(Metacarpophalangeal joint, 중수지관절), 손목관절(Wrist joint, 요골수근관절)의 굽힘(Flexion, 굴곡)	C8, T1 정중신경(Median nerve)

2. 깊은층Deep layer, 심대

이는곳(Origin)	닿는곳(Insertion)	작용(Action)	신경지배(Innervation)
깊은손가락굽힘근(Flexor digitorum profundus, 심지굴근)			
자뼈(Ulna, 척골)의 앞안쪽면과 뼈사이막(Interosseous membrane, 골간막) 사이	2-5번 끝마디뼈(Distal phalanx, 말절골) 바닥	2-5번 먼쪽손가락뼈사이관절(Distal interphalangeal joint, 원위지절간관절)과 몸쪽손가락뼈사이관절(Proximal interphalangeal joint, 근위지절간관절), 손허리손가락관절(Metacarpophalangeal joint, 중수지관절), 손목관절(Wrist joint, 요골수근관절)의 굽힘(Flexion, 굴곡)	가쪽절반(2,3번 손가락)은 정중신경(Median nerve), 안쪽절반(4,5번 손가락)은 C8, T1 자신경(Ulnar nerve, 척골신경)
긴엄지굽힘근(Flexor pollicis longus, 장무지굴근)			
노뼈(Radius, 요골) 앞면과 뼈사이막(Interosseous membrane, 골간막) 사이	엄지손가락(Thumb, 무지)의 끝마디뼈(Distal phalanx, 말절골) 바닥	엄지손가락(Thumb, 무지)의 손가락뼈사이관절(Interphalangeal, 지절간관절), 손허리손가락관절(Metacarpophalangeal joint, 중수지관절)의 굽힘(Flexion, 굴곡)	C7, C8 정중신경(Median nerve)

이는곳(Origin)	닿는곳(Insertion)	작용(Action)	신경지배(Innervation)
네모엎침근(Pronator quadratus, 방형회내근)			
자뼈(Ulna, 척골)의 앞쪽 거친면(Tuberosity, 조면)	노뼈(Radius, 요골)의 앞면	아래팔(Forearm, 전완)의 엎침(Pronation, 회내)	C7, C8 정중신경(Median nerve)

5-6-2 아래팔(Forearm, 전완) 영역의 뒤쪽 근육들

아래팔 영역의 뒤쪽 근육은 얕은층Superficial layer, 천대과 깊은층Deep layer, 심대으로 구분합니다. 아래팔 영역 뒤쪽 근육은 아래팔Forearm, 전완을 뒤침Supination, 회외하거나 손목Wrist, 수근, 손Hand, 수, 손가락Finger, 수지을 펴는 기능을 합니다.

아래팔 영역의 뒤쪽 근육 중 얕은층의 근육은 총 7개로 해부학적 위치를 기준으로 가쪽Lateral, 외측에서 안쪽Medial, 내측의 순서로 위팔노근Brachioradialis, 완요골근, 긴노쪽손목폄근Extensor carpi radialis longus, 장요측수근신근, 짧은노쪽손목폄근Extensor carpi radialis brevis, 단요측수근신근, 손가락폄근Extensor digitorum, 지신근, 새끼폄근Extensor digiti minimi, 소지신근, 자쪽손목폄근Extensor carpi ulnaris, 척측수근신근, 팔꿈치근Anconeus, 주근 등이 있습니다. 위팔노근Brachioradialis, 완요골근과 팔꿈치근Anconeus, 주근을 제외한 얕은층의 근육은 모두 손목을 지나 손의 뼈에 부착합니다.

위팔노근(Brachioradialis, 완요골근)

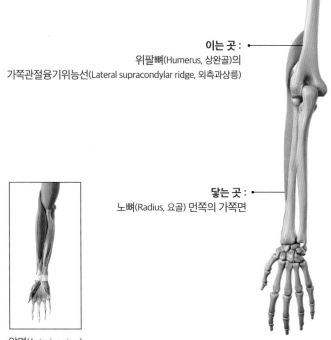

이는 곳 :
위팔뼈(Humerus, 상완골)의
가쪽관절융기위능선(Lateral supracondylar ridge, 외측과상릉)

닿는 곳 :
노뼈(Radius, 요골) 먼쪽의 가쪽면

앞면(Anterior view)
* 앞면에서 근육의 면적이 많이 보이지만
가쪽위관절융기(Lateral epicondyle, 외측상과)의
뒤면에서 일기때문에 아래팔 영역의 뒤쪽 근육이다

위팔노근
(Brachioradialis, 완요골근)

영어 Brachioradialis는 '팔뚝'을 의미하는 라틴어 Brachium에서 유래한 '위팔Upper arm, 상완'을 뜻하는 Brachio와 노뼈Radius, 요골의 의미인 Radialis가 합쳐진 용어입니다. 아래팔 영역의 뒤쪽 근육은 팔꿈치Elbow, 주관절와 손목Wrist, 수근 등을 펴는 기능을 하는 근육들이 존재하는데 위팔노근Brachioradialis, 완요골근만 예외적으로 팔꿈치를 굽히는 기능을 하는 근육입니다. 그리고 근육의 닿는 곳이 노뼈Radius, 요골의 먼쪽 가쪽면이기 때문에 손목이나 손, 손가락의 움직임에는 직접적인 영향을 미치지 않습니다.

근육이 부착된 위치 때문에 팔꿈치를 굽히는 근육인 위팔두갈래근Biceps brachii, 상완이두근과 위팔근Brachialis, 상완근에 비해 굽힘을 하는 데 큰 힘을 쓰기보다는 굽힘을 보조하는 정도의 힘을 발휘하고, 아래팔의 위치에 따라 엎침Pronation, 회내과 뒤침Supination, 회외의 움직임 모두에 관여합니다.

긴노쪽손목폄근(Extensor carpi radialis longus, 장요측수근신근)

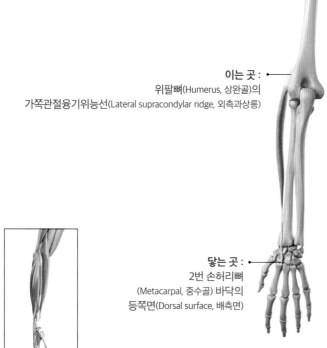

이는 곳 :
위팔뼈(Humerus, 상완골)의
가쪽관절융기위능선(Lateral supracondylar ridge, 외측과상릉)

닿는 곳 :
2번 손허리뼈
(Metacarpal, 중수골) 바닥의
등쪽면(Dorsal surface, 배측면)

긴노쪽손목폄근
(Extensor carpi radialis longus, 장요측수근신근)

가쪽면(Lateral view)

위팔노근Brachioradialis, 완요골글의 깊은층에 위치한 긴노쪽손목폄근Extensor carpi radialis longus, 장요측수근신근은 손목을 젖히는 폄Extension, 신전의 동작과 노쪽굽힘Radial flexion, 요굴 (= 노쪽치우침Radial deviation, 요측편위) 시키는 기능을 합니다.

짧은노쪽손목폄근(Extensor carpi radialis brevis, 단요측수근신근)

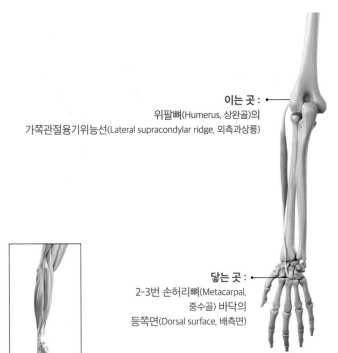

이는 곳 :
위팔뼈(Humerus, 상완골)의
가쪽관절융기위능선(Lateral supracondylar ridge, 외측과상릉)

닿는 곳 :
2-3번 손허리뼈(Metacarpal,
중수골) 바닥의
등쪽면(Dorsal surface, 배측면)

짧은노쪽손목폄근
(Extensor carpi radialis brevis, 단요측수근신근)

가쪽면(Lateral view)

긴노쪽손목폄근Extensor carpi radialis longus, 장요측수근신근보다 안쪽에 위치한 짧은노쪽손목폄근Extensor carpi radialis brevis, 단요측수근신근은 긴노쪽손목폄근Extensor carpi radialis longus, 장요측수근신근과 함께 손목을 젖히는 폄Extension, 신전의 동작과 노쪽굽힘Radial flexion, 요굴 (= 노쪽치우침Radial deviation, 요측편위) 시키는 기능을 합니다.

손가락폄근(Extensor digitorum, 지신근)

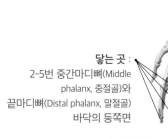

이는 곳 :
위팔뼈(Humerus, 상완골)의
가쪽관절융기위능선(Lateral supracondylar ridge, 외측과상릉)

닿는 곳 :
2-5번 중간마디뼈(Middle
phalanx, 중절골)와
끝마디뼈(Distal phalanx, 말절골)
바닥의 등쪽면

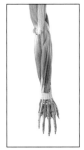

뒤면(Posterior view)

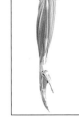

가쪽면(Lateral view)

손가락폄근(Extensor digitorum, 지신근)

손가락폄근Extensor digitorum, 지신근은 두 번째에서 다섯 번째 손가락을 펴는 근육으로 네 갈래의 힘줄Tendon, 건로 나뉘어 각 손가락으로 닿는 것이 아래팔 앞쪽 영역의 얕은손가락굽힘근Flexor digitorum superficialis, 천지굴근과 깊은손가락굽힘근Flexor digitorum profundus, 심지굴근의 모양과 같지만, 이들과 다르게 손가락폄근Extensor digitorum, 지신근의 힘줄Tendon, 건은 서로 연결되는 형태를 보입니다.

두 번째에서 다섯 번째 손가락을 한 번에 펼 수 있는 유일한 근육이면서 손가락을 펴는 근육 중 가장 큰 힘을 냅니다.

새끼폄근(Extensor digiti minimi, 소지신근)

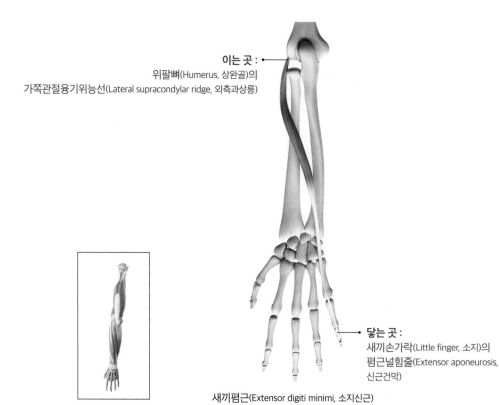

이는 곳 :
위팔뼈(Humerus, 상완골)의
가쪽관절융기위능선(Lateral supracondylar ridge, 외측과상릉)

닿는 곳 :
새끼손가락(Little finger, 소지)의
폄근널힘줄(Extensor aponeurosis,
신근건막)

새끼폄근(Extensor digiti minimi, 소지신근)

뒤면(Posterior view)

손가락폄근Extensor digitorum, 지신근보다 안쪽에 위치한 새끼폄근Extensor digiti minimi, 소지신근은 작고 얇은 근육으로 손가락폄근Extensor digitorum, 지신근이 손가락을 펼 때, 폄Extension, 신전의 기능을 보조합니다.

자쪽손목폄근(Extensor carpi ulanris, 척측수근신근)

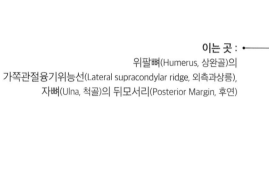

이는 곳 :
위팔뼈(Humerus, 상완골)의
가쪽관절융기위능선(Lateral supracondylar ridge, 외측과상릉),
자뼈(Ulna, 척골)의 뒤모서리(Posterior Margin, 후연)

닿는 곳 :
5번 손허리뼈(Metacarpal, 중수골)의
바닥 안쪽에 있는 결절(Tubercle)

자쪽손목폄근
(Extensor carpi ulnaris, 척측수근신근)

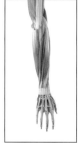

뒤면(Posterior view)

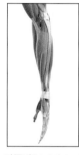

안쪽면(Medial view)

새끼폄근Extensor digiti minimi, 소지신근 보다 안쪽에 위치한 자쪽손목폄근Extensor carpi ulnaris, 척측수근 신근은 손목을 폄Extension, 신전시키며 자쪽굽힘Ulnar flexion, 척굴 (= 자쪽치우침Ulnar deviation, 척측편위)의 움 직임을 나타냅니다.

팔꿈치근(Anconeus, 주근)

이는 곳 :
위팔뼈(Humerus, 상완골)의
가쪽관절융기위능선(Lateral supracondylar ridge, 외측과상릉)

닿는 곳 :
자뼈(Ulna, 척골)의
팔꿈치머리(Olecranon, 주두)와
몸통(Body, 체)의 뒤면

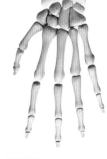

뒤면(Posterior view)

팔꿈치근(Anconeus, 주근)

    아래팔 뒤쪽 영역의 얕은층 근육 중 해부학적 자세를 기준으로 가장 안쪽에 위치한 팔꿈치근Anconeus, 주근은 '팔꿈치'를 뜻하는 그리스어 ancōn에서 라틴어 Anconaeus를 지나 현재의 Anconeus라는 용어로 사용되는 작은 근육입니다. 팔꿈치관절Elbow joint, 주관절을 펼 때 위팔세갈래근Triceps brachii, 상완삼두근과 함께 폄Extension, 신전을 보조하고, 관절주머니Joint capsule, 관절낭를 잡아당겨 관절사이에 관절주머니가 끼이는 것을 막아줍니다.

아래팔 영역의 뒤쪽 근육 중 깊은층의 근육은 총 5개로 해부학적 위치를 기준으로 위쪽 Superior, 상에서 아래쪽Inferior, 하의 순서로 손뒤침근Supinator, 회외근, 긴엄지벌림근Abductor pollicis longus, 장무지외전근, 짧은엄지폄근Extensor pollicis brevis, 단무지신근, 긴엄지폄근Extensor pollicis longus, 장무지신근, 집게폄근Extensor indicis, 시지신근이 있습니다.

손뒤침근(Supinator, 회외근)

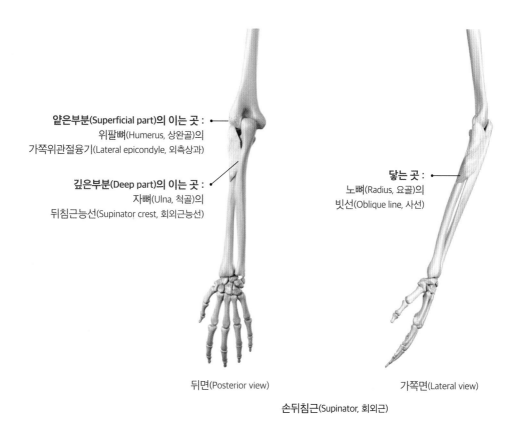

얕은부분(Superficial part)의 이는 곳 :
위팔뼈(Humerus, 상완골)의
가쪽위관절융기(Lateral epicondyle, 외측상과)

깊은부분(Deep part)의 이는 곳 :
자뼈(Ulna, 척골)의
뒤침근능선(Supinator crest, 회외근능선)

닿는 곳 :
노뼈(Radius, 요골)의
빗선(Oblique line, 사선)

뒤면(Posterior view)　　　　가쪽면(Lateral view)

손뒤침근(Supinator, 회외근)

아래팔 뒤쪽 영역의 깊은층 근육 중 해부학적 자세를 기준으로 가장 위쪽에 위치한 손뒤침근Supinator, 회외근은 위팔뼈Humerus, 상완골의 가쪽위관절융기Lateral epicondyle, 외측상과와 가쪽곁인대Lateral collateral ligament, 외측측부인대, 그리고 고리인대Annular ligament, 윤상인대에서 이는 얕은부분Superficial part, 천부과 자뼈Ulna, 척골의 뒤침근능선Supinator crest, 회외근릉에서 이는 깊은부분Deep part, 심부, 두 갈래에서 근육이 일어납니다.

위팔두갈래근Biceps brachii, 상완이두근과 함께 아래팔을 뒤침Supination, 회외 시키는 기능을 하는 근육으로 팔꿈치가 구부러진 상태에서는 손뒤침근Supinator, 회외근보다 위팔두갈래근Biceps brachii, 상완이두근이 더 강한 뒤침Supination, 회외의 기능을 합니다.

긴엄지벌림근(Abductor pollicis longus, 장무지외전근)

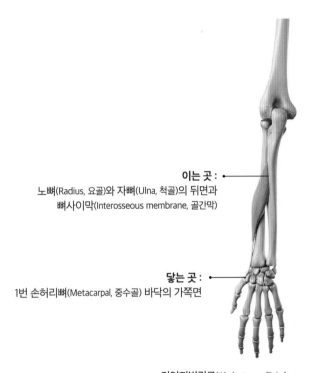

이는 곳 :
노뼈(Radius, 요골)와 자뼈(Ulna, 척골)의 뒤면과
뼈사이막(Interosseous membrane, 골간막)

닿는 곳 :
1번 손허리뼈(Metacarpal, 중수골) 바닥의 가쪽면

긴엄지벌림근(Abductor pollicis longus, 장무지외전근)

긴엄지벌림근Abductor pollicis longus, 장무지원전근은 아래팔의 중간영역에서 시작되어 아래팔 뒤쪽 영역의 얕은층 근육인 손가락폄근Extensor digitorum, 지신근과 노쪽손목폄근Extensor carpi radialis, 요측수근신근 사이로 지나갑니다. 엄지손가락을 벌림Abduction, 외전하는 기능과 함께 엄지손가락을 폄Extension, 신전하는 기능을 보조합니다.

짧은엄지폄근(Extensor pollicis brevis, 단무지신근)

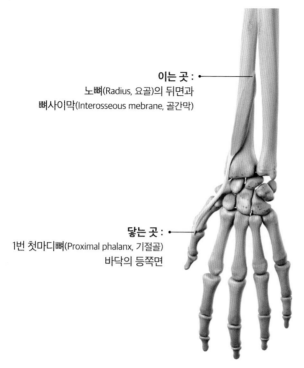

이는 곳 :
노뼈(Radius, 요골)의 뒤면과
뼈사이막(Interosseous mebrane, 골간막)

닿는 곳 :
1번 첫마디뼈(Proximal phalanx, 기절골)
바닥의 등쪽면

짧은엄지폄근(Extensor pollicis brevis, 단무지신근)

짧은엄지폄근Extensor pollicis brevis, 단무지신근은 긴엄지벌림근Abductor pollicis longus, 장무지외전근 아래쪽에서 시작하여 긴엄지벌림근과 함께 아래팔 뒤쪽 영역의 얕은층 근육인 손가락폄근Extensor digitorum, 지신근과 노쪽손목폄근Extensor carpi radialis, 요측수근신근 사이로 지나갑니다. 엄지손가락의 첫마디뼈Proximal phalanx, 기절골에 닿아 손허리손가락관절Metacarpophalangeal joint, 중수지절관절과 손목손허리관절Carpometacarpal joint, 수근중수관절을 폄Extension, 신전하는 기능을 합니다.

긴엄지폄근(Extensor pollicis longus, 장무지신근)

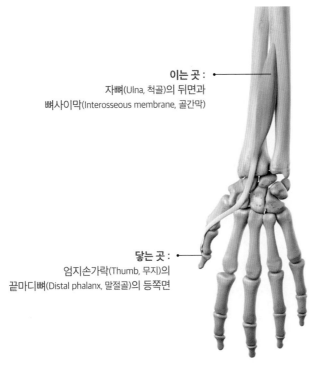

이는 곳 :
자뼈(Ulna, 척골)의 뒤면과
뼈사이막(Interosseous membrane, 골간막)

닿는 곳 :
엄지손가락(Thumb, 무지)의
끝마디뼈(Distal phalanx, 말절골)의 등쪽면

긴엄지폄근(Extensor pollicis longus, 장무지신근)

짧은엄지폄근Extensor pollicis brevis, 단무지신근의 아래에서 이는 긴엄지폄근Extensor pollicis longus, 장무
지신근은 엄지손가락의 끝마디뼈Distal phalanx, 말절골에 닿는 유일한 근육입니다. 손가락뼈사이관
절Interphalangeal joint, 지절간관절, 손허리손가락관절Metacarpophalangeal joint, 중수지절관절, 손목손허리관절
Carpometacarpal joint, 수근중수관절을 폄Extension, 신전하는 기능을 합니다.

집게폄근(Extensor indicis, 시지신근)

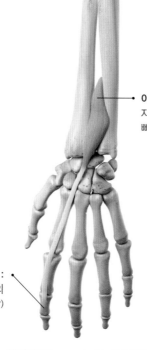

이는 곳 :
자뼈(Ulna, 척골)의 뒤면과
뼈사이막(Interosseous membrane, 골간막)

닿는 곳 :
집게손가락(Index finger, 시지)의
폄근널힘줄(Extensor aponeurosis, 신근건막)

집게폄근(Extensor indicis, 시지신근)

아래팔 뒤쪽영역의 깊은층 근육중에서 가장 아래쪽에 위치한 집게폄근Extensor indicis, 시지신
근은 집게손가락Index finger, 시지을 폄Extension, 신전 하는 기능을 보조합니다.

| 아래팔 영역의 뒤쪽 근육들 |

1. 얕은층 Superficial layer, 천대

이는곳(Origin)	닿는곳(Insertion)	작용(Action)	신경지배(Innervation)
위팔노근(Brachioradialis, 완요골근)			
위팔뼈(Humerus, 상완골)의 가쪽관절융기위능선 (Lateral supracondylar ridge, 외측과상릉)	노뼈(Radius, 요골) 먼쪽의 가쪽면	팔꿈치관절(Elbow joint 주관절)의 굽힘(Flexion, 굴곡) 보조, 아래팔(Forearm, 전완)이 엎침(Pronation, 회내) 된 상태에서는 뒤침(Supination, 회외), 뒤침(Supination, 회외) 된 상태에서는 엎침(Pronation, 회내)	C5, C6 노신경 (Radial nerve, 요골신경)
긴노쪽손목폄근(Extensor carpi raidalis longus, 장요측수근신근)			
위팔뼈(Humerus, 상완골)의 가쪽관절융기위능선 (Lateral supracondylar ridge, 외측과상릉)	2번 손허리뼈(Metacarpal, 중수골) 바닥의 등쪽면 (Dorsal surface, 배측면)	손목관절(Wrist joint, 요골수근관절)의 폄(Extension, 신전), 노쪽굽힘(Radial flexion, 요굴) = 노쪽치우침(Radial deviation, 요측편위)	C6, C7 노신경 (Radial nerve, 요골신경)
짧은노쪽손목폄근 (Extensor carpi radialis brevis, 단요측수근신근)			
위팔뼈(Humerus, 상완골)의 가쪽관절융기위능선 (Lateral supracondylar ridge, 외측과상릉)	2-3번 손허리뼈 (Metacarpal, 중수골) 바닥의 등쪽면(Dorsal surface, 배측면)		C7, C8 노신경 (Radial nerve, 요골신경)
손가락폄근(Extensor digitorum, 지신근)			
위팔뼈(Humerus, 상완골)의 가쪽관절융기위능선 (Lateral supracondylar ridge, 외측과상릉)	2-5번 중간마디뼈(Middle phalanx, 중절골)와 끝마디뼈(Distal phalanx, 말절골) 바닥의 등쪽면	2-5번 먼쪽손가락뼈사이관절(Distal interphalangeal joint, 원위지절간관절)과 몸쪽손가락뼈사이관절(Proximal interphalangeal joint, 근위지절간관절), 손허리손가락관절(Metacarpophalangeal joint, 중수지관절), 손목관절(Wrist joint, 요골수근관절)의 폄(Extension, 신전)	C7, C8 뒤뼈사이신경 (Posterior interosseous nerve, 후골간신경)
새끼폄근(Extensor digiti minimi, 소지신근)			
위팔뼈(Humerus, 상완골)의 가쪽관절융기위능선 (Lateral supracondylar ridge, 외측과상릉)	새끼손가락(Little finger, 소지)의 폄근널힘줄(Extensor aponeurosis, 신근건막)	새끼손가락(Little finger, 소지)의 폄(Extension, 신전)	C7, C8 뒤뼈사이신경 (Posterior interosseous nerve, 후골간신경)

이는곳(Origin)	닿는곳(Insertion)	작용(Action)	신경지배(Innervation)
자쪽손목폄근(Extensor carpi ulnaris, 척측수근신근)			
위팔뼈(Humerus, 상완골)의 가쪽관절융기위능선(Lateral supracondylar ridge, 외측과상릉), 자뼈(Ulna, 척골)의 뒤모서리(Posterior Margin, 후연)	5번 손허리뼈(Metacarpal, 중수골)의 바닥 안쪽에 있는 결절(Tubercle)	손목관절(Wrist joint, 요골수근관절)의 폄(Extension, 신전), 자쪽굽힘(Ulnar flexion, 척굴) = 자쪽치우침(Ulnar deviation, 척측편위)	C7, C8 뒤뼈사이신경(Posterior interosseous nerve, 후골간신경)
팔꿈치근(Anconeus, 주근)			
위팔뼈(Humerus, 상완골)의 가쪽관절융기위능선(Lateral supracondylar ridge, 외측과상릉)	자뼈(Ulna, 척골)의 팔꿈치머리(Olecranon, 주두)와 몸통(Body, 체)의 뒤면	팔꿈치관절(Elbow joint, 주관절)의 폄(Extension, 신전) 보조	C6, C7, C8 노신경(Radial nerve, 요골신경)

2. 깊은층Deep layer, 심대

이는곳(Origin)	닿는곳(Insertion)	작용(Action)	신경지배(Innervation)
손뒤침근(Supinator, 회외근)			
얕은 부분(Superficial part, 천부) 위팔뼈(Humerus, 상완골)의 가쪽위관절융기(Lateral epicondyle, 외측상과) **깊은 부분**(Deep part, 심부) 자뼈(Ulna, 척골)의 뒤침근능선(Supinator crest, 회외근능선)	노뼈(Radius, 요골)의 빗선(Oblique line, 사선)	아래팔(Forearm, 전완)의 뒤침(Supination, 회외)	C6, C7 뒤뼈사이신경(Posterior interosseous nerve, 후골간신경)
긴엄지벌림근(Abductor pollicis longus, 장무지외전근)			
노뼈(Radius, 요골)과 자뼈(Ulna, 척골)의 뒷면과 뼈사이막(Interosseous membrane, 골간막)	1번 손허리뼈(Metacarpal, 중수골) 바닥의 가쪽면	엄지(Thumb, 무지)의 손허리손가락관절(Metacarpophalangeal joint, 중수지절관절)의 벌림(Abduction, 외전), 폄(Extension, 신전)을 보조	C7, C8 뒤뼈사이신경(Posterior interosseous nerve, 후골간신경)

이는곳(Origin)	닿는곳(Insertion)	작용(Action)	신경지배(Innervation)
짧은엄지폄근(Extensor pollicis brevis, 단무지신근)			
노뼈(Radius, 요골)의 뒷면과 뼈사이막(Interosseous mebrane, 골간막)	1번 첫마디뼈(Proximal phalanx, 기절골) 바닥의 등쪽면	엄지(Thumb, 무지)의 손허리손가락관절(Metacarpophalangeal joint, 중수지절관절)과 손목손허리관절(Carpometacarpal joint, 수근중수관절)의 폄(Extension, 신전)	C7, C8 뒤뼈사이신경(Posterior interosseous nerve, 후골간신경)
긴엄지폄근(Extensor pollicis longus, 장무지신근)			
자뼈(Ulna, 척골)의 뒷면과 뼈사이막(Interosseous membrane, 골간막)	엄지손가락(Thumb, 무지)의 끝마디뼈(Distal phalanx, 말절골)의 등쪽면	엄지(Thumb, 무지)의 손가락뼈사이관절(Interphalangeal joint, 지절간관절), 손허리손가락관절(Metacarpophalangeal joint, 중수지절관절), 손목손허리관절(Carpometacarpal joint, 수근중수관절)의 폄(Extension, 신전)	C7, C8 뒤뼈사이신경(Posterior interosseous nerve, 후골간신경)
집게폄근(Extensor indicis, 시지신근)			
자뼈(Ulna, 척골)의 뒷면과 뼈사이막(Interosseous membrane, 골간막)	집게손가락(Index finger, 시지)의 폄근널힘줄(Extensor aponeurosis, 신근건막)	집게손가락(Index finger, 시지)의 폄(Extension, 신전)	C7, C8 뒤뼈사이신경(Posterior interosseous nerve, 후골간신경)

5-7 손 영역의 근육들

손 영역의 근육은 손목뼈Carpal bone, 수근골와 손허리뼈Metacarpal bone, 중수골, 손가락뼈Phalange, 지골 사이에서 근육이 일고 닿는 근육들을 말하며, 이 근육들을 내재근Intrinsic muscle이라 부릅니다. 내재근들은 손과 손가락을 움직이는 기능을 합니다.

손목의 바깥영역인 위팔뼈Humerus, 상완골나 아래팔Forearm, 전완에서 근육이 일어 손가락에 닿는 얕은손가락굽힘근Flexor digitorum superficialis, 천지굴근, 깊은손가락굽힘근Flexor digitorum profundus, 심지굴근, 긴엄지굽힘근Flexor pollicis longus, 장무지굴근, 손가락폄근Extensor digitorum 지신근, 새끼폄근Extensor digiti minimi, 소지신근, 긴엄지벌림근Abductor pollicis longus, 장무지외전근, 짧은엄지폄근Extensor pollicis brevis, 단무지신근, 긴엄지폄근Extensor pollicis longus, 장무지신근, 집게폄근Extensor indicis, 시지신근 등은 외재근Extrinsic muscle 이라 부릅니다.

손가락을 움직이는 근육들 중 외재근Extrinsic muscle들은 주먹을 쥐거나, 물건을 꽉 잡는 큰 힘을 내는데 유리한 기능을 한다면, 내재근Intrinsic muscle들은 손의 정교한 운동에 유리한 기능을 합니다.

손영역의 근육은 크게 세 영역인 중간근육Intermediate muscle, 중수의근 영역, 엄지두덩근Thenar muscle, 무지구근 영역, 새끼두덩근육Hypothenar muscle, 소지구근 영역으로 나눕니다.

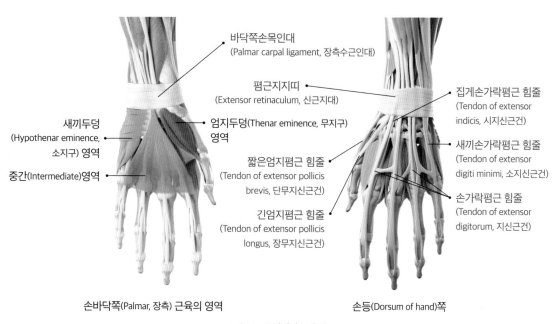

바닥쪽손목인대
(Palmar carpal ligament, 장측수근인대)

폄근지지띠
(Extensor retinaculum, 신근지대)

새끼두덩
(Hypothenar eminence,
소지구) 영역

엄지두덩(Thenar eminence, 무지구)
영역

중간(Intermediate)영역

짧은엄지폄근 힘줄
(Tendon of extensor pollicis
brevis, 단무지신근건)

긴엄지폄근 힘줄
(Tendon of extensor pollicis
longus, 장무지신근건)

집게손가락폄근 힘줄
(Tendon of extensor
indicis, 시지신근건)

새끼손가락폄근 힘줄
(Tendon of extensor
digiti minimi, 소지신근건)

손가락폄근 힘줄
(Tendon of extensor
digitorum, 지신근건)

손바닥쪽(Palmar, 장측) 근육의 영역

손등(Dorsum of hand)쪽

▲ 손(Hand) 영역의 근육들

5-7-1 중간근육(Intermediate muscle, 중수의근) 영역의 근육들

손의 내재근Intrinsic muscle 중 깊은층에 있는 중간근육Intermediate muscle, 중수의근은 4개로 가장 깊은층부터 얕은층의 순서로 등쪽뼈사이근Dorsal interosseus, 배측골간근, 바닥쪽뼈사이근Palmar interosseus, 장측골간근, 엄지모음근Adductor pollicis, 무지내전근, 벌레근Lumbrical, 충양근이 있습니다.

뼈사이근(Interosseus, 골간근)

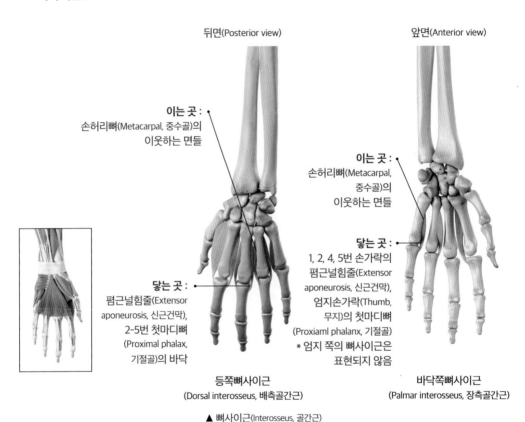

뒤면(Posterior view)

이는 곳 :
손허리뼈(Metacarpal, 중수골)의
이웃하는 면들

닿는 곳 :
폄근널힘줄(Extensor
aponeurosis, 신근건막),
2-5번 첫마디뼈
(Proximal phalax,
기절골)의 바닥

등쪽뼈사이근
(Dorsal interosseus, 배측골간근)

앞면(Anterior view)

이는 곳 :
손허리뼈(Metacarpal,
중수골)의
이웃하는 면들

닿는 곳 :
1, 2, 4, 5번 손가락의
폄근널힘줄(Extensor
aponeurosis, 신근건막),
엄지손가락(Thumb,
무지)의 첫마디뼈
(Proxiaml phalanx, 기절골)
* 엄지 쪽의 뼈사이근은
표현되지 않음

바닥쪽뼈사이근
(Palmar interosseus, 장측골간근)

▲ 뼈사이근(Interosseus, 골간근)

손허리뼈Metacarpal, 중수골의 사이에 있는 뼈사이근은 4개의 근육으로 이뤄진 등쪽뼈사이근Dorsal interosseus, 배측골간근과 4개의 근육으로 이뤄진 바닥쪽뼈사이근Palmar interosseus, 장측골간근이 존재합니다. 엄지쪽의 바닥쪽뼈사이근은 엄지모음근Adductor pollicis, 무지내전근과 섞여 엄지모음근으로 분류되기도 합니다.

등쪽뼈사이근Dorsal interosseus, 배측골간근과 바닥쪽뼈사이근Palmar interosseus, 장측골간근은 손허리손가락관절Metacarpophalangeal joint, 중수지절관절에서 굽힘Flexion, 굴곡을 하는 기능을 하고, 손가락뼈사이관절Interphalangeal joint, 지절간관절에서는 폄Extension, 신전의 기능을 보조합니다. 그 밖에도 등쪽뼈사이근Dorsal interosseus, 배측골간근은 손허리손가락관절Metacarpophalangeal joint, 중수지절관절에서 손가락을 벌림Abduction, 외전하는 기능을 하고, 바닥쪽뼈사이근Palmar interosseus, 장측골간근은 모음Adduction, 내전의 기능을 합니다.

엄지모음근(Adductor pollicis, 무지내전근)

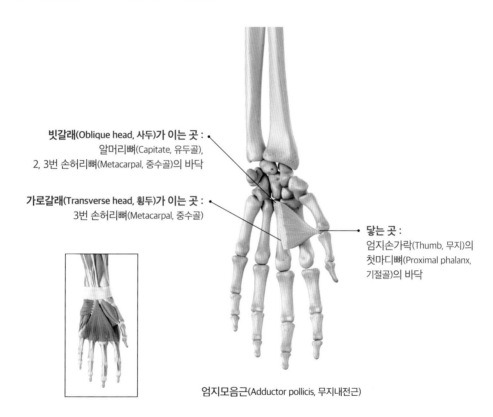

빗갈래(Oblique head, 사두)가 이는 곳 :
알머리뼈(Capitate, 유두골),
2, 3번 손허리뼈(Metacarpal, 중수골)의 바닥

가로갈래(Transverse head, 횡두)가 이는 곳 :
3번 손허리뼈(Metacarpal, 중수골)

닿는 곳 :
엄지손가락(Thumb, 무지)의
첫마디뼈(Proximal phalanx,
기절골)의 바닥

엄지모음근(Adductor pollicis, 무지내전근)

뼈사이근Interosseus, 골간근의 얕은층에 존재하는 엄지모음근Adductor pollicis, 무지내전근은 셋째 손허리뼈몸통Body of metacarpal, 중수골체에서 이는 가로갈래Transverse head, 횡두와 둘째, 셋째 손허리뼈Metacarpal, 중수골와 알머리뼈Capitate, 유두골에서 이는 빗갈래Oblique head, 사두가 모여 엄지손가락Thumb, 무지의 첫마디뼈Proximal phalanx, 기절골에 닿습니다. 엄지를 모으는 강력한 근육으로 주먹을 쥘 때 다른 나머지 손가락에 밀착시키는 기능을 합니다.

벌레근(Lumbrical, 충양근)

이는 곳 :
깊은손가락굽힘근 힘줄
(Tendon of flexor digitorum profundus, 심지굴근건)
* 깊은손가락굽힘근의 힘줄은 표현되지 않음

닿는 곳 :
2-5번 손가락의
폄근널힘줄(Extensor
aponeurosis, 신근건막)

벌레근(Lumbrical, 충양근)

중간근육Intermediate muscle, 중수의근 영역의 가장 얕은층에 있는 벌레근Lumbrical, 충양근은 '지렁이, 회충, 벌레'의 뜻이 있는 라틴어 Lumbricus에서 유래하였습니다. 4개의 근육으로 이뤄진 벌레근Lumbrical, 충양근은 뼈가 아닌 둘째에서 다섯째 손가락을 지나는 손바닥쪽의 깊은손가락굽힘근Flexor digitorum profundus, 심지굴근의 힘줄Tendon, 건에서 일어 손등쪽 손가락의 폄근널힘줄Extensor aponeurosis, 신근건막에 닿는 근육으로 뼈사이근Interosseus, 골간근과 함께 손허리손가락관절Metacarpophalangeal joint, 중수지절관절에서 굽힘Flexion, 굴곡과 손가락뼈사이관절Interphalangeal joint, 지절간관절의 폄Extension, 신전을 보조하지만 큰 힘을 내지는 않습니다.

다만 벌레근에는 다른 근육들에 비해 많은 고유감각기Proprioceptor, 고유수용체가 존재하여 손가락의 긴장 정도나 물체의 감각 등을 중추신경계통Central nervous system, 중추신경계에 전달하는 기능에 특화되어 있습니다. 그래서 손가락이 섬세한 움직임을 하는데 큰 역할을 합니다.

4개의 벌레근Lumbrical, 충양근 중 안쪽 2개의 근육(넷째와 다섯 째 손가락뼈Phalanx, 지골에 붙는 근육)은 자신경Ulnar nerve, 척골신경이 지배하고, 가쪽 2개의 근육(둘째와 셋 째 손가락뼈Phalanx, 지골에 붙는 근육)은 정중신경Median nerve이 지배합니다.

5-7-2 엄지두덩근(Thenar muscle, 무지구근) 영역의 근육들

손의 내재근Intrinsic muscle 중 엄지두덩근Thenar muscle, 무지구근은 3개로 가장 깊은층에 엄지맞섬근Opponens pollicis, 무지대립근이 있고, 그 위가쪽에 짧은엄지벌림근Abductor pollicis brevis, 단무지외전근, 안쪽으로 짧은엄지굽힘근Flexor pollicis brevis, 단무지굴근이 있습니다. 엄지두덩근Thenar muscle, 무지구근은 물건을 잡기위한 엄지의 섬세한 동작을 만들어 냅니다.

엄지맞섬근(Opponens pollicis, 무지대립근)

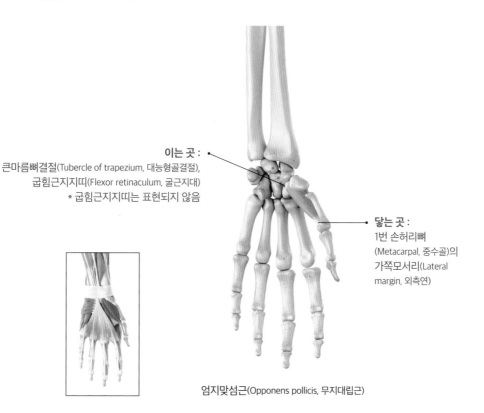

이는 곳 :
큰마름뼈결절(Tubercle of trapezium, 대능형골결절),
굽힘근지지띠(Flexor retinaculum, 굴근지대)
* 굽힘근지지띠는 표현되지 않음

닿는 곳 :
1번 손허리뼈
(Metacarpal, 중수골)의
가쪽모서리(Lateral
margin, 외측연)

엄지맞섬근(Opponens pollicis, 무지대립근)

엄지두덩근Thenar muscle, 무지구근 중에서 가장 깊은층에 있는 엄지맞섬근Opponens pollicis, 무지대립근은 '반대하는 사람, 적대자'의 뜻을 가진 라틴어 Opponentem에서 유래하였습니다. 엄지손가락이 다른 손가락과 만나는 동작을 맞섬Opposition, 대립이라고 부르며 엄지맞섬근Opponense pollicis, 무지대립근이 그 기능을 하여 이름이 붙여졌습니다.

짧은엄지벌림근(Adductor pollicis brevis, 단무지외전근)

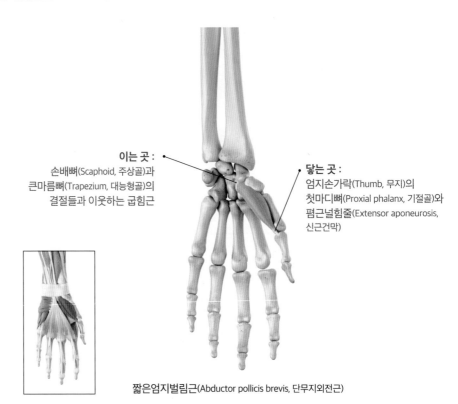

이는 곳 :
손배뼈(Scaphoid, 주상골)과
큰마름뼈(Trapezium, 대능형골)의
결절들과 이웃하는 굽힘근

닿는 곳 :
엄지손가락(Thumb, 무지)의
첫마디뼈(Proxial phalanx, 기절골)와
폄근널힘줄(Extensor aponeurosis,
신근건막)

짧은엄지벌림근(Abductor pollicis brevis, 단무지외전근)

엄지맞섬근Opponens pollicis, 무지대립근의 얕은층에서 손의 가쪽에 위치한 짧은엄지벌림근Abductor pollicis brevis, 단무지외전근은 엄지손가락Thumb, 무지의 손허리손가락관절Metacarpophalangeal joint, 중수지절관절을 벌림Abduction, 외전하는 기능을 합니다.

짧은엄지굽힘근(Flexor pollicis brevis, 단무지굴근)

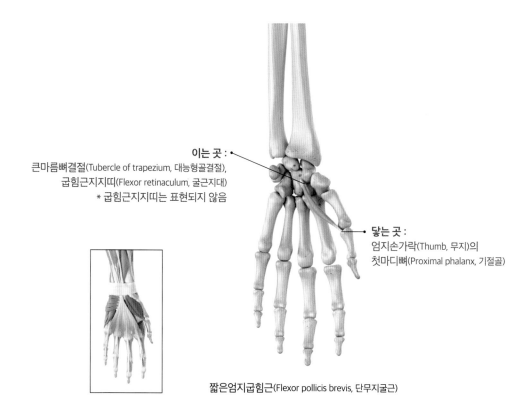

이는 곳 :
큰마름뼈결절(Tubercle of trapezium, 대능형골결절),
굽힘근지지띠(Flexor retinaculum, 굴근지대)
* 굽힘근지지띠는 표현되지 않음

닿는 곳 :
엄지손가락(Thumb, 무지)의
첫마디뼈(Proximal phalanx, 기절골)

짧은엄지굽힘근(Flexor pollicis brevis, 단무지굴근)

엄지맞섬근Opponens pollicis, 무지대립근의 얕은층에서 손의 안쪽에 위치한 짧은엄지굽힘근Flexor pollicis brevis, 단무지굴근은 엄지손가락Thumb, 무지의 손허리손가락관절Metacarpophalangeal joint, 중수지절관절을 굽힘Flexion, 굴곡하는 기능을 합니다.

5-7-3 새끼두덩근(Hypothenar muscle, 소지구근) 영역의 근육들

손의 내재근Intrinsic muscle 중 새끼두덩근Hypothenar muscle, 소지구근은 4개로 가장 깊은층에 새끼맞섬근Opponens digiti minimi, 소지대립근이 있고, 그 위에 새끼벌림근Abductor digiti minimi, 소지외전근, 새끼벌림근의 가쪽으로 짧은새끼굽힘근Flexor digiti minimi brevis, 단소지굴근이 있으며, 가장 얕은층에 짧은손바닥근Palmaris brevis, 단장근이 있습니다.

새끼두덩근Hypothenar muscle, 소지구근은 엄지두덩근Thenar muscle, 무지구근과 함께 손바닥의 불룩한 면을 형성하여 물체를 잡기위해 손바닥의 면적을 넓히는 구조를 나타냅니다.

새끼맞섬근(Opponens digiti minimi, 소지대립근)

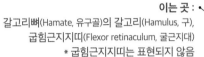

이는 곳 :
갈고리뼈(Hamate, 유구골)의 갈고리(Hamulus, 구),
굽힘근지지띠(Flexor retinaculum, 굴근지대)
* 굽힘근지지띠는 표현되지 않음

닿는 곳 :
5번 손허리뼈(Metacarpal,
중수골)의 안쪽면

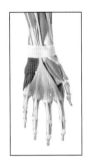

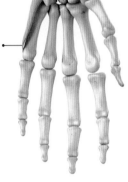

새끼맞섬근(Opponense digiti minimi, 소지대립근)

새끼두덩근Hypothenar muscle, 소지구근 중에서 가장 깊은층에 있는 새끼맞섬근Opponens digiti minimi, 소지대립근은 엄지손가락쪽으로 맞섬Opposition, 대립의 동작을 하지만 엄지맞섬근Opponens pollicis, 무지대립근보다 그 힘이 매우 약합니다.

새끼벌림근(Abductor digiti minimi, 소지외전근)

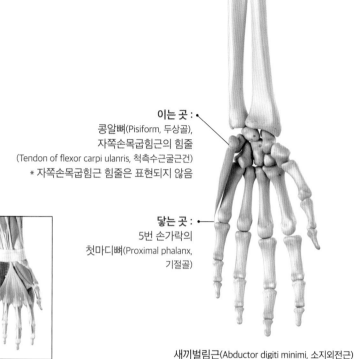

이는 곳 :
콩알뼈(Pisiform, 두상골),
자쪽손목굽힘근의 힘줄
(Tendon of flexor carpi ulanris, 척측수근굴근건)
* 자쪽손목굽힘근 힘줄은 표현되지 않음

닿는 곳 :
5번 손가락의
첫마디뼈(Proximal phalanx,
기절골)

새끼벌림근(Abductor digiti minimi, 소지외전근)

새끼맞섬근Opponens digiti minimi, 소지외전근의 얕은층에 위치한 새끼벌림근Abductor digiti minimi, 소지외전근은 새끼손가락Littel finger, 소지을 벌림Abduction, 외전하는 주 근육입니다. 근육이 이는 콩알뼈Pisiform, 두상골에는 자쪽손목굽힘근Flexor carpi ulnaris, 척측수근굴근의 힘줄Tendon, 건도 닿아있어 새끼벌림근Abductor digiti minimi, 소지외전근이 수축할 때 자쪽손목굽힘근Flexor carpi ulnaris, 척측수근굴근이 안정성을 제공해 줍니다.

짧은새끼굽힘근(Flexor digiti minimi brevis, 단소지굴근)

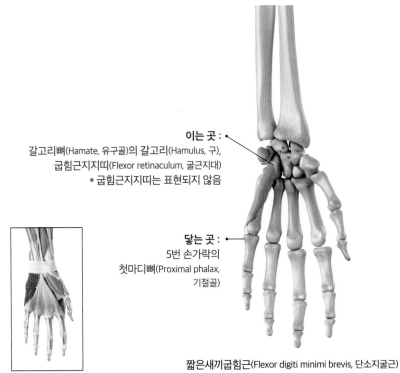

이는 곳 :
갈고리뼈(Hamate, 유구골)의 갈고리(Hamulus, 구),
굽힘근지지띠(Flexor retinaculum, 굴근지대)
* 굽힘근지지띠는 표현되지 않음

닿는 곳 :
5번 손가락의
첫마디뼈(Proximal phalax,
기절골)

짧은새끼굽힘근(Flexor digiti minimi brevis, 단소지굴근)

새끼벌림근Abductor digiti minimi, 소지외전근의 가쪽에 위치한 짧은새끼굽힘근Flexor digiti minimi brevis, 단소지굴근은 새끼손가락Little finger, 소지을 굽힘Flexion, 굴곡하는 기능 외에도 새끼맞섬근Opponens digiti minimi, 소지대립근과 유사한 기능을 합니다.

짧은손바닥근(Palmaris brevis, 단장근)

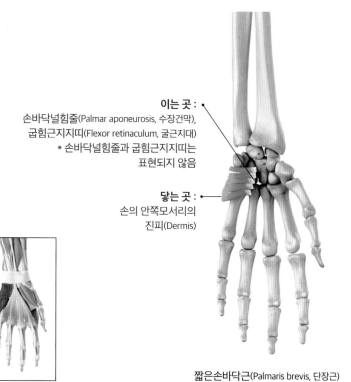

이는 곳 :
손바닥널힘줄(Palmar aponeurosis, 수장건막),
굽힘근지지띠(Flexor retinaculum, 굴근지대)
* 손바닥널힘줄과 굽힘근지지띠는
표현되지 않음

닿는 곳 :
손의 안쪽모서리의
진피(Dermis)

짧은손바닥근(Palmaris brevis, 단장근)

새끼두덩근Hypothenar muscle, 소지구근의 가장 얕은층에 있는 짧은손바닥근Palmaris brevis, 단장근은 움직임의 기능보다는 새끼두덩Hypothenar eminence, 소지융기을 더 오목하게 하고, 피부를 주름지게 하여 손바닥이 물건을 잡는데 유리하도록 하는 기능을 합니다.

| 손 영역의 근육들 |

1. 중간근육 Intermediate muscle, 중수의근

이는곳(Origin)	닿는곳(Insertion)	작용(Action)	신경지배(Innervation)
등쪽뼈사이근(Dorsal interosseus, 배측골간근)			
손허리뼈(Metacarpal, 중수골)의 이웃하는 면들	폄근널힘줄(Extensor aponeurosis, 신근건막), 2-5번 첫마디뼈(Proximal phalax, 기절골)의 바닥	손허리손가락관절 (Metacarpophalangeal joint, 중수지절관절)의 벌림(Abduction, 외전), 굽힘(Flexion, 굴곡), 손가락뼈사이관절 (Interphalangeal joint, 지절간관절)의 폄(Extension, 신전)	C8, T1 자신경(Ulnar nerve, 척골신경)의 깊은가지
바닥쪽뼈사이근(Palmar interosseus, 장측골간근)			
손허리뼈(Metacarpal, 중수골)의 이웃하는 면들	1, 2, 4, 5번 손가락의 폄근널힘줄(Extensro aponeurosis, 신근건막), 엄지손가락(Thumb, 무지)의 첫마디뼈(Proximal phalanx, 기절골)	손허리손가락관절 (Metacarpophalangeal joint, 중수지절관절)의 모음(Adduction, 내전), 굽힘(Flexion, 굴곡), 손가락뼈사이관절 (Interphalangeal joint, 지절간관절)의 폄(Extension, 신전)	C8, T1 자신경(Ulnar nerve, 척골신경)의 깊은가지
엄지모음근(Adductor pollicis, 무지내전근)			
가로갈래 (Transverse head,횡두) 3번 손허리뼈(Metacarpal, 중수골) **빗갈래(Oblique head, 사두)** 알머리뼈(Capitate, 유두골), 2, 3번 손허리뼈(Metacarpal, 중수골)의 바닥	엄지손가락(Thumb, 무지)의 첫마디뼈(Proximal phalanx, 기절골)의 바닥	엄지손가락(Thumb, 무지)의 모음(Adduction, 내전)	C8, T1 자신경(Ulnar nerve, 척골신경)의 깊은가지
벌레근(Lumbrical, 충양근)			
깊은손가락굽힘근 힘줄 (Tendon of flexor digitorum profundus, 심지굴근건)	2-5번 손가락의 폄근널힘줄(Extensor aponeurosis, 신근건막)	손허리손가락관절 (Metacarpophalangeal joint, 중수지절관절)의 굽힘(Flexion, 굴곡), 손가락뼈사이관절 (Interphalangeal joint, 지절간관절)의 폄(Extension, 신전)	안쪽 2개(4, 5번 손가락의 근육) : 자신경(Ulnar nerve, 척골신경)의 깊은가지 가쪽 2개(2, 3번 손가락의 근육) : 정중신경(Median nerve)

2. 엄지두덩근 Thenar muscle, 무지구근

이는곳(Origin)	닿는곳(Insertion)	작용(Action)	신경지배(Innervation)
엄지맞섬근(Opponens pollicis, 무지대립근)			
큰마름뼈결절(Tubercle of trapezium, 대능형골결절), 굽힘근지지띠(Flexor retinaculum, 굴근지대)	1번 손허리뼈(Metacarpal, 중수골)의 가쪽모서리 (Lateral margin, 외측연)	엄지손가락(Thumb, 무지)의 맞섬(Opposition,대립)	C8, T1 정중신경(Median nerve)의 되돌이가지
짧은엄지벌림근(Abductor pollicis brevis, 단무지외전근)			
손배뼈(Scaphoid, 주상골)과 큰마름뼈(Trapezium, 대능형골)의 결절들과 이웃하는 굽힘근	엄지손가락(Thumb, 무지)의 첫마디뼈(Proxial phalanx, 기절골)와 폄근널힘줄 (Extensor aponeurosis, 신근건막)	손허리손가락관절 (Metacarpophalangeal joint, 중수지절관절)의 벌림 (Abduction, 외전)	C8, T1 정중신경(Median nerve)의 되돌이가지
짧은엄지굽힘근(Flexor pollicis brevis, 단무지굴근)			
큰마름뼈결절(Tubercle of trapezium, 대능형골결절), 굽힘근지지띠(Flexor retinaculum, 굴근지대)	엄지손가락(Thumb, 무지)의 첫마디뼈(Proximal phalanx, 기절골)	손허리손가락관절 (Metacarpophalangeal joint, 중수지절관절)의 굽힘 (Flexion, 굴곡)	C8, T1 정중신경(Median nerve)의 되돌이가지

3. 새끼두덩근 Hypothenar muscle, 소지구근

이는곳(Origin)	닿는곳(Insertion)	작용(Action)	신경지배(Innervation)
새끼맞섬근(Opponens digiti minimi, 소지대립근)			
갈고리뼈(Hamate, 유구골)의 갈고리(Hamulus, 구), 굽힘근지지띠(Flexor retinaculum, 굴근지대)	5번 손허리뼈(Metacarpal, 중수골)의 안쪽면	5번 손허리뼈(Metacarpal, 중수골)을 맞섬(Opposition, 대립)	C8, T1 자신경(Ulnar nerve, 척골신경)의 깊은가지
새끼벌림근(Abductor digiti minimi, 소지외전근)			
콩알뼈(Pisiform, 두상골), 자쪽손목굽힘근의 힘줄(Tendon of flexor carpi ulnaris, 척측수근굴근건)	5번 손가락의 첫마디뼈 (Proximal phalanx, 기절골)	손허리손가락관절 (Metacarpophalangeal joint, 중수지절관절)의 벌림 (Abduction, 외전)	C8, T1 자신경(Ulnar nerve, 척골신경)의 깊은가지
짧은새끼굽힘근(Flexor digiti minimi brevis, 단소지굴근)			
갈고리뼈(Hamate, 유구골)의 갈고리(Hamulus, 구), 굽힘근지지띠(Flexor retinaculum, 굴근지대)	5번 손가락의 첫마디뼈 (Proximal phalanx, 기절골)	손허리손가락관절 (Metacarpophalangeal joint, 중수지절관절)의 굽힘 (Flexion, 굴곡)	C8, T1 자신경(Ulnar nerve, 척골신경)의 깊은가지

이는곳(Origin)	닿는곳(Insertion)	작용(Action)	신경지배(Innervation)
짧은손바닥근(Palmaris brevis, 단장근)			
손바닥널힘줄(Palmar aponeurosis, 수장건막), 굽힘근지지띠(Flexor retinaculum, 굴근지대)	손의 안쪽모서리의 진피 (Dermis)	손의 주름(Fold) 형성, 새끼두덩(Hypothenar eminence, 소지융기)를 더 오목하게 만듦	C8, T1 자신경(Ulnar nerve, 척골신경)의 얕은가지

5-8 볼기 영역의 근육들

볼기Gluteal region, 둔부 영역의 근육은 깊은무리Deep group와 얕은무리Superficial group로 분류합니다. 깊은무리Deep group 근육은 6개의 근육으로 구성되며 골반Pelvic 아래 영역에서 넙다리뼈Femur, 대퇴골에 연결되어 주로 넙다리뼈Femur, 대퇴골를 바깥돌림External rotation, 외회전하는 기능을 합니다. 얕은무리Superficial group 근육은 4개의 근육으로 구성되며 골반Pelvic의 전영역에서 넙다리뼈Femur, 대퇴골에 연결되어 넙다리뼈를 굽힘Flexion, 굴곡, 폄Extension, 신전, 벌림Abduction, 외전 등 큰 동작을 일으킵니다.

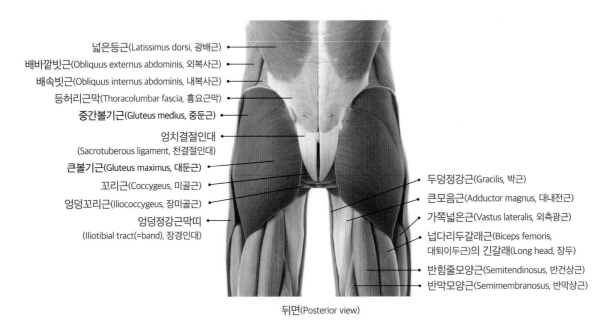

넓은등근(Latissimus dorsi, 광배근)
배바깥빗근(Obliquus externus abdominis, 외복사근)
배속빗근(Obliquus internus abdominis, 내복사근)
등허리근막(Thoracolumbar fascia, 흉요근막)
중간볼기근(Gluteus medius, 중둔근)
엉치결절인대 (Sacrotuberous ligament, 천결절인대)
큰볼기근(Gluteus maximus, 대둔근)
꼬리근(Coccygeus, 미골근)
엉덩꼬리근(Iliococcygeus, 장미골근)
엉덩정강근막띠 (Iliotibial tract(=band), 장경인대)

두덩정강근(Gracilis, 박근)
큰모음근(Adductor magnus, 대내전근)
가쪽넓은근(Vastus lateralis, 외측광근)
넙다리두갈래근(Biceps femoris, 대퇴이두근)의 긴갈래(Long head, 장두)
반힘줄모양근(Semitendinosus, 반건상근)
반막모양근(Semimembranosus, 반막상근)

뒤면(Posterior view)

▲ 볼기 영역의 얕은무리(Superficial group) 근육

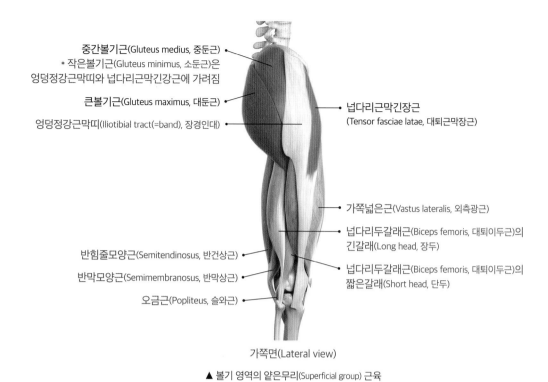

중간볼기근(Gluteus medius, 중둔근)
* 작은볼기근(Gluteus minimus, 소둔근)은
엉덩정강근막띠와 넙다리근막긴장근에 가려짐

큰볼기근(Gluteus maximus, 대둔근)

엉덩정강근막띠(Iliotibial tract(=band), 장경인대)

넙다리근막긴장근
(Tensor fasciae latae, 대퇴근막장근)

가쪽넓은근(Vastus lateralis, 외측광근)

넙다리두갈래근(Biceps femoris, 대퇴이두근)의
긴갈래(Long head, 장두)

반힘줄모양근(Semitendinosus, 반건상근)

반막모양근(Semimembranosus, 반막상근)

오금근(Popliteus, 슬와근)

넙다리두갈래근(Biceps femoris, 대퇴이두근)의
짧은갈래(Short head, 단두)

가쪽면(Lateral view)

▲ 볼기 영역의 얕은무리(Superficial group) 근육

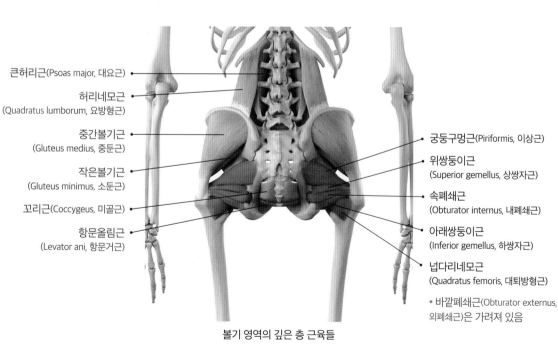

큰허리근(Psoas major, 대요근)

허리네모근
(Quadratus lumborum, 요방형근)

중간볼기근
(Gluteus medius, 중둔근)

작은볼기근
(Gluteus minimus, 소둔근)

꼬리근(Coccygeus, 미골근)

항문올림근
(Levator ani, 항문거근)

궁둥구멍근(Piriformis, 이상근)

위쌍둥이근
(Superior gemellus, 상쌍자근)

속폐쇄근
(Obturator internus, 내폐쇄근)

아래쌍둥이근
(Inferior gemellus, 하쌍자근)

넙다리네모근
(Quadratus femoris, 대퇴방형근)

* 바깥폐쇄근(Obturator externus,
외폐쇄근)은 가려져 있음

볼기 영역의 깊은 층 근육들

▲ 볼기 영역의 깊은무리(Deep group) 근육

5-8-1 깊은무리(Deep group) 근육들

볼기Gluteal region, 둔부 영역의 깊은무리Deep group 근육은 위에서부터 아래로 궁둥구멍근Piriformis, 이상근, 위쌍둥이근Superior gemellus, 상쌍자근, 속폐쇄근Obturator internus, 내폐쇄근, 바깥폐쇄근Obturator externus, 외폐쇄근, 아래쌍둥이근Inferior gemellus, 하쌍자근, 넙다리네모근Quadratus femoris, 대퇴방형근이 있습니다. 이 근육들은 넙다리뼈머리Head of Femur, 대퇴골두의 위뒤면으로 가깝게 닿아있습니다.

궁둥구멍근Piriformis, 이상근과 속폐쇄근Obturator internus, 내폐쇄근은 골반벽Pelvic wall의 뒷면으로 분류하기도 합니다.

궁둥구멍근(Piriformis, 이상근)

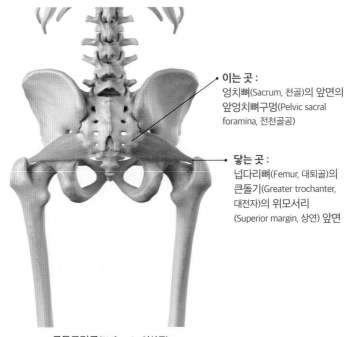

이는 곳 :
엉치뼈(Sacrum, 천골)의 앞면의
앞엉치뼈구멍(Pelvic sacral
foramina, 전천골공)

닿는 곳 :
넙다리뼈(Femur, 대퇴골)의
큰돌기(Greater trochanter,
대전자)의 위모서리
(Superior margin, 상연) 앞면

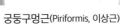

궁둥구멍근(Piriformis, 이상근)

깊은무리Deep group 근육 중 가장 위쪽에 위치한 궁둥구멍근Piriformis, 이상근은 '배(과일)'를 뜻하는 라틴어 Pirum과 '형태, 모양'을 뜻하는 Forma가 합쳐진 용어입니다. 궁둥구멍근의 모양이 서양의 배Pear와 같아서 붙여진 이름입니다. 구용어 이상근梨狀筋 역시 '배의 형상을 한 근육'이라는 뜻입니다. 신용어의 경우 근육의 형태를 따르지 않고 골반Pelvic의 앞엉치뼈구 멍Pelvic sacral foramina, 전천골공에서 시작하는 근육의 위치를 기준으로 이름지어졌습니다.

위쌍둥이근(Superior gemellus, 상쌍자근)

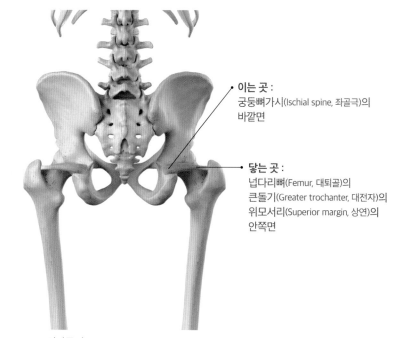

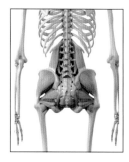

이는 곳 :
궁둥뼈가시(Ischial spine, 좌골극)의 바깥면

닿는 곳 :
넙다리뼈(Femur, 대퇴골)의 큰돌기(Greater trochanter, 대전자)의 위모서리(Superior margin, 상연)의 안쪽면

위쌍둥이근(Superior gemellus, 상쌍자근)

'쌍둥이'라는 뜻의 라틴어 Gemelli에서 유래한 Gemellus는 속폐쇄근Obturator internus, 내폐쇄근 을 기준으로 위와 아래로 주행합니다. 형태와 근육의 기능이 비슷하여 아래쌍둥이근Inferior gemellus, 하쌍자근과 함께 이름지어졌지만 지배하는 신경이 다릅니다. 위쌍둥이근Superior gemellus, 상쌍자근은 속폐쇄근신경Nerve to obturator internus, 내폐쇄근신경의 지배를 받고, 아래쌍둥이근Inferior gemellus, 하쌍자근은 넙다리네모근신경Nerve to quadratus femoris, 대퇴방형근신경의 지배를 받습니다.

속폐쇄근(Obturator internus, 내폐쇄근)

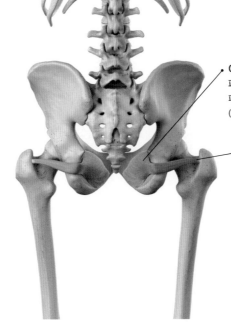

이는 곳 :
폐쇄구멍(Obturator foramen,
폐쇄공)의 주변뼈와 폐쇄막
(Obturator membrane)의 안쪽면

닿는 곳 :
넙다리뼈(Femur, 대퇴골)의
큰돌기(Greater trochanter, 대전자)의
위모서리(Superior margin, 상연)의
안쪽면

속폐쇄근(Obturator internus, 내폐쇄근)

'멈추다, 막다'의 뜻을 가진 라틴어 obtūrō에서 유래한 Obturator와 근육이 이는 위치가 폐쇄구멍Obturator foramen, 폐쇄공을 이루는 주변 뼈와 폐쇄막Obturator membrane의 안쪽면에서 일어 Internus라고 부릅니다. 궁둥구멍근Piriformis, 이상근과 함께 골반벽Pelvic wall의 뒷면을 구성하는 근육으로 분류되기도 합니다. 넙다리네모근Quadratus femoris, 대퇴방형근과 함께 넙다리뼈Femur, 대퇴골를 바깥돌림External rotation, 외회전을 하는 큰 힘을 냅니다.

바깥폐쇄근(Obturator externus, 외폐쇄근)

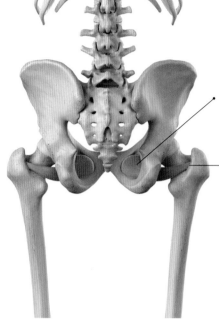

이는 곳 :
폐쇄구멍(Obturator foramen,
폐쇄공)의 주변뼈와 폐쇄막
(Obturator membrane)의 바깥면

닿는 곳 :
넙다리뼈(Femur, 대퇴골)의
돌기오목(Trochanteric fossa, 전자와)

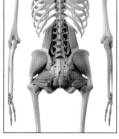

다른 깊은무리 근육에
가려져 있음

바깥폐쇄근(Obturator externus, 외폐쇄근)

깊은무리Deep group 근육 중 가장 깊은 곳에 위치한 바깥폐쇄근Obturator externus, 외폐쇄근은 폐쇄구멍Obturator foramen, 폐쇄공을 이루는 주변뼈와 폐쇄막Obturator membrane의 바깥면에서 일어 속폐쇄근Obturator internus, 내폐쇄근과 함께 폐쇄구멍Obturator foramen, 폐쇄공을 막고 있습니다. 다른 깊은무리Deep group 근육들처럼 넙다리뼈Femur, 대퇴골를 바깥돌림External rotation, 외회전하는 기능을 하지만 큰 힘을 내기보다 주로 엉덩관절Hip joint, 고관절의 안정성과 자세를 유지하는 역할을 담당합니다.

아래쌍둥이근(Inferior gemellus, 하쌍자근)

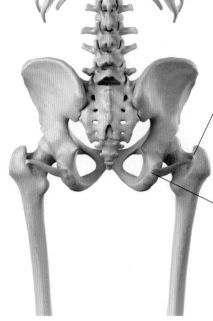

닿는 곳 :
넙다리뼈(Femur, 대퇴골)의
큰돌기(Greater trochanter, 대전자)의
위모서리(Superior margin, 상연)의
안쪽면

이는 곳 :
궁둥뼈결절(Ischial tuberosity,
좌골결절)의 위쪽면

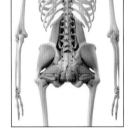

아래쌍둥이근(Inferior gemellus, 하쌍자근)

속폐쇄근Obturator internus, 내폐쇄근의 아래쪽에 있는 아래쌍둥이근Inferior gemellus, 하쌍자근은 위쌍둥이근Superior gemellus, 상쌍자근과 함께 속폐쇄근Obturator internus, 내폐쇄근이 강력한 넙다리뼈Femur, 대퇴골의 가쪽돌림External rotation, 외회전을 하도록 기능을 보조합니다.

위쌍둥이근Superior gemellus, 상쌍자근과 아래쌍둥이근Inferior gemellus, 하쌍자근은 둘 중에 하나가 없거나 모두 없는 경우도 있습니다.

넙다리네모근(Quadratus femoris, 대퇴방형근)

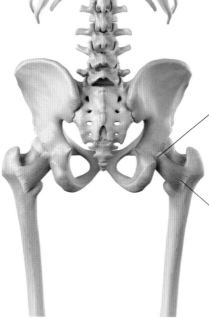

이는 곳 :
궁둥뼈결절(Ischial tuberosity,
좌골결절) 앞의
궁둥뼈(Ischium, 좌골)의 가쪽면

닿는 곳 :
넙다리뼈(Femur, 대퇴골)의
네모근결절(Quadrate tubercle, 방형결절)

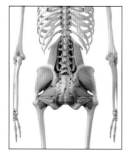

넙다리네모근(Quadratus femoris, 대퇴방형근)

깊은무리Deep group 근육 중 가장 아래쪽에 위치한 넙다리네모근Quadratus femoris, 대퇴방형근은
속폐쇄근Obturator internus, 내폐쇄근과 함께 강력한 넙다리뼈Femur, 대퇴골의 바깥돌림External rotation, 외회
전 근육입니다.

| 볼기영역의 깊은무리 근육들 |

이는곳(Origin)	닿는곳(Insertion)	작용(Action)	신경지배(Innervation)
궁둥구멍근(Piriformis, 이상근)			
엉치뼈(Sacrum, 천골)의 앞면의 앞엉치뼈구멍 (Pelvic sacral foramina, 전천골공)	넙다리뼈(Femur, 대퇴골)의 큰돌기(Greater trochanter, 대전자)의 위모서리 (Superior margin, 상연) 앞면	엉덩관절(Hip joint, 고관절) 이 폄(Extension, 신전) 된 상태에서 가쪽돌림 (External rotation, 외회전), 엉덩관절이 굽힘(Flexion, 굴곡) 된 상태에서 벌림 (Abduction, 외전)	L5 허리신경(Lumbar nerve, 요신경), S1, S2 엉치신경(Sacral nerve, 천골신경)
위쌍둥이근(Superior gemellus, 상쌍자근)			
궁둥뼈가시(Ischial spine, 좌골극)의 바깥면	넙다리뼈(Femur, 대퇴골)의 큰돌기(Greater trochanter, 대전자)의 위모서리 (Superior margin, 상연)의 안쪽면		L5, S1 속폐쇄근신경(Nerve to obturator internus, 내폐쇄 신경)
속폐쇄근(Obturator internus, 내폐쇄근)			
폐쇄구멍(Obturator foramen, 폐쇄공)의 주변 뼈와 폐쇄막(Obturator membrane)의 안쪽면	넙다리뼈(Femur, 대퇴골)의 큰돌기(Greater trochanter, 대전자)의 위모서리 (Superior margin, 상연)의 안쪽면		
바깥폐쇄근(Obturator externus, 외폐쇄근)			
폐쇄구멍(Obturator foramen, 폐쇄공)의 주변 뼈와 폐쇄막(Obturator membrane)의 바깥면	넙다리뼈(Femur, 대퇴골) 의 돌기오목(Trochanteric fossa, 전자와)		L3, L4 폐쇄신경(Obturator nerve)의 뒤가지
아래쌍둥이근(Inferior gemellus, 하쌍자근)			
궁둥뼈결절(Ischial tuberosity, 좌골결절)의 위쪽면	넙다리뼈(Femur, 대퇴골)의 큰돌기(Greater trochanter, 대전자)의 위모서리 (Superior margin, 상연)의 안쪽면		L5, S1 넙다리네모근신경 (Nerve to quadratus femoris, 대퇴방형근신경)
넙다리네모근(Quadratus femoris, 대퇴방형근)			
궁둥뼈결절(Ischial tuberosity, 좌골결절) 앞의 궁둥뼈(Ischium, 좌골)의 가 쪽면	넙다리뼈(Femur, 대퇴골) 의 네모근결절(Quadrate tubercle, 방형결절)	엉덩관절(Hip joint, 고관 절)의 가쪽돌림(External rotation, 외회전)	L5, S1 넙다리네모근신경 (Nerve to quadratus femoris, 대퇴방형근신경)

5-8-2 얕은무리(Superficial group) 근육들

볼기Gluteal region, 둔부 영역의 얕은무리Superficial group 근육은 앞에는 넙다리근막긴장근Tensor fasciae latae, 대퇴근막장근이 있고, 뒤로는 얕은층부터 깊은층의 순서로 큰볼기근Gluteus maximus, 대둔근, 중간볼기근Gluteaus medius, 중둔근, 작은볼기근Gluteus minimus, 소둔근이 있습니다. 그리고 근육은 아니지만 넙다리근막긴장근Tensor fasciae latae, 대퇴근막장근의 근막이 무릎쪽으로 길게 이어져 세로띠를 형성하는 데 이를 엉덩정강근막띠Iliotibial tract(=band), 장경인대라고 부릅니다.

중간볼기근Gluteus medius, 중둔근과 작은볼기근Gluteus minimus, 소둔근은 얕은층에서 앞으로는 넙다리근막긴장근Tensor fasciae latae, 대퇴근막장근, 그리고 뒤로는 큰볼기근Gluteus maximus, 대둔근에 덮여 있습니다.

넙다리근막긴장근(Tensor fasciae latae, 대퇴근막장근)

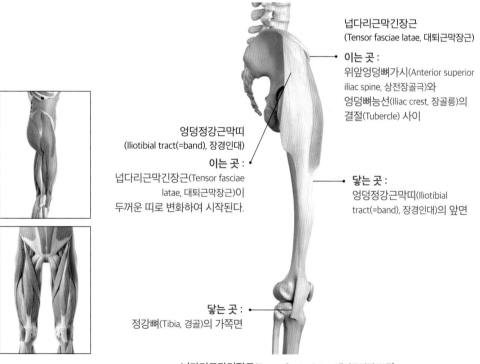

넙다리근막긴장근
(Tensor fasciae latae, 대퇴근막장근)

이는 곳 :
위앞엉덩뼈가시(Anterior superior iliac spine, 상전장골극)와 엉덩뼈능선(Iliac crest, 장골릉)의 결절(Tubercle) 사이

엉덩정강근막띠
(Iliotibial tract(=band), 장경인대)

이는 곳 :
넙다리근막긴장근(Tensor fasciae latae, 대퇴근막장근)이 두꺼운 띠로 변화하여 시작된다.

닿는 곳 :
엉덩정강근막띠(Iliotibial tract(=band), 장경인대)의 앞면

닿는 곳 :
정강뼈(Tibia, 경골)의 가쪽면

넙다리근막긴장근(Tensor fasciae latae, 대퇴근막장근)과
엉덩정강근막띠(Iliotibial tract(=band), 장경인대)의 가쪽모습

얕은무리Superficial group 근육 중 가장 얕은 곳 앞쪽에 위치한 넙다리근막긴장근Tensor fasciae latae, 대퇴근막장근은 '늘어나다, 신축성이 있다'는 뜻의 라틴어 Tendere에서 유래한 Tensor와 '띠, 붕대, 끈, 묶음'의 뜻을 가진 라틴어 Fascis에서 유래한 Fasciae 그리고 '옆, 측면'을 의미하는 라틴어 Latus에서 유래한 Latae가 합쳐진 용어입니다. 종합하면 '옆에 있는 띠를 늘리는 근육' 정도로 해석할 수 있습니다.

엉덩관절Hip joint, 고관절에서 굽힘Flexion, 굴곡과 벌림Abduction, 외전의 기능도 하고, 엉덩관절Hip joint, 고관절과 무릎까지 이어진 엉덩정강근막띠Iliotibial tract, 장경인대의 구조 때문에 무릎관절Knee joint, 슬관절에서의 안정성에도 도움을 줍니다.

큰볼기근(Gluteus maximus, 대둔근)

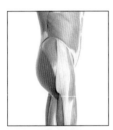
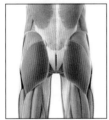
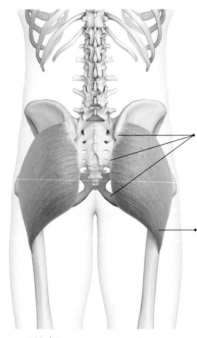

이는 곳 :
척주세움근(Erector spinae, 척주기립근)의 근막(Fascia), 엉치뼈(Sacrum, 천골)의 가쪽면, 꼬리뼈(Coccyx, 미골)의 가쪽면, 엉덩뼈(Ilium, 장골)의 가쪽면

닿는 곳 :
엉덩정강근막띠(Iliotibial tract, 장경인대)의 뒤면, 넙다리뼈(Femur, 대퇴골)의 볼기근거친면(Gluteal tuberosity, 둔근조면)

큰볼기근(Gluteus maximus, 대둔근)

얕은무리Superficial group 근육 중 뒤에서 가장 얕은 곳에 위치한 큰볼기근Gluteus maximus, 대둔근은 볼기근 중에서 가장 큰 근육입니다. 엉치뼈Sacrum, 천골, 꼬리뼈Coccyx, 미골, 엉덩뼈Ilium, 장골 등 넓은 영역에서 근육이 일어납니다. 그리고 큰볼기근의 근막은 엉치뼈Sacrum, 천골와 엉덩뼈

Ilium, 장골의 부위에서는 등허리근막Thoracolumbar fascia, 흉요근막과 연결되고, 넙다리뼈Femur, 대퇴골 부위에서는 엉덩정강근막띠Iliotibial tract, 장경인대와 연결됩니다.

엉덩관절Hip joint, 고관절을 폄Extension, 신전하는 기능과 넙다리근막긴장근Tensor fasciae latae, 대퇴근막장근과 함께 엉덩정강인대Iliotibial tract, 장경인대에 부착되어 무릎의 안정성에도 영향을 줍니다.

중간볼기근(Gluteus medius, 중둔근)

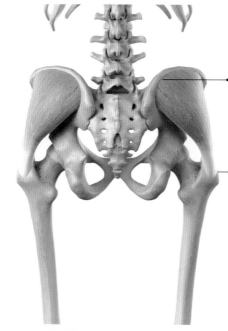

이는 곳 :
엉덩뼈(Ilium, 장골) 바깥면의 앞볼기근선(Anterior gluteal line, 전둔근선)과 뒤볼기근선(Posterior gluteal line, 후둔근선) 사이

닿는 곳 :
넙다리뼈(Femur, 대퇴골)의 큰돌기(Greater trochanter, 대전자)의 가쪽면

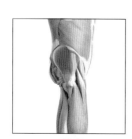

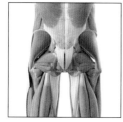

큰볼기근(Gluteus maximus, 대둔근)이 제거된 모습

중간볼기근(Gluteus medius, 중둔근)

얕은무리Superficial group 근육 중 뒤에서 중간층에 위치한 중간볼기근Gluteus medius, 중둔근은 작은볼기근Gluteus minimus, 소둔근의 중간과 뒤 부분을 덮고 있습니다. 엉덩관절Hip joint, 고관절을 벌림Abduction, 외전하는 기능과 근섬유의 방향과 위치에 따라서 엉덩관절의 굽힘Flexion, 굴곡과 폄Extension, 신전의 기능도 하고, 걸음Gait, 보행 시 딛고 있는 다리를 안정적으로 잡아줘 떠 있는 다리의 골반이 바닥으로 떨어지지 않도록 잡아주는 기능을 합니다.

작은볼기근(Gluteus minimus, 소둔근)

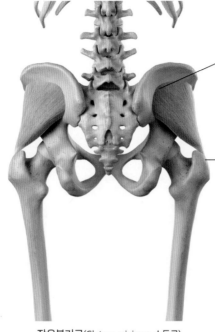

이는 곳 :
엉덩뼈(Ilium, 장골) 바깥면의
앞볼기근선(Anterior gluteal line,
전둔근선)과
아래볼기근선(Inferior gluteal line,
하둔근선) 사이

닿는 곳 :
넙다리뼈(Femur, 대퇴골)의
큰돌기(Greater trochanter, 대전자)
의 앞가쪽면

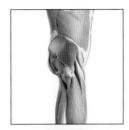
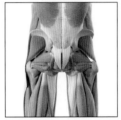

중간볼기근(Gluteus medius,
중둔근)이 제거된 모습

작은볼기근(Gluteus minimus, 소둔근)

　　얕은무리Superficial group 근육 중 가장 깊은층에 있는 작은볼기근Gluteus minimus, 소둔근은 다른 볼기근들에 비해 약한 힘을 냅니다. 중간볼기근Gluteus medius, 중둔근이 작은볼기근Gluteus minimus, 소둔근과 근섬유의 방향이 거의 같아서 작은볼기근은 중간볼기근의 기능과 거의 같은 작용을 합니다.

이는곳(Origin)	닿는곳(Insertion)	작용(Action)	신경지배(Innervation)
넙다리근막긴장근(Tensor fasciae latae, 대퇴근막장근)			
위앞엉덩뼈가시(Anterior superior iliac spine, 상전장골극)와 엉덩뼈능선(Iliac crest, 장골릉)의 결절(Tubercle) 사이	엉덩정강근막띠(Iliotibial tract, 장경인대)가 되어 정강뼈(Tibia, 경골)의 가쪽면	엉덩관절(Hip joint, 고관절)의 굽힘(Flexion, 굴곡), 벌림(Abduction, 외전), 무릎관절(Knee joint, 슬관절)의 폄(Extension, 신전) 동작 시 가쪽 안정성 제공	L4, L5, S1 위볼기신경(Superior gluteal nerve, 상둔신경)
큰볼기근(Gluteus maximus, 대둔근)			
척주세움근(Erector spinae, 척주기립근)의 근막(Fascia), 엉치뼈(Sacrum, 천골)의 가쪽면, 꼬리뼈(Coccyx, 미골)의 가쪽면, 엉덩뼈(Ilium, 장골)의 가쪽면	엉덩정강근막띠(Iliotibial tract, 장경인대)의 뒤면, 넙다리뼈(Femur, 대퇴골)의 볼기근거친면(Gluteal tuberosity, 둔근조면)	엉덩관절(Hip joint, 고관절)의 폄(Extension, 신전), 넙다리근막긴장근(Tensor fasciae latae, 대퇴근막장근)과 함께 엉덩관절(Hip joint, 고관절)과 무릎관절(Knee joint, 슬관절)의 가쪽 안정화	L5, S1, S2 아래볼기신경(Inferior gluteal nerve, 하둔신경)
중간볼기근(Gluteus medius, 중둔근)			
엉덩뼈(Ilium, 장골) 바깥면의 앞볼기근선(Anterior gluteal line, 전둔근선)과 뒤볼기근선(Posterior gluteal line, 후둔근선) 사이	넙다리뼈(Femur, 대퇴골)의 큰돌기(Greater trochanter, 대전자)의 가쪽면	엉덩관절(Hip joint, 고관절)의 벌림(Abduction, 외전), 엉덩관절이 굽힘(Flexion, 굴곡) 시 폄(Extension, 신전), 엉덩관절이 폄(Extension, 신전) 시 굽힘(Flexion, 굴곡), 걸음(Gait, 보행) 시 딛는 다리의 골반안정화	L4, L5, S1 위볼기신경(Superior gluteal nerve, 상둔신경)
작은볼기근(Gluteus minimus, 소둔근)			
엉덩뼈(Ilium, 장골) 바깥면의 앞볼기근선(Anterior gluteal line, 전둔근선)과 아래볼기근선(Inferior gluteal line, 하둔근선) 사이	넙다리뼈(Femur, 대퇴골)의 큰돌기(Greater trochanter, 대전자)의 앞가쪽면	엉덩관절(Hip joint, 고관절)의 벌림(Abduction, 외전), 굽힘(Flexion, 굴곡), 걸음(Gait, 보행) 시 딛는 다리의 골반안정화	

5-9 넙적다리 영역의 근육들

넙적다리Thigh, 대퇴 영역의 근육은 크게 앞칸Anterior compartment, 뒤칸Posterior compartment, 안쪽칸

Medial compartment으로 분류합니다.

앞칸Anterior compartment의 근육은 엉덩관절Hip joint, 고관절의 굽힘Flexion, 굴곡을 보조하거나 무릎관절Knee joint, 슬관절의 폄Extension, 신전을 일으키고, 뒤칸Posterior compartment의 근육은 엉덩관절Hip joint, 고관절의 폄Extension, 신전을 보조하거나 무릎관절Knee joint, 슬관절의 굽힘Flexion, 굴곡을 일으키며, 안쪽칸Medial compartment의 근육들은 엉덩관절Hip joint, 고관절의 모음Adduction, 내전을 일으킵니다.

넙적다리의 가쪽Lateral, 외측은 넙다리근막긴장근Tensor fasciae latae, 대퇴근막장근의 근막띠인 엉덩정강근막띠Iliotibial tract, 장경인대가 지납니다.

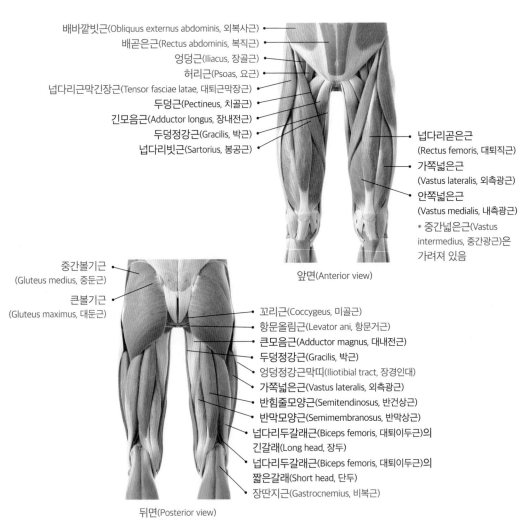

배바깥빗근(Obliquus externus abdominis, 외복사근)
배곧은근(Rectus abdominis, 복직근)
엉덩근(Iliacus, 장골근)
허리근(Psoas, 요근)
넙다리근막긴장근(Tensor fasciae latae, 대퇴근막장근)
두덩근(Pectineus, 치골근)
긴모음근(Adductor longus, 장내전근)
두덩정강근(Gracilis, 박근)
넙다리빗근(Sartorius, 봉공근)

넙다리곧은근
(Rectus femoris, 대퇴직근)
가쪽넓은근
(Vastus lateralis, 외측광근)
안쪽넓은근
(Vastus medialis, 내측광근)
* 중간넓은근(Vastus intermedius, 중간광근)은 가려져 있음

앞면(Anterior view)

중간볼기근
(Gluteus medius, 중둔근)
큰볼기근
(Gluteus maximus, 대둔근)

꼬리근(Coccygeus, 미골근)
항문올림근(Levator ani, 항문거근)
큰모음근(Adductor magnus, 대내전근)
두덩정강근(Gracilis, 박근)
엉덩정강근막띠(Iliotibial tract, 장경인대)
가쪽넓은근(Vastus lateralis, 외측광근)
반힘줄모양근(Semitendinosus, 반건상근)
반막모양근(Semimembranosus, 반막상근)
넙다리두갈래근(Biceps femoris, 대퇴이두근)의 긴갈래(Long head, 장두)
넙다리두갈래근(Biceps femoris, 대퇴이두근)의 짧은갈래(Short head, 단두)
장딴지근(Gastrocnemius, 비복근)

뒤면(Posterior view)

▲ 넙적다리(Thigh) 영역의 근육들

5-9-1 앞칸(Anterior compartment) 근육들

넓적다리Thigh, 대퇴의 앞칸 근육은 5개로 구성됩니다. 위부터 넙다리빗근Sartorius, 봉공근, 넙다리곧은근Rectus femoris, 대퇴직근, 가쪽넓은근Vastus lateralis, 외측광근, 중간넓은근Vastus intermedius, 중간광근, 안쪽넓은근Vastus medialis, 내측광근으로 이뤄집니다. 이중 넙다리빗근Sartorius, 봉공근을 제외한 4개의 근육을 하나로 간주하여 넙다리네갈래근Quadriceps femoris, 대퇴사두근으로 부릅니다.

넙다리네갈래근Quadriceps femoris, 대퇴사두근은 근육이 이는 위치가 다르지만 닿는 곳에서 넙다리네갈래근 힘줄Tendon of quadriceps femoris, 대퇴사두근건로 모여 무릎뼈Patella, 슬개골를 지나 정강뼈Tibia, 경골의 정강뼈거친면Tuberosity of tibia, 경골조면에 닿습니다.

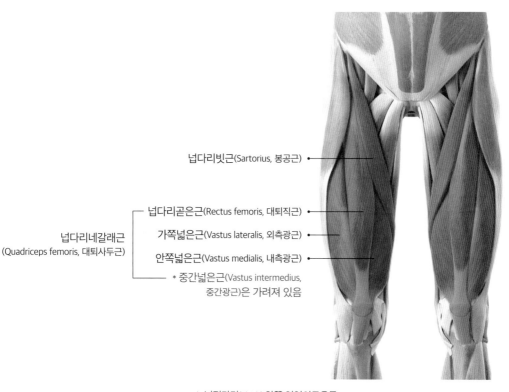

▲ 넙적다리(Thigh) 앞쪽 영역의근육들

넙다리빗근(Sartorius, 봉공근)

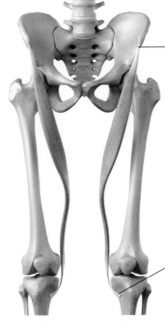

이는 곳 :
엉덩뼈(Ilium, 장골)의
위앞엉덩뼈가시
(Anterior Superior iliac spine, 상전장골극)

닿는 곳 :
정강뼈(Tibia, 경골)의
정강뼈거친면(Tuberosity of tibia,
경골조면)의 아래가쪽

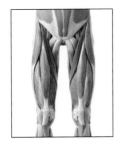

넙다리빗근(Sartorius, 봉공근)

앞칸Anterior compartment의 근육 중 가장 얕은층과 위쪽에 있는 넙다리빗근Sartorius, 봉공근은 '재단사'의 의미가 있는 라틴어 Sartor에서 유래하였습니다. 재단사가 작업할 때 앉아있는 다리의 모습이 넙다리빗근이 작용하면 나오는 다리의 모양과 같아서 붙여진 이름입니다. 구용어 봉공근縫工筋 역시 영어의 뜻을 따라 '꿰메는 장인의 근육'으로 해석할 수 있습니다. 신용어 넙다리빗근은 넓적다리에서 무릎을 향해 안쪽 사선방향으로 주행하는 근육의 모양을 따라 이름지어졌습니다.

인체에서 가장 긴 근육이라는 특징과 무릎 쪽 닿는 곳에서 두덩정강근Gracilis, 박근과 반힘줄모양근Semitendinosus, 반건상근과 함께 거위발Pes anserinus 모양의 힘줄Tendon, 건을 형성합니다.

넙다리곧은근(Rectus femoris, 대퇴직근)

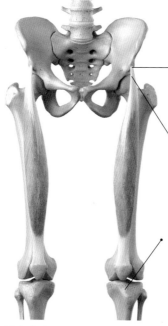

곧은갈래(Straight head, 직두)가 이는 곳 :
엉덩뼈(Ilium, 장골)의
아래앞엉덩뼈가시(Anterior inferior iliac
spine, 하전장골극)

접힌갈래(Reflected head, 반전두)가 이는 곳 :
볼기뼈절구(Acetabulum, 관골구) 바로 위

닿는 곳 :
넙다리네갈래근 힘줄(Tendon of quadriceps femoris,
대퇴사두근건)로 무릎뼈(Patella, 슬개골)를 지나
무릎뼈인대(Patellar ligament, 슬개인대)가 되어
정강뼈거친면(Tuberosity of tibia, 경골조면)에 부착
* 무릎뼈인대(Patellar ligament, 슬개인대)가 제거됨

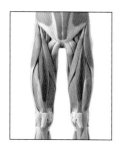

넙다리곧은근(Rectus femoris, 대퇴직근)

넙다리빗근Sartorius, 봉공근을 제외한 넙다리네갈래근Quadriceps fermoris, 대퇴사두근 중 유일하게 엉
덩관절Hip joint, 고관절과 무릎관절Knee joint, 슬관절을 지나는 근육으로 엉덩관절Hip joint, 고관절에서의
굽힘Flexion, 굴곡과 무릎관절Knee joint, 슬관절에서의 폄Extension, 신전 모두에 관여합니다.

가쪽넓은근(Vastus lateralis, 외측광근)

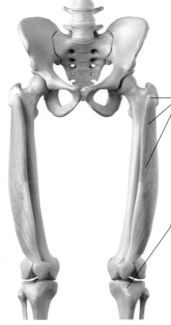

이는 곳 :
넙다리뼈(Femur, 대퇴골)의
돌기사이선(Intertrochanteric line, 전자간선)의 가쪽면,
큰돌기(Greater trochanter, 대전자)의 모서리,
볼기근거친면(Gluteal line, 둔근조면)의 가쪽,
거친선(Linea aspera, 조선)의 가쪽

닿는 곳 :
넙다리네갈래근 힘줄(Tendon of quadriceps femoris,
대퇴사두근건)로
무릎뼈(Patella, 슬개골)를 지나
무릎뼈인대(Patellar ligament, 슬개인대)가 되어
정강뼈거친면(Tuberosity of tibia, 경골조면)에 부착
* 무릎뼈인대(Patellar ligament, 슬개인대)가 제거됨

가쪽넓은근(Vastus lateralis, 외측광근)

넙다리네갈래근Quadriceps femoris, 대퇴사두근 중 가장 가쪽에 있는 가쪽넓은근Vastus lateralis, 외측광근
은 '넓다, 크다, 거대하다'의 뜻인 라틴어 Vastus에서 유래한 Vastus와 3개의 넓은근 중 가쪽
에 위치하여 '가쪽의, 외측의'의 뜻인 라틴어 Lateralis에서 유래한 Lateralis가 합쳐진 이름
입니다. 무릎뼈Patella, 슬개골의 가쪽모서리에 닿아 안쪽넓은근Vastus medialis, 내측광근과 함께 무릎
뼈의 안정성을 제공합니다.

중간넓은근(Vastus intermedius, 중간광근)

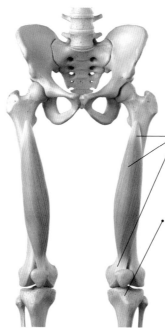

이는 곳 :
넙다리뼈(Femur, 대퇴골)의
앞면과 가쪽면의 위쪽 2/3

닿는 곳 :
넙다리네갈래근 힘줄(Tendon of quadriceps femoris,
대퇴사두근건)로
무릎뼈(Patella, 슬개골)를 지나
무릎뼈인대(Patellar ligament, 슬개인대)가 되어
정강뼈거친면(Tuberosity of tibia, 경골조면)에 부착
* 무릎뼈인대(Patellar ligament, 슬개인대)가 제거됨

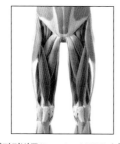

* 넙다리빗근(Sartorius, 봉공근), 넙다리
곧은근(Rectus femoris, 대퇴직근),
안쪽/가쪽넓은근(Vastus medialis/
lateralis, 내/외측광근)이 제거된 모습

중간넓은근(Vastus intermedius, 중간광근)

넙다리네갈래근Quadriceps femoris, 대퇴사두근 중 가장 중간과 깊은곳에 있는 중간넓은근Vastus intermedius, 중간광근은 가쪽넓은근Vastus lateralis, 외측광근과 안쪽넓은근Vastus medialis, 내측광근 사이에 있으며 얕은층으로 넙다리곧은근Rectus femoris, 대퇴직근이 지납니다.

안쪽넓은근(Vastus medialis, 내측광근)

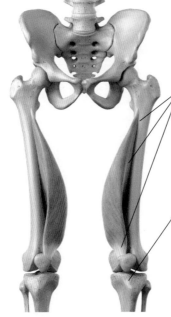

이는 곳 :
넙다리뼈(Femur, 대퇴골)의
돌기사이선(Intertrochanteric line, 전자간선)의 안쪽면,
두덩근선(Pectineal line, 치골근선),
거친선(Linea aspera, 조선)의 안쪽,
안쪽위관절융기(Medial epicondyle, 내측상과) 위

닿는 곳 :
넙다리네갈래근 힘줄(Tendon of quadriceps femoris,
대퇴사두근건)로
무릎뼈(Patella, 슬개골)를 지나
무릎뼈인대(Patellar ligament, 슬개인대)가 되어
정강뼈거친면(Tuberosity of tibia, 경골조면)에 부착
* 무릎뼈인대(Patellar ligament, 슬개인대)가 제거됨

안쪽넓은근(Vastus medialis, 내측광근)

넙다리네갈래근Quadriceps femoris, 대퇴사두근 중 가장 안쪽에 있는 안쪽넓은근Vastus medialis, 내측광근은 닿는 곳이 무릎뼈Patella, 슬개골의 안쪽모서리이기 때문에 가쪽넓은근Vastus lateralis, 외측광근과 함께 무릎뼈의 안정성을 제공합니다.

| 넙적다리 영역의 앞칸 근육들 |

이는곳(Origin)	닿는곳(Insertion)	작용(Action)	신경지배(Innervation)
넙다리빗근(Sartorius, 봉공근)			
엉덩뼈(Ilium, 장골)의 위앞엉덩뼈가시(Anterior Superior iliac spine, 상전장골극)	정강뼈(Tibia, 경골)의 정강뼈거친면(Tuberosity of tibia, 경골조면)의 아래가쪽	엉덩관절(Hip joint, 고관절)의 굽힘(Flexion, 굴곡), 바깥돌림(External rotation, 외회전) 무릎관절(Knee joint, 슬관절)의 굽힘(Flexion, 굴곡)	L2, L3 넙다리신경(Femoral nerve, 대퇴신경)
넙다리곧은근(Rectus femoris, 대퇴직근)			
곧은갈래(Straight head, 직두)	넙다리네갈래근힘줄(Tendon of quadriceps femoris, 대퇴사두근건)로 무릎뼈(Patella, 슬개골)를 지나 무릎뼈인대(Patellar ligament, 슬개인대)가 되어 정강뼈거친면(Tuberosity of tibia, 경골조면)에 부착	엉덩관절(Hip joint, 고관절)의 굽힘(Flexion, 굴곡), 무릎관절(Knee joint, 슬관절)의 폄(Extension, 신전)	
엉덩뼈(Ilium, 장골)의 아래앞엉덩뼈가시(Anterior inferior iliac spine, 하전장골극)			
접힘갈래(Reflected head, 반전두)			
볼기뼈절구(Acetabulum, 관골구) 바로 위			
가쪽넓은근(Vastus lateralis, 외측광근)			L2, L3, L4 넙다리신경 (Femoral nerve, 대퇴신경)
넙다리뼈(Femur, 대퇴골)의 돌기사이선(Intertrochanteric line, 전자간선)의 가쪽면, 큰돌기(Greater trochanter, 대전자)의 모서리, 볼기근거친면(Gluteal line, 둔근조면)의 가쪽, 거친선(Linea aspera, 조선)의 가쪽		무릎관절(Knee joint, 슬관절)의 폄(Extension, 신전)	
중간넓은근(Vastus intermedius, 중간광근)			
넙다리뼈(Femur, 대퇴골)의 앞면과 가쪽면의위쪽 2/3			
안쪽넓은근(Vastus medialis, 내측광근)			
넙다리뼈(Femur, 대퇴골)의 돌기사이선(Intertrochanteric line, 전자간선)의 안쪽면, 두덩근선(Pectineal line, 치골근선), 거친선(Linea aspera, 조선)의 안쪽, 안쪽위관절융기(Medial epicondyle, 내측상과) 위			

5-9-2 뒤칸(Posterior compartment) 근육들

넓적다리Thigh, 대퇴의 뒤칸 근육은 3개로 구성됩니다. 가쪽에서부터 넙다리두갈래근 Biceps femoris, 대퇴이두근, 반힘줄모양근Semitendinosus, 반건상근, 반막모양근Semimembranosus, 반막상근이 있습니다. 반막모양근Semimembranosus, 반막상근은 반힘줄모양근Semitendinosus, 반건상근의 깊은층에 있습니다.

넙다리두갈래근Biceps femoris, 대퇴이두근은 무릎의 가쪽에 닿고, 반힘줄모양근Semitendinosus, 반건상근과 반막모양근Semimembranosus, 반막상근은 무릎의 안쪽에 닿습니다. 뒤칸의 근육을 통틀어 넙다리뒤근육Hamstring, 슬와부근육이라 부릅니다.

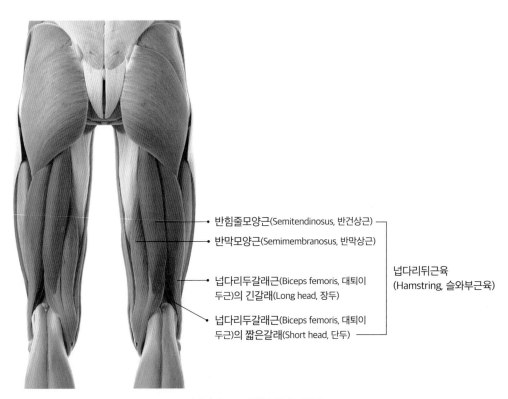

반힘줄모양근(Semitendinosus, 반건상근)

반막모양근(Semimembranosus, 반막상근)

넙다리두갈래근(Biceps femoris, 대퇴이두근)의 긴갈래(Long head, 장두)

넙다리두갈래근(Biceps femoris, 대퇴이두근)의 짧은갈래(Short head, 단두)

넙다리뒤근육
(Hamstring, 슬와부근육)

▲넙적다리(Thigh) 뒤쪽 영역의 근육들

넙다리두갈래근(Biceps femoris, 대퇴이두근)

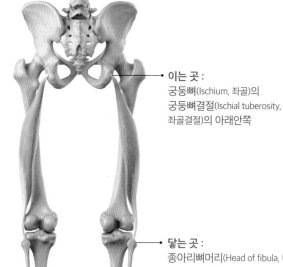

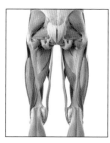

이는 곳 :
궁둥뼈(Ischium, 좌골)의
궁둥뼈결절(Ischial tuberosity,
좌골결절)의 아래안쪽

닿는 곳 :
종아리뼈머리(Head of fibula, 비골두)

* 큰볼기근(Gluteus maximus,
대둔근)이 제거된 모습

넙다리두갈래근(Biceps femoris, 대퇴이두근)의
긴갈래(Long head, 장두)

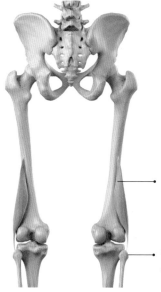

이는 곳 :
넙다리뼈(Femur, 대퇴골)의
거친선(Linea aspera, 조선) 가쪽

닿는 곳 :
종아리뼈머리(Head of fibula, 비골두)

* 넙다리두갈래근(Biceps femoris, 대퇴이두근)의
긴갈래(Long head, 장두), 반힘줄모양근
(Semitendinosus, 반건상근), 반막모양근
(Semimembranosus, 반막상근)이 제거된 모습

넙다리두갈래근(Biceps femoris,
대퇴이두근)의
짧은갈래(Short head, 단두)

뒤칸Posterior compartment의 근육 중 가쪽에 있는 넙다리두갈래근Biceps femoris, 대퇴이두근은 긴갈래Long head, 장두와 짧은갈래Short head, 단두로 나뉩니다. 긴갈래Long head, 장두는 궁둥뼈Ischium, 좌골에서 일어 엉덩관절Hip joint, 고관절과 무릎관절Knee joint, 슬관절의 움직임 모두에 관여하지만, 짧은갈래Short head, 단두는 넙다리뼈Femur, 대퇴골에서 일어 무릎관절Knee joint, 슬관절의 움직임에만 관여합니다.

반힘줄모양근(Semitendinosus, 반건상근)

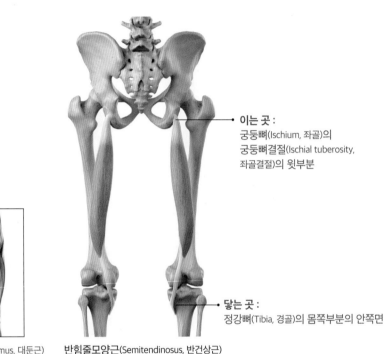

이는 곳 :
궁둥뼈(Ischium, 좌골)의
궁둥뼈결절(Ischial tuberosity,
좌골결절)의 윗부분

닿는 곳 :
정강뼈(Tibia, 경골)의 몸쪽부분의 안쪽면

* 큰볼기근(Gluteus maximus, 대둔근)
이 제거된 모습

반힘줄모양근(Semitendinosus, 반건상근)

뒤칸Posterior compartment의 근육 중 안쪽에 있는 반힘줄모양근Semitendinosus, 반건상근은 안쪽을 이루는 두 개의 근육 중 얕은층에 위치합니다. 무릎에 닿는 힘줄Tendon, 건의 길이가 길어 붙여진 이름입니다. 반막모양근Semimembranosus, 반막상근과 함께 엉덩관절Hip joint, 고관절과 무릎관절Knee joint, 슬관절의 움직임을 일으킵니다.

반막모양근(Semimembranosus, 반막상근)

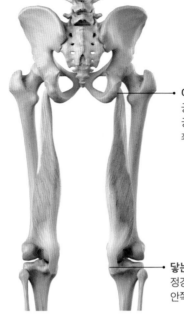

이는 곳 :
궁둥뼈(Ischium, 좌골)의
궁둥뼈결절(Ischial tuberosity,
좌골결절)의 위가쪽

닿는 곳 :
정강뼈(Tibia, 경골)의
안쪽관절융기(Medial condyle, 내측과)의 안쪽

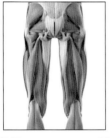

* 큰볼기근(Gluteus maximus, 대둔근)과
반힘줄모양근(Semitendinosus, 반건상근)이
제거된 모습

반막모양근(Semimembranosus 반막상근)

뒤칸Posterior compartment의 근육 중 안쪽에 있는 반막모양근Semimembranosus, 반막상근은 안쪽을 이루는 두 개의 근육 중 깊은층에 위치합니다. 무릎에 닿는 힘줄Tendon, 건의 일부가 막으로 확장되어 무릎관절Knee joint, 슬관절의 안쪽의 인대와 근막의 일부가 되어 무릎의 안정화를 제공합니다.

| 넓적다리 영역의 뒤칸 근육들 |

이는곳(Origin)	닿는곳(Insertion)	작용(Action)	신경지배(Innervation)
넙다리두갈래근(Biceps femoris, 대퇴이두근)			
긴갈래(Long head, 장두)	종아리뼈머리(Head of fibula, 비골두)	엉덩관절(Hip joint, 고관절)의 폄(Extension, 신전), 가쪽돌림(External rotation, 외회전) 무릎관절(Knee joint, 슬관절)의 굽힘(Flexion, 굴곡) (무릎이 굽힘 된 상태에서) 가쪽돌림(External rotation)	L5, S1, S2 궁둥신경(Sciatic nerve, 좌골신경)
궁둥뼈(Ischium, 좌골)의 궁둥뼈결절(Ischial tuberosity, 좌골결절)의 아래안쪽			
짧은갈래(Short head, 단두)			
넙다리뼈(Femur, 대퇴골)의 거친선(Linea aspera, 조선) 가쪽			
반힘줄모양근(Semitendinosus, 반건상근)			
궁둥뼈(Ischium, 좌골)의 궁둥뼈결절(Ischial tuberosity, 좌골결절)의 윗부분	정강뼈(Tibia, 경골)의 몸쪽 부분의 안쪽면	엉덩관절(Hip joint, 고관절)의 폄(Extension, 신전), 안쪽돌림(Internal rotation, 내회전) 무릎관절(Knee joint, 슬관절)의 굽힘(Flexion, 굴곡) (무릎이 굽힘 된 상태에서) 안쪽돌림(Internal rotation)	
반막모양근(Semimembranosus, 반막상근)			
궁둥뼈(Ischium, 좌골)의 궁둥뼈결절(Ischial tuberosity, 좌골결절)의 위가쪽	정강뼈(Tibia, 경골)의 안쪽관절융기(Medial condyle, 내측과)의 안쪽		

5-9-3 안쪽칸(Medial compartment)의 근육들

넓적다리Thigh, 대퇴의 안쪽칸 근육은 5개로 구성됩니다. 가장 안쪽으로는 두덩정강근 Gracilis, 박근이 있고, 나머지 4개의 근육은 앞에서부터 두덩근Pectineus, 치골근, 긴모음근Adductor longus, 장내전근, 짧은모음근Adductor brevis, 단내전근, 큰모음근Addcutor magnus, 대내전근의 순으로 위치합니다.

볼기 영역의 깊은무리 근육 중 바깥폐쇄근Obturator externus, 외폐쇄근의 경우 넙다리근육의 안쪽칸 근육으로 분류하기도 하고, 근육의 기능에 따라 볼기 영역의 깊은층 근육과 함께 소개되기도 합니다. 안쪽칸의 근육을 통틀어 모음근Adductor muscle, 내전근이라 부릅니다.

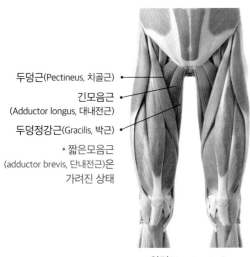

두덩근(Pectineus, 치골근)

긴모음근
(Adductor longus, 대내전근)

두덩정강근(Gracilis, 박근)

* 짧은모음근
(adductor brevis, 단내전근)은
가려진 상태

큰모음근(Adductor
magnus, 대내전근)

두덩정강근(Gracilis, 박근)

앞면(Anterior view)

뒤면(Posterior view)

▲ 넙적다리(Thigh) 안쪽 영역의 근육들

두덩정강근(Gracilis, 박근)

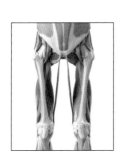

앞면(Anterior view)

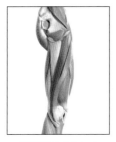

안쪽면(Medial view)

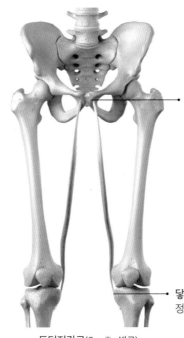

이는 곳 :
두덩뼈아래가지(Inferior ramus of
pubis, 치골하지),
궁둥뼈가지(Ischial ramus, 좌골지)

닿는 곳 :
정강뼈(Tibia, 경골)의 몸쪽 안쪽면

두덩정강근(Gracilis, 박근)

안쪽칸Medial compartment의 근육 중 가장 안쪽에 있는 두덩정강근Gracilis, 박근은 '가느다란, 날씬한'의 뜻이 있는 라틴어 Gracilis에서 유래합니다. 구용어 박근薄筋 역시 영어의 뜻을 따라 '얇은 근육'으로 해석할 수 있습니다. 신용어 두덩정강근은 두덩뼈Pubic, 치골에서 일어 정강뼈Tibia, 경골에 닿는 근육의 부착점을 따라 이름 지어졌습니다. 5개의 모음근Adductor muscle, 내전근 중 유일하게 엉덩관절Hip joint, 고관절과 무릎관절Knee joint, 슬관절을 지나는 근육입니다.

두덩근(Pectineus, 치골근)

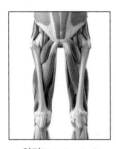

앞면(Anterior view)

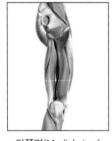

안쪽면(Medial view)

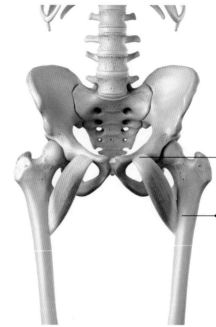

이는 곳 :
두덩근선(Pectineal line, 치골근선)

닿는 곳 :
넙다리뼈(Femur, 대퇴골)의
작은돌기(Lesser trochanter, 소전자)에서
거친선(Linea aspera, 조선)까지

두덩근(Pectineus, 치골근)

안쪽칸Medial compartment의 근육 중 가장 앞쪽에 위치한 두덩근Pectineus, 치골근은 '(머리를 빗는) 빗'의 뜻을 가진 라틴어 Pecten에서 유래하였습니다. 사각형의 평평한 근육 모양이 빗을 연상시키는데서 붙여진 이름입니다.

긴모음근(Adductor longus, 장내전근)

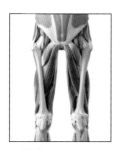

앞면(Anterior view)

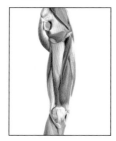

안쪽면(Medial view)

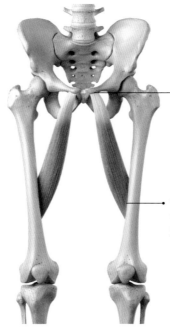

이는 곳 :
두덩뼈몸통(Body of pubis, 치골체)의
바깥면

닿는 곳 :
넙다리뼈(Femur, 대퇴골)의
거친선(Linea aspera, 조선) 중간 1/3부위

긴모음근(Adductor longus, 장내전근)

두덩근Pectineus, 치골근의 뒤아래쪽에서 이는 긴모음근Adducor longus, 장내전근은 닿는 곳에서 넓어지며 널힘줄Aponeurosis, 건막이 되어 넙다리뼈Femur, 대퇴골의 중간 1/3 지점에 닿습니다.

짧은모음근(Adductor brevis, 단내전근)

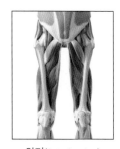

앞면(Anterior view)

* 긴모음근(Adductor longus, 장내전근)이 제거된 모습

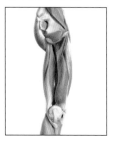

안쪽면(Medial view)

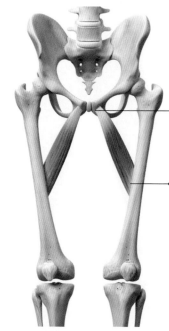

이는 곳 :
두덩뼈몸통(Body of pubis, 치골체)의 바깥면, 두덩뼈아래가지(Inferior ramus of pubis, 치골하지)

닿는 곳 :
넙다리뼈(Femur, 대퇴골)의 거친선(Linea aspera, 조선) 위쪽 1/3부위

짧은모음근(Adductor brevis, 단내전근)

두덩근Pectineus, 치골근과 긴모음근Adducor longus, 장내전근의 뒤에 위치한 짧은모음근Adductor brevis, 단내전근은 긴모음근Adductor longus, 긴모음근과 유사하게 닿는 곳으로 오며 널힘줄Aponeurosis, 건막이 되어 긴모음근Adductor longus, 장내전근보다 위쪽 넙다리뼈Femur, 대퇴골에 부착합니다.

큰모음근(Adductor magunus, 대내전근)

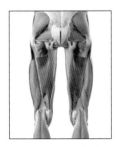

뒤면(Posterior view)

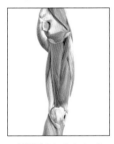

안쪽면(Medial view)

＊ 두덩정강근(Gracilis, 박근)이
　제거된 모습

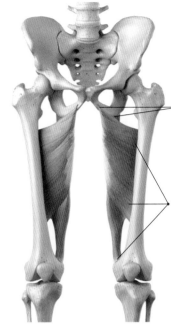

이는 곳 :
궁둥뼈가지(Ischial ramus, 좌골지)에서
궁둥뼈결절(Ischial tuberosity, 좌골결절)
까지

닿는 곳 :
넙다리뼈(Femur, 대퇴골) 몸통의 뒤면,
거친선(Linea aspera, 조선),
안쪽관절융기위선(Medial supracondylar line,
내측상과선)

큰모음근(Adductor magnus, 대내전근)

안쪽칸의 근육 중 가장 큰 큰모음근Adductor magnus, 대내전근은 모음근Adductor muscle, 내전근의 가
장 뒤쪽벽을 형성합니다. 모음근들 중에서 가장 큰 힘을 내는 근육입니다.

| 넓적다리 영역의 안쪽칸 근육들 |

이는곳(Origin)	닿는곳(Insertion)	작용(Action)	신경지배(Innervation)
두덩정강근(Gracilis, 박근)			
두덩뼈아래가지(Inferior ramus of pubis, 치골하지), 궁둥뼈가지(Ischial ramus, 좌골지)	정강뼈(Tibia, 경골)의 몸쪽 안쪽면	엉덩관절(Hip joint, 고관절)의 모음(Adduction, 내전), 무릎관절(Knee joint, 슬관절)의 굽힘(Flexion, 굴곡)	L2, L3 폐쇄신경(Obturator nerve)
두덩근(Pectineus, 치골근)			
두덩근선(Pectineal line, 치골근선)	넙다리뼈(Femur, 대퇴골)의 작은돌기(Lesser trochanter, 소전자)에서 거친선(Linea aspera, 조선)까지	엉덩관절(Hip joint, 고관절)의 모음(Adduction, 내전), 굽힘(Flexion, 굴곡)	L2, L3 넙다리신경(Femoral nerve, 대퇴신경)
긴모음근(Adductor longus, 장내전근)			
두덩뼈몸통(Body of pubis, 치골체)의 바깥면	넙다리뼈(Femur, 대퇴골)의 거친선(Linea aspera, 조선) 중간 1/3부위	엉덩관절(Hip joint, 고관절)의 모음(Adduction, 내전), 굽힘(Flexion, 굴곡), 안쪽돌림(Internal rotation, 내회전)	L2, L3,L4 폐쇄신경 (Obturator nerve)
짧은모음근(Adductor brevis, 단내전근)			
두덩뼈몸통(Body of pubis, 치골체)의 바깥면, 두덩뼈아래가지(Inferior ramus of pubis, 치골하지)	넙다리뼈(Femur, 대퇴골)의 거친선(Linea aspera, 조선) 위쪽 1/3부위	엉덩관절(Hip joint, 고관절)의 모음(Adduction, 내전), 굽힘(Flexion, 굴곡)	L2, L3 폐쇄신경(Obturator nerve)
큰모음근(Adductor magnus, 대내전근)			
궁둥뼈가지(Ischial ramus, 좌골지)에서 궁둥뼈결절(Ischial tuberosity, 좌골결절)까지	넙다리뼈(Femur, 대퇴골) 몸통의 뒤면, 거친선(Linea aspera, 조선), 안쪽관절융기위선(Medial supracondylar line, 내측상과선)	엉덩관절(Hip joint, 고관절)의 모음(Adduction, 내전), 안쪽돌림(Internal rotation, 내회전)	L2, L3, L4 폐쇄신경 (Obturator nerve) L2, L3, L4 궁둥신경(Sciatic nerve, 좌골신경)

5-10 종아리 영역의 근육들

종아리Leg, 하퇴 영역의 근육은 앞칸Anterior compartment과 뒤칸Posterior compartment, 가쪽칸Lateral compartment으로 나누고, 뒤칸은 얕은무리Superficial group와 깊은무리Deep group로 구분합니다. 종아리Leg, 하퇴의 안쪽칸은 근육이 지나지 않아 정강뼈Tibia, 경골가 만져집니다.

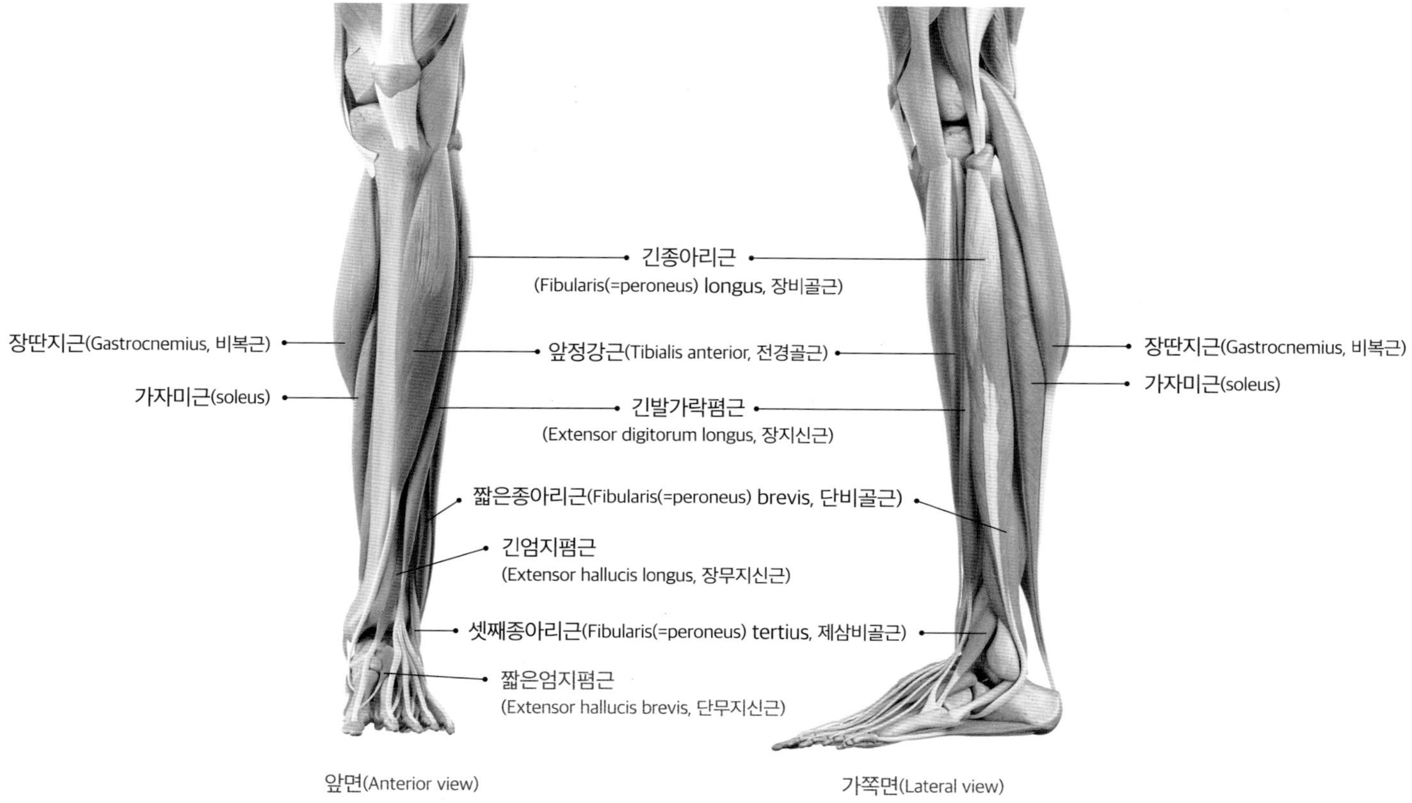

장딴지근(Gastrocnemius, 비복근)

가자미근(soleus)

긴종아리근
(Fibularis(=peroneus) longus, 장비골근)

앞정강근(Tibialis anterior, 전경골근)

긴발가락폄근
(Extensor digitorum longus, 장지신근)

짧은종아리근(Fibularis(=peroneus) brevis, 단비골근)

긴엄지폄근
(Extensor hallucis longus, 장무지신근)

셋째종아리근(Fibularis(=peroneus) tertius, 제삼비골근)

짧은엄지폄근
(Extensor hallucis brevis, 단무지신근)

앞면(Anterior view)

가쪽면(Lateral view)

장딴지근(Gastrocnemius, 비복근)

가자미근(soleus)

▲ 종아리(Leg)의 근육

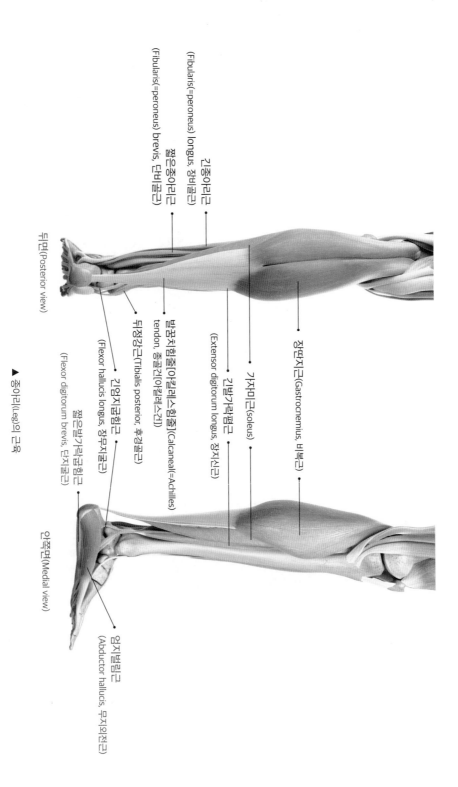

긴종아리근
(Fibularis(=peroneus) longus, 장비골근)

짧은종아리근
(Fibularis(=peroneus) brevis, 단비골근)

뒷면(Posterior view)

가자미근(soleus)

긴발가락폄근
(Extensor digitorum longus, 장지신근)

장딴지근(Gastrocnemius, 비복근)

발꿈치힘줄[아킬레스힘줄](Calcaneal(=Achilles)
tendon, 종골건[아킬레스건])

뒤정강근(Tibialis posterior, 후경골근)

긴엄지굽힘근
(Flexor hallucis longus, 장무지굴근)

짧은발가락굽힘근
(Flexor digitorum brevis, 단지굴근)

엄지벌림근
(Abductor hallucis, 무지외전근)

안쪽면(Medial view)

▲ 종아리(Leg)의 근육

5-10-1 앞칸(Anterior compartment) 근육들

종아리Leg, 하퇴의 앞칸Anterior compartment 근육은 4개로 앞정강근Tibialis anterior, 전경골근, 긴엄
지폄근Extensor hallucis longus, 장무지신근, 긴발가락폄근Extensor digitorum longus, 장지신근, 셋째종아리근
Fibularis(=peroneus tertius), 제삼비골근이 있습니다.

앞칸의 근육은 발등의 발등굽힘Dorsiflexion, 배측굴골, 발가락의 폄Extension, 신전, 발의 안쪽번짐
Inversion, 내번과 가쪽번짐Eversion, 외번의 기능을 합니다.

앞정강근(Tibialis anterior, 전경골근)

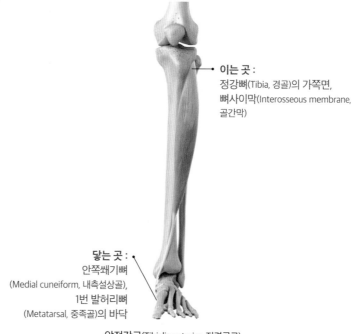

이는 곳 :
정강뼈(Tibia, 경골)의 가쪽면,
뼈사이막(Interosseous membrane,
골간막)

닿는 곳 :
안쪽쐐기뼈
(Medial cuneiform, 내측설상골),
1번 발허리뼈
(Metatarsal, 중족골)의 바닥

가쪽면(Lateral view)

앞정강근(Tibialis anterior, 전경골근)

앞칸Anterior compartment의 가장 얕은층에 위치한 앞정강근Tibialis anterior, 전경골근은 쉽게 만져
지는 근육입니다. 정강뼈의 앞쪽에서 일어 발의 안쪽을 지나 발바닥의 안쪽쐐기뼈Medial
cuneiform, 내측설상골에 닿아 앞쪽칸의 근육이 일으키는 발등굽힘Dorsiflexion, 배측굴곡과 안쪽번짐
Inversion, 내번의 기능 외에도 발의 활Arch, 궁을 지지해주는 기능을 합니다.

긴엄지폄근(Extensor hallucis longus, 장무지신근)

이는 곳 :
종아리뼈(Fibula, 비골) 안쪽면의 중간 1/2,
뼈사이막(Interosseous membrane, 골간막)

닿는 곳 :
엄지발가락(Great toe, 무지)의
끝마디뼈(Distal phalanx, 말절골)
바닥의 등쪽

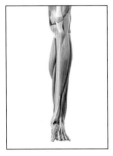

앞면(Anterior view)

긴엄지폄근(Extensor hallucis longus, 장무지신근)

앞정강근Tibialis anterior, 전경골근의 뒤에 위치한 긴엄지폄근Extensor hallucis longus, 장무지신근은 앞정강근Anterior tibialis, 전경골근과 함께 정강뼈Tibia, 경골의 앞으로 주행하여 엄지발가락Great toe(=hallux), 무지의 끝마디뼈Proximal phalanx, 말절골에 닿아 발목관절Ankle joint, 족관절 뿐만 아니라 엄지발가락Great toe(=hallux), 무지을 폄Extension, 신전하는 기능도 합니다.

긴발가락폄근(Extensor digitorum longus, 장지신근)

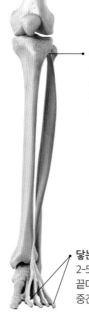

이는 곳 :
종아리뼈(Fibula, 비골) 안쪽면의 몸쪽
(Proximal,근위) 1/2,
정강뼈(Tibia, 경골)의 가쪽관절융기
(Lateral condyle, 외측과) 부위

닿는 곳 :
2-5번 발가락의
끝마디뼈(Distal phalanx, 말절골)와
중간마디뼈(Middle phalanx, 중절골) 바닥

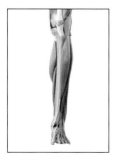

앞면(Anterior view)

긴발가락폄근(Extensor digitorum longus, 장지신근)

긴엄지폄근Extensor hallucis longus, 장무지신근의 뒤에 위치하고 앞칸의 근육 중 가장 가쪽에 위치

한 긴발가락폄근Extensor digitorum longus, 장지신근은 발목관절Ankle joint, 족관절의 발등굽힘Dorsiflexion, 배측굴

곡과 엄지발가락Great toe(=hallux), 무지을 제외한 나머지 네 발가락의 폄Extension, 신전을 담당합니다.

셋째종아리근(Fibularis(=peroneus) tertius, 제삼비골근)

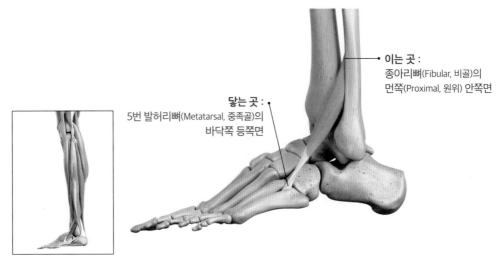

이는 곳 :
종아리뼈(Fibular, 비골)의
먼쪽(Proximal, 원위) 안쪽면

닿는 곳 :
5번 발허리뼈(Metatarsal, 중족골)의
바닥쪽 등쪽면

가쪽면(Lateral view)

셋째종아리근(Fibularis(=perioneus) tertius, 제삼비골근)

　'세번째'라는 뜻의 라틴어 Tertius에서 유래한 셋째종아리근Fibularis(=peroneus) tertius, 제삼비골근은 긴발가락폄근Extensor digitorum longus, 장지신근의 바로 아래에서 일어납니다. 종종 긴발가락폄근Extensor digitorum longus, 장지신근의 힘줄Tendon, 건이 둘째에서 다섯째 발가락으로 주행하는 것 외에 추가로 생기는 경우가 있는데, 이 힘줄에 연결된 근육을 셋째종아리근Fibularis(=peroneus) tertius, 제삼비골근이라 부릅니다. 그래서 셋째종아리근Fibularis(=peroneus) tertius, 제삼비골근은 일반적으로 긴발가락폄근Extensor digitorum longus, 장지신근의 일부로 봅니다.

　종아리Leg, 하퇴의 가쪽칸 근육인 긴종아리근Fibularis(=peroneus) longus, 장비골근과 짧은종아리근Fibularis(=peroneus) brevis, 단비골근의 이름과 유사하여 셋째종아리근Fibularis(=peroneus) tertius, 제삼비골근을 함께 분류는 경우가 있지만, 근육이 주행하는 위치를 볼 때 가쪽칸 근육인 긴종아리근Fibularis(=peroneus) longus, 장비골근과 짧은종아리근Fibularis(=peroneus) brevis, 단비골근은 가쪽복사Lateral malleolus, 외과의 뒤를 지나고, 셋째종아리근Fibularis(=peroneus) tertius, 제삼비골근은 가쪽복사Lateral malleolus, 외과의 앞으로 지나는 차이를 확인할 수 있습니다.

| 종아리 영역의 앞칸 근육들 |

이는곳(Origin)	닿는곳(Insertion)	작용(Action)	신경지배(Innervation)
앞정강근(Tibialis anterior, 전경골근)			
정강뼈(Tibia, 경골)의 가쪽면, 뼈사이막(Interosseous membrane, 골간막)	안쪽쐐기뼈(Medial cuneiform, 내측설상골), 1번 발허리뼈(Metatarsal, 중족골)의 바닥	발목관절(Ankle joint, 족관절)의 발등굽힘(Dorsiflexion, 배측굴곡), 안쪽번짐(Inversion, 내번), 발의 안쪽활(Medial arch, 내측궁) 지지	L4, L5 깊은종아리신경(Deep peroneal nerve, 심비골신경)
긴엄지폄근(Extensor hallucis longus, 장무지신근)			
종아리뼈(Fibula, 비골) 안쪽면의 중간 1/2, 뼈사이막(Interosseous membrane, 골간막)	엄지발가락(Great toe, 무지)의 끝마디뼈(Distal phalanx, 말절골) 바닥의 등쪽	발목관절(Ankle joint, 족관절)의 발등굽힘(Dorsiflexion, 배측굴곡), 엄지발가락(Great toe, 무지)의 폄(Extension, 신전)	
긴발가락폄근(Extensor digitorum longus, 장지신근)			
종아리뼈(Fibula, 비골) 안쪽면의 몸쪽(Proximal, 근위) 1/2, 정강뼈(Tibia, 경골)의 가쪽관절융기(Lateral condyle, 외측과) 부위	2-5번 발가락의 끝마디뼈(Distal phalanx, 말절골)와 중간마디뼈(Middle phalanx, 중절골) 바닥	발목관절(Ankle joint, 족관절)의 발등굽힘(Dorsiflexion, 배측굴곡), 2-5번 발가락(Phalanx, 지골)의 폄(Extension, 신전)	L5, S1 깊은종아리신경(Deep peroneal nerve, 심비골신경)
셋째종아리근(Fibularis(=peroneus) tertius, 제삼비골근)			
종아리뼈(Fibular, 비골)의 먼쪽(Proximal, 원위) 안쪽면	5번 발허리뼈(Metatarsal, 중족골)의 바닥쪽 등쪽면	발목관절(Ankle joint, 족관절)의 발등굽힘(Dorsiflexion, 배측굴곡), 가쪽번짐(Eversion, 외번) 보조	

5-10-2 뒤칸(Posterior compartment) 근육들

종아리Leg, 하퇴의 뒤칸Posterior compartment 근육은 근막Fascia에 의해 얕은무리Superficial group와 깊은무리Deep group로 구분합니다. 얕은무리의 근육은 3개로 장딴지근Gastrocnemius, 비복근, 장딴지빗근Plantaris, 족척근, 가자미근Soleus이 있고, 깊은무리의 근육은 4개로 오금근Popliteus, 슬와근, 긴엄지굽힘근Flexor hallucis longus, 장무지굴근, 긴발가락굽힘근Flexor digitorum longus, 장지굴근, 뒤정강근Posterior tibialis, 후경골근이 있습니다. 얕은무리의 장딴지근Gastrocnemius, 비복근과 가자미근Soleus은 하나의 근육무리로 묶어 종아리세갈래근Triceps surae, 하퇴삼두근이라 부르기도 합니다.

뒤칸의 깊은층과 얕은층의 근육들은 발바닥의 발바닥굽힘Plantar flexion, 족저굴곡, 발가락의 굽힘Flexion, 굴곡, 발의 안쪽번짐Inversion, 내번을 합니다.

장딴지근(Gastrocnemius, 비복근)

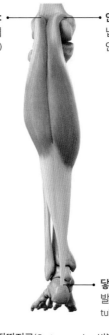

가쪽갈래(Lateral head) 이는 곳 :
넙다리뼈(Femur, 대퇴골)의
가쪽관절융기(Lateral condyle, 외측과)

안쪽갈래(Medial head) 이는 곳 :
넙다리뼈(Femur, 대퇴골)의
안쪽관절융기(Medial condyle, 내측과)

닿는 곳 :
발꿈치뼈융기(Calcaneal
tuberosity, 종골융기)

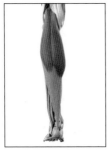

뒤면(Posterior view)

장딴지근(Gastrocnemius, 비복근)

영어 Gastrocnemius는 '(사람의) 배' 혹은 '위'를 뜻하는 그리스어 γαστήρGaster와 '종아리 Leg, 하퇴'를 뜻하는 그리스어 κνήμηKneme가 합쳐진 용어입니다. 종아리에 (사람의) 배처럼 부푼 모양으로 튀어나와 있는 모습에서 붙여진 이름입니다. 장딴지는 영어로 Calf라고도 부릅니다. Calf 역시 '부풀다'의 뜻이 있어 종아리의 부푼 모양을 한 장딴지 부위를 이야기합니다.

넙다리뼈Femur, 대퇴골의 가쪽관절융기Lateral condyle, 외측과에서 이는 가쪽갈래Lateral head, 외측두와 안쪽관절융기Medial condyle, 내측과에서 이는 안쪽갈래Medial head, 내측두로 되어 발목쪽으로 내려오며 가자미근Soleus, 장딴지빗근Plantaris, 족척근과 함께 하나의 큰 힘줄Tendon, 건인 발꿈치힘줄(아킬레스힘줄)Calcaneal(=Achilles) tendon, 종골건(아킬레스건)이 되어 발꿈치뼈Calcaneus, 종골에 닿습니다. 근육의 이는 곳과 닿는 곳의 위치 때문에 무릎관절Knee joint, 슬관절과 발목관절Ankle joint, 족관절에서 움직임을 일으킵니다.

장딴지빗근(Plantaris, 족척근)

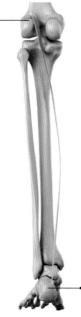

이는 곳 :
넙다리뼈(Femur, 대퇴골)의
가쪽위관절융기(Lateral epicondyle, 외측상과) 뒤아래

닿는 곳 :
발꿈치뼈융기(Calcaneal
tuberosity, 종골융기)

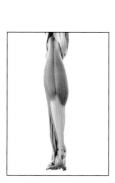

뒤면(Posterior view)

장딴지빗근(Plantaris, 족척근)

장딴지근Gastrocnemius, 비복근의 가쪽갈래Lateral head, 외측두 깊은층에 위치하는 장딴지빗근Plantaris, 족척근은 매우 얇고 긴 모양을 합니다. '발바닥에 포함된, 발바닥에 속하는'의 뜻인 라틴어 Plantaris는 많은 포유동물에서 이 근육이 발바닥의 근막에 연결되기 때문에 붙여진 이름입니다. 하지만 인간의 장딴지빗근Plantaris, 족척근은 발바닥의 근막까지 연결는 모습이 명확하지 않습니다. 얇고 긴 근육의 주행방향이 장딴지근Gastrocnemius, 비복근과 같아서 장딴지근과 함께 작용합니다.

가자미근(Soleus)

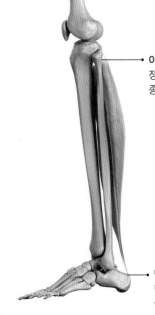

이는 곳 :
정강뼈(Tibia, 경골)의 안쪽모서리,
종아리뼈머리(Head of fibula, 비골두)의 뒤면

닿는 곳 :
발꿈치뼈융기(Calcaneal
tuberosity, 종골융기)

뒤면(Posterior view)

가자미근(Soleus)

'샌들Sandle, 신발의 바닥, 가자미'의 뜻인 라틴어 Sola에서 유래한 가지미근Soleus은 크고 납작한 모양을 합니다. 장딴지근Gastrocnemius, 비복근과 장딴지빗근Plantaris, 족척근과 달리 종아리 Leg, 하퇴 영역에서 근육이 일기 때문에 발목관절Ankle, 족관절의 움직임에만 관여합니다.

오금근(Popliteus, 슬와근)

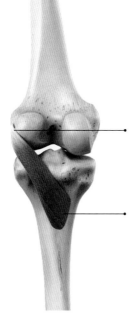

닿는 곳 :
넙다리뼈(Femur, 대퇴골)의
가쪽관절융기(Lateral condyle, 외측과)

이는 곳 :
정강뼈(Tibia, 경골)의
몸쪽(Proximal, 근위)부분 뒤면

오금근(Popliteus, 슬와근)

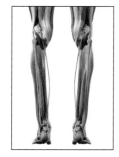

뒤면(Posterior view)
* 장딴지근(Gastrocnemius,
비복근)과 가자미근(Soleus)이
제거된 모습

'오금, 무릎'의 뜻이 있는 라틴어 Poples에서 유래한 오금근Popliteus, 슬와근은 뒤칸Posterior compartment의 깊은무리Deep group 근육 중 가장 위쪽에 위치합니다. 오금근Popliteus, 슬와근은 정강 뼈Tibia, 경골의 뒤안쪽면에서 일어 넙다리뼈Femur, 대퇴골 부위에서 무릎관절Knee joint, 슬관절의 관절 주머니Joint capsule, 관절낭 섬유막Fibrous membrane 속으로 들어가 섬유막과 윤활막Synovial membrane, 활 액막 사이로 주행하여 넙다리뼈Femur, 대퇴골의 가쪽관절융기Lateral condyle, 외측과에 닿습니다.

무릎이 곧게 펴진 상태에서 무릎을 구부리는 시작단계에 오금근이 수축하여 넙다리뼈Femur, 대퇴골와 정강뼈Tibia, 경골를 약간 돌림Rotation, 회전시키며 잠금상태를 풀어주는 역할을 합니다.

긴엄지굽힘근(Flexor hallucis longus, 장무지굴근)

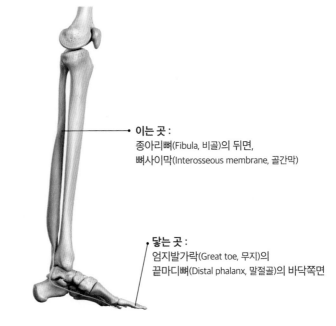

이는 곳 :
종아리뼈(Fibula, 비골)의 뒤면,
뼈사이막(Interosseous membrane, 골간막)

닿는 곳 :
엄지발가락(Great toe, 무지)의
끝마디뼈(Distal phalanx, 말절골)의 바닥쪽면

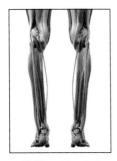

뒤면(Posterior view)

긴엄지굽힘근(Flexor hallucis longus, 장무지굴근)

　　뒤칸Posterior compartment의 깊은무리Deep group 근육 중 가장 가쪽에 있는 긴엄지굽힘근Flexor hallucis longus, 장무지굴근은 걸음Gait, 보행 시 발가락이 땅에서 떨어지는 마지막 순간에 엄지발가락 Great toe, 무지을 강하게 밀어내는 데 큰 힘을 냅니다. 발목관절Ankle joint, 족관절을 지나 엄지발가락에 닿기 때문에 발목관절에서의 움직임에도 작용합니다.

긴발가락굽힘근(Flexor digitorum longus, 장지굴근)

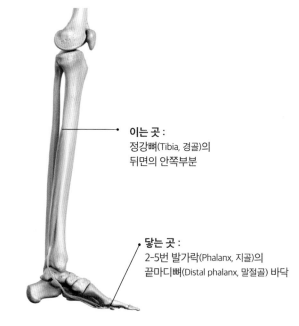

이는 곳 :
정강뼈(Tibia, 경골)의
뒤면의 안쪽부분

닿는 곳 :
2-5번 발가락(Phalanx, 지골)의
끝마디뼈(Distal phalanx, 말절골) 바닥

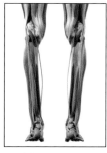

뒤면(Posterior view)

긴발가락굽힘근(Flexor digitorum longus, 장지굴근)

뒤칸Posterior compartment의 깊은무리Deep group 근육 중 가장 안쪽에 있는 긴발가락굽힘근 Flexor digitorum longus, 장지굴근은 엄지발가락Great toe, 무지을 제외한 둘째에서 다섯째 발가락을 굽힘 Flexion, 굴곡 하는 기능을 합니다. 걸음Gait, 보행 시 발이 땅에 닿는 동안 바닥을 누르는 힘을 내며, 뒤꿈치가 들리며 발이 땅에서 떨어지는 동안에는 바닥을 힘차게 밀어내는 역할을 합니다.

뒤정강근(Tibialis posterior, 후경골근)

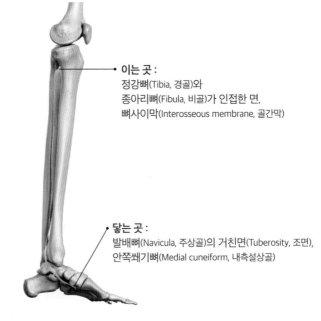

이는 곳 :
정강뼈(Tibia, 경골)와
종아리뼈(Fibula, 비골)가 인접한 면,
뼈사이막(Interosseous membrane, 골간막)

닿는 곳 :
발배뼈(Navicula, 주상골)의 거친면(Tuberosity, 조면),
안쪽쐐기뼈(Medial cuneiform, 내측설상골)

뒤면(Posterior view)

뒤정강근(Tibialis posterior, 후경골근)

긴엄지굽힘근Flexor hallucis longus, 장무지굴근과 긴발가락굽힘근Flexor digitorum longus, 장지굴근 사이 깊은층에 있는 뒤정강근Tibialis posterior, 후경골근은 발목관절Ankle joint, 족관절에서의 움직임 외에도 앞정강근Anterior tibialis, 전경골근과 함께 걸음Gait, 보행 시에 발의 활Arch, 궁을 유지하는 역할을 합니다.

| 종아리 영역의 뒤칸 근육들 |

1. 얕은무리Superficial group

이는곳(Origin)	닿는곳(Insertion)	작용(Action)	신경지배(Innervation)
장딴지근(Gastrocnemius, 비복근)			
가쪽갈래 (Lateral head, 외측두)	발꿈치뼈융기(Calcaneal tuberosity, 종골융기)	무릎관절(Knee joint, 슬관절)의 굽힘(Flexion, 굴곡), 발목관절(Ankle joint, 족관절)의 발바닥굽힘(Plantar flexion, 족저굴곡)	S1, S2 정강신경(Tibial nerve, 경골신경)
넙다리뼈(Femur, 대퇴골)의 가쪽관절융기(Lateral condyle, 외측과)			
안쪽갈래 (Medial head, 내측두)			
넙다리뼈(Femur, 대퇴골)의 안쪽관절융기(Medial condyle, 내측과)			
장딴지빗근(Plantaris, 족척근)			
넙다리뼈(Femur, 대퇴골)의 가쪽위관절융기(Lateral epicondyle, 외측상과) 뒤아래	발꿈치뼈융기(Calcaneal tuberosity, 종골융기)		
가자미근(Soleus)			
정강뼈(Tibia, 경골)의 안쪽모서리, 종아리뼈머리(Head of fibula, 비골두)의 뒤면	발꿈치뼈융기(Calcaneal tuberosity, 종골융기)	발목관절(Ankle joint, 족관절)의 발바닥굽힘(Plantar flexion, 족저굴곡)	

2. 깊은무리Deep group

이는곳(Origin)	닿는곳(Insertion)	작용(Action)	신경지배(Innervation)
오금근(Popliteus, 슬와근)			
정강뼈(Tibia, 경골)의 몸쪽(Proximal, 근위) 부분 뒤면	넙다리뼈(Femur, 대퇴골)의 가쪽관절융기(Lateral condyle, 외측과)	무릎관절(Knee joint, 슬관절)이 폄(Extension, 신전) 되어 있는 상태에서 잠긴 무릎을 품	L4, L5, S1 정강신경(Tibial nerve, 경골신경)

이는곳(Origin)	닿는곳(Insertion)	작용(Action)	신경지배(Innervation)
긴엄지굽힘근(Flexor hallucis longus, 장무지굴근)			
종아리뼈(Fibula, 비골)의 뒷면, 뼈사이막(Interosseous membrane, 골간막)	엄지발가락(Great toe, 무지)의 끝마디뼈(Distal phalanx, 말절골)의 바닥쪽면	발목관절(Ankle joint, 족관절)의 발바닥굽힘(Plantar flexion, 족저굴곡), 엄지발가락(Great toe, 무지)의 굽힘(Flexion, 굴곡)	S2, S3 정강신경(Tibial nerve, 경골신경)
긴발가락굽힘근(Flexor digitorum longus, 장지굴근)			
정강뼈(Tibia, 경골)의 뒤면의 안쪽부분	2-5번 발가락(Phalanx, 지골)의 끝마디뼈(Distal phalanx, 말절골) 바닥	발목관절(Ankle joint, 족관절)의 발바닥굽힘(Plantar flexion, 족저굴곡), 2-5번 발가락의 굽힘(Flexion, 굴곡)	
뒤정강근(Tibialis posterior, 후경골근)			
정강뼈(Tibia, 경골)와 종아리뼈(Fibula, 비골)가 인접한 면, 뼈사이막(Interosseous membrane, 골간막)	발배뼈(Navicula, 주상골)의 거친면(Tuberosity, 조면), 안쪽쐐기뼈(Medial cuneiform, 내측설상골)	발목관절(Ankle joint, 족관절)의 발바닥굽힘(Plantar flexion, 족저굴곡), 안쪽번짐(Inversion 내번), 발의 안쪽활(Medial arch, 내측궁) 지지	L4, L5 정강신경(Tibial nerve, 경골신경)

5-10-3 가쪽칸(Lateral compartment) 근육들

종아리Leg, 하퇴의 가쪽칸Lateral compartment 근육은 긴종아리근Fibularis(=peroneus) longus, 장비골근과 짧은종아리근Fibularis(=peroneus) brevis, 단비골근이 있습니다.

종아리뼈Fibula, 비골에서 일어 종아리근Fibularis이라고도 하고, '종아리뼈Fibula, 비골 혹은 다리에 있는 작은 뼈'라는 뜻의 고대 그리스어인 περόνηperónē에서 유래한 Peroneus도 '종아리근(비골근)'을 의미하여 함께 사용합니다.

가쪽칸의 근육들은 발의 발바닥굽힘Plantar flexion, 배측굴곡과 가쪽번짐Eversion, 외번의 기능을 합니다.

긴종아리근(Fibularis(=peroneus) longus, 장비골근)

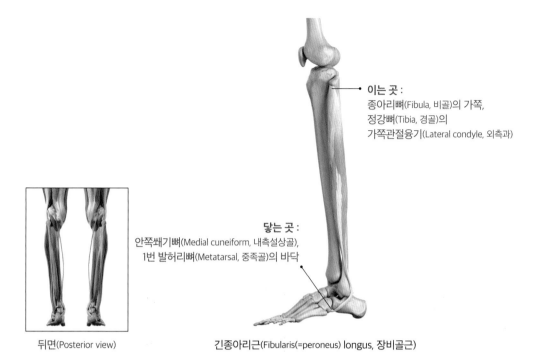

이는 곳 :
종아리뼈(Fibula, 비골)의 가쪽,
정강뼈(Tibia, 경골)의
가쪽관절융기(Lateral condyle, 외측과)

닿는 곳 :
안쪽쐐기뼈(Medial cuneiform, 내측설상골),
1번 발허리뼈(Metatarsal, 중족골)의 바닥

뒤면(Posterior view)

긴종아리근(Fibularis(=peroneus) longus, 장비골근)

가쪽칸의 근육을 구성하는 2개의 근육 중 위쪽에 위치한 긴종아리근Fibularis(=peroneus) longus, 장비골근은 강력한 가쪽번짐Eversion, 외번의 기능을 합니다. 긴종아리근Fibularis(=peroneus longus), 장비골근 역시 발목관절Ankle joint, 족관절의 움직임 외에 앞정강근Tibialis anterior, 전경골근, 뒤정강근Tibialis posterior, 후경골근과 같이 발의 활Arch, 궁을 지지하는 기능을 합니다.

앞정강근Tibialis anterior, 전경골근과 뒤정강근Tibialis posterior, 후경골근은 발에 존재하는 3개의 활 중 안쪽세로활Medial longitudinal arch을 지지하고, 긴종아리근Fibularis(=peroneus) longus은 가쪽세로활Lateral longitudinal arch과 가로활Transverse arch을 지지합니다.

짧은종아리근(Fibularis(=peroneus) brevis, 단비골근)

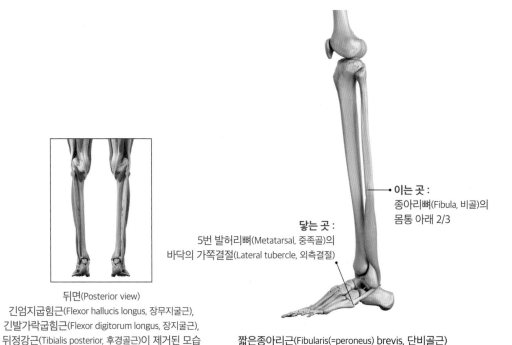

이는 곳 :
종아리뼈(Fibula, 비골)의
몸통 아래 2/3

닿는 곳 :
5번 발허리뼈(Metatarsal, 중족골)의
바닥의 가쪽결절(Lateral tubercle, 외측결절)

뒤면(Posterior view)
긴엄지굽힘근(Flexor hallucis longus, 장무지굴근),
긴발가락굽힘근(Flexor digitorum longus, 장지굴근),
뒤정강근(Tibialis posterior, 후경골근)이 제거된 모습

짧은종아리근(Fibularis(=peroneus) brevis, 단비골근)

가쪽칸의 근육을 구성하는 2개의 근육 중 긴종아리근Fibularis(=peroneus) longus, 장비골근의 아래쪽, 깊은층에 위치한 짧은종아리근Fibularis(=peroneus) brevis, 단비골근은 긴종아리근Fibularis(=peroneus) longus, 장비골근과 함께 기능합니다. 근육의 길이와 일고 닿는 곳의 위치 특성상 긴종아리근Fibularis(=peroneus) longus, 장비골근을 보조하는 역할을 합니다.

이는곳(Origin)	닿는곳(Insertion)	작용(Action)	신경지배(Innervation)
긴종아리근(Fibularis(=peroneus) longus, 장비골근)			
종아리뼈(Fibula, 비골)의 가쪽, 정강뼈(Tibia, 경골)의 가쪽관절융기(Lateral condyle, 외측과)	안쪽쐐기뼈(Medial cuneiform, 내측설상골), 1번 발허리뼈(Metatarsal, 중족골)의 바닥	발목관절(Ankle joint, 족관절)의 발바닥쪽굽힘(Plantar flexion, 족저굴곡), 가쪽번짐(Eversion, 외번), 발의 가쪽세로활(Lateral longitudinal arch)과 가로활(Transverse arch)을 지지	L5, S1 깊은종아리신경 (Deep peroneal nerve, 심비골신경)
짧은종아리근(Fibularis(=peroneus) brevis, 단비골근)			
종아리뼈(Fibula, 비골)의 몸통 아래 2/3	5번 발허리뼈(Metatarsal, 중족골)의 바닥의 가쪽결절 (Lateral tubercle, 외측결절)	발목관절(Ankle joint, 족관절)의 발바닥쪽굽힘(Plantar flexion, 족저굴곡), 가쪽번짐(Eversion, 외번)	

5-11 발 영역의 근육들

발Foot, 족 영역의 근육은 발등Dorsum of foot, 족배과 발바닥Sole, 족저 부위로 나눕니다. 발Foot, 족 영역을 이루는 12개의 근육 중 발등Dorsum of foot, 족배 부위의 근육은 2개가 존재하고, 나머지 10개의 근육은 발바닥Sole, 족저 부위에서 네 개의 층을 이루어 존재합니다. 발바닥 부위의 가장 깊은 층인 네 번재 층에 존재하는 2개의 근육 중 등쪽뼈사이근Dorsal interosseous, 배측골간근은 바닥쪽뼈사이근Plantar interosseous, 장측골간근과 함께 뼈사이근Interosseous, 골간근으로 분류되어 발바닥Foot, 족저 부위의 근육으로 분류합니다.

아래팔Forearm, 전완과 손Hand, 수 영역에서와 같이 종아리Leg, 하퇴 영역에서 발과 발가락을 움직이는 근육은 외재근Extrinsic muscle으로, 발Foot, 족 영역에서 발과 발가락을 움직이는 근육은 내재근Intrinsic muscle으로 분류합니다.

5-11-1 발의 발등(Dorsum of foot, 족배) 근육들

발Foot, 족의 발등Dorsum of foot, 족배 부위의 근육은 짧은발가락폄근Extensor digitorum brevis, 단지신근

과 짧은엄지폄근Extensor hallucis brevis, 단무지신근이 있습니다. 짧은엄지폄근Extensor hallucis brevis, 단무지

신근은 짧은발가락폄근Extensor hallucis brevis, 단지신근에서 분리된 근육이기 때문에 짧은발가락폄근

Extensor hallucis brevis, 단지신근으로 포함하여 분류하기도 합니다.

짧은발가락폄근(Extensor digitorum brevis, 단지신근)

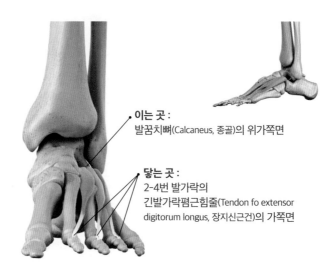

이는 곳 :
발꿈치뼈(Calcaneus, 종골)의 위가쪽면

닿는 곳 :
2-4번 발가락의
긴발가락폄근힘줄(Tendon fo extensor
digitorum longus, 장지신근건)의 가쪽면

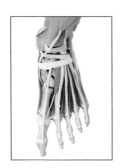

위면(Superior view)

짧은발가락폄근
(Extensor digitorum brevis, 단지신근)

짧은발가락폄근Extensor digitorum brevis, 단지신근은 종아리Leg, 하퇴 영역에서 이는 긴발가락폄근

Extensor digitorum longus, 장지신근의 깊은층에서 주행합니다. 발꿈치뼈Calcaneus, 종골의 위가쪽면에서

일어 두 번째 발가락부터 네 번째 발가락까지 닿고 새끼발가락에는 닿지 않는 특징이 있습

니다.

짧은엄지폄근(Extensor hallucis brevis, 단무지신근)

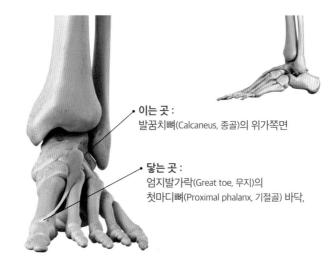

이는 곳 :
발꿈치뼈(Calcaneus, 종골)의 위가쪽면

닿는 곳 :
엄지발가락(Great toe, 무지)의
첫마디뼈(Proximal phalanx, 기절골) 바닥,

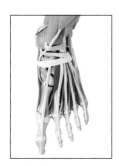

위면(Superior view)

짧은엄지폄근(Extensor hallucis brevis, 단무지신근)

짧은발가락폄근Extensor digitorum brevis, 단지신근에서 분리되어 나온 짧은엄지폄근Extensor hallucis brevis, 단무지신근은 긴엄지폄근Extensor hallucis longus, 장무지신근의 깊은층으로 주행합니다. 짧은엄지폄근Extensor hallucis brevis, 단무지신근은 짧은발가락폄근Extensor digitorum brevis, 단지신근으로 포함하여 분류하기도 합니다.

5-11-2 발의 발바닥(Sole, 족저) 근육들

발바닥Sole, 족저을 이루는 근육은 총 10개의 근육으로 네 개의 층Layer을 이루어 존재합니다. 가장 얕은층Superficial layer, 천대을 첫째층이라 부르며, 첫째층의 근육은 엄지벌림근Abductor hallucis, 무지외전근, 짧은발가락굽힘근Flexor digitorum brevis, 단지굴근, 새끼벌림근Abductor digiti minimi, 소지외전근이 있습니다. 둘째층은 발바닥네모근Quadratus plantae, 족척방형근, 벌레근Lumbrical, 충양근이 있습니다. 셋째층은 짧은엄지굽힘근Flexor hallucis brevis, 단무지굴근, 엄지모음근Adductor hallucis, 무지내전근, 짧은새끼굽힘근Flexor digiti minimi, 단소지굴근이 있고, 가장 깊은 층Deep layer, 심대인 넷째층은 등쪽뼈사이근Dorsal interosseous, 배측골간근과 바닥쪽뼈사이근Plantar interosseous, 장측골간근이 있습니다.

엄지벌림근(Abductor hallucis, 무지외전근)

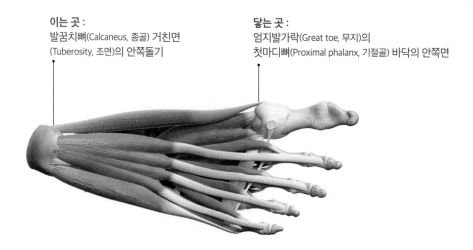

이는 곳 :
발꿈치뼈(Calcaneus, 종골) 거친면
(Tuberosity, 조면)의 안쪽돌기

닿는 곳 :
엄지발가락(Great toe, 무지)의
첫마디뼈(Proximal phalanx, 기절골) 바닥의 안쪽면

엄지벌림근(Abductor hallucis, 무지외전근)

발바닥Sole, 족저의 가장 얕은층(첫째층)에서 안쪽에 위치한 엄지벌림근Abductor hallucis, 무지외전근은 발바닥의 안쪽면에서 불룩하게 보이는 근육입니다. 엄지발가락Great toe, 무지을 벌림Abduction, 외전하는 기능을 합니다. 발볼이 좁은 하이힐 등을 오래 신으면서 엄지발가락이 가쪽으로 변형되는 엄지발가락가쪽휨증Hallux valgus, 무지외반증이 중증인 경우 벌림Abduction, 외전의 기능을 상실하기도 합니다.

짧은발가락굽힘근(Flexor digitorum brevis, 단지굴근)

이는 곳 :
발꿈치뼈(Calcaneus, 종골) 거친면(Tuberosity, 조면)의 안쪽돌기,
발바닥널힘줄(Plantar aponeusoris, 족척건막)

닿는 곳 :
2-5번 발가락의 중간마디뼈(Middle phalanx, 중절골)의 바닥쪽 측면

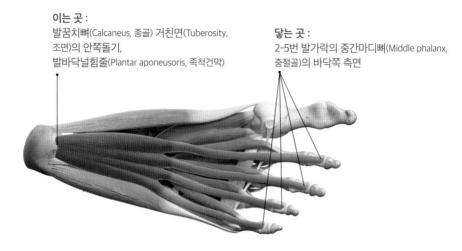

짧은발가락굽힘근(Flexor digitorum brevis, 단지굴근)

발바닥Sole, 족저의 가장 얕은층(첫째층)에서 가운데에 위치한 짧은발가락굽힘근Flexor digitorum brevis, 단지굴근은 얕은층으로는 발바닥널힘줄Plantar aponeurosis, 족척건막과, 깊은층으로는 종아리Leg, 하퇴 영역에서 이는 근육인 긴발가락굽힘근Flexor digitorum longus, 장무지굴근의 힘줄Tendon, 건 사이에 위치합니다. 둘째에서 다섯째 발가락의 중간마디뼈Middle phalanx, 중절골에 닿아 둘째에서 다섯째 발가락의 굽힘Flexion, 굴곡을 일으킵니다.

새끼벌림근(Abductor digiti minimi, 소지외전근)

이는 곳 :
발꿈치뼈(Calcaneus, 종골) 거친면(Tuberosity, 조면)의 안쪽과
가쪽돌기, 5번 발허리뼈(Metatarsal, 중족골)의 바닥과 발꿈치뼈
(Calcaneus, 종골)를 연결하는 결합조직의 띠

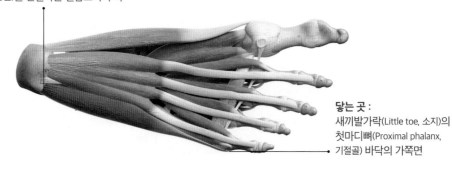

닿는 곳 :
새끼발가락(Little toe, 소지)의
첫마디뼈(Proximal phalanx,
기절골) 바닥의 가쪽면

새끼벌림근(Abductor digiti minimi, 소지외전근)

발바닥Sole, 족저의 가장 얕은층(첫째층)에서 가쪽에 위치한 새끼벌림근Abductor digiti minimi, 소지
외전근은 발의 가쪽발바닥의 불룩한 부분을 형성합니다.

발바닥네모근(Quadratus plantae, 족척방형근)

이는 곳 :
발꿈치뼈(Calcaneus, 종골)의 안쪽면,
발꿈치뼈(Calcaneus, 종골)의 거친면
(Tuberosity, 조면) 가쪽

닿는 곳 :
긴발가락굽힘근힘줄(Tendon of flexor digitorum longus,
장지굴근)의 가쪽
* 긴발가락굽힘근의 힘줄은 표시되지 않음

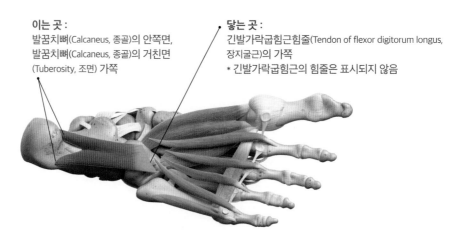

발바닥네모근(Quadratus plantae, 족척방형근)

발바닥Sole, 족저의 둘째층 근육을 형성하는 두 개의 근육 중 몸쪽Proximal, 근위에 있는 발바닥네모근Quadratus plantae, 족척방형근은 발꿈치뼈Calcaneus, 종골의 안쪽과 가쪽면에서 일어 긴발가락굽힘근Flexor digitorum longus, 장지굴근의 가쪽 힘줄Tendon, 건에 닿습니다. 뼈와 뼈에 닿지 않고, 뼈와 힘줄에 닿아 긴발가락굽힘근Flexor digitorum longus, 장지굴근이 수축할 때 발바닥네모근Quadratus plantae, 족척방형근이 보조하는 기능을 합니다.

벌레근(Lumbrical, 충양근)

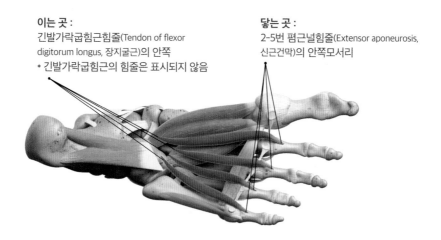

이는 곳 :
긴발가락굽힘근힘줄(Tendon of flexor digitorum longus, 장지굴근)의 안쪽
* 긴발가락굽힘근의 힘줄은 표시되지 않음

닿는 곳 :
2-5번 폄근널힘줄(Extensor aponeurosis, 신근건막)의 안쪽모서리

벌레근(Lumbrical, 충양근)

발바닥Sole, 족저의 둘째층 근육을 형성하는 두 개의 근육 중 먼쪽Distal, 원위에 있는 벌레근Lumbrical, 충양근은 긴발가락굽힘근Flexor digitorum longus, 장지굴근의 힘줄Tendon, 건에서 일어 둘째에서 다섯째 발가락의 폄근널힘줄Extensor aponeurosis, 신근건막에 닿습니다.

발가락의 움직임 동안 발허리발가락관절Metatarsophalangeal joint, 중족지절관절의 과도한 폄Extension, 신전을 예방하거나, 발가락뼈사이관절Interphalangeal joint, 지절간관절의 과도한 굽힘Flexion, 굴곡을 예방하는 역할을 합니다. 손의 벌레근과는 달리 발의 벌레근은 없거나 다른 근육과 합쳐진 상태를 보이는 경우가 많습니다.

짧은엄지굽힘근(Flexor hallucis brevis, 단무지굴근)

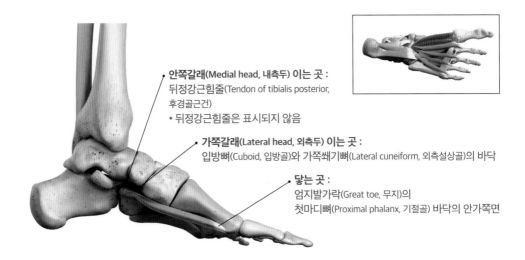

안쪽갈래(Medial head, 내측두) 이는 곳 :
뒤정강근힘줄(Tendon of tibialis posterior,
후경골근건)
* 뒤정강근힘줄은 표시되지 않음

가쪽갈래(Lateral head, 외측두) 이는 곳 :
입방뼈(Cuboid, 입방골)와 가쪽쐐기뼈(Lateral cuneiform, 외측설상골)의 바닥

닿는 곳 :
엄지발가락(Great toe, 무지)의
첫마디뼈(Proximal phalanx, 기절골) 바닥의 안가쪽면

짧은엄지굽힘근(Flexor hallucis brevis, 단무지굴근)

발바닥Sole, 족저의 셋째층 근육을 형성하는 세개의 근육 중 안쪽에 있는 짧은엄지굽힘근 Flexor hallucis brevis, 단무지굴근은 뒤정강근힘줄Tendon of tibialis posterior, 후경골근건에서 이는 안쪽갈래Medial head, 내측두와, 입방뼈Cuboid, 입방골와 가쪽쐐기뼈Lateral cuneiform, 외측설상골에서 이는 가쪽갈래Lateral head, 외측두에서 시작하여 엄지발가락의 첫마디뼈Proximal phalanx, 기절골의 안쪽과 가쪽에 닿습니다. 짧은엄지굽힘근의 모양이 다양하여 입방뼈Cuboid, 입방골와 가쪽쐐기뼈Lateral cuneiform, 외측설상골 혹은 입방뼈와 가쪽과 중간쐐기뼈Lateral and intermediate cuneiform, 외측과 중간설상골에서 일기도 합니다.

엄지모음근(Adductor hallucis, 무지내전근)

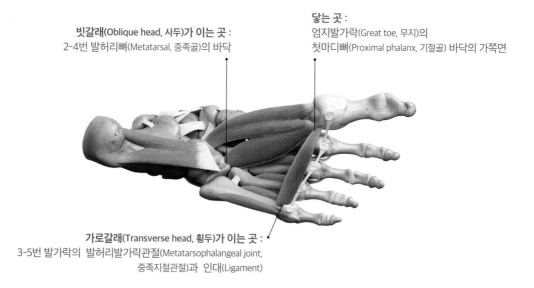

빗갈래(Oblique head, 사두)가 이는 곳 :
2-4번 발허리뼈(Metatarsal, 중족골)의 바닥

닿는 곳 :
엄지발가락(Great toe, 무지)의
첫마디뼈(Proximal phalanx, 기절골) 바닥의 가쪽면

가로갈래(Transverse head, 횡두)가 이는 곳 :
3-5번 발가락의 발허리발가락관절(Metatarsophalangeal joint,
중족지절관절)과 인대(Ligament)

엄지모음근(Adductor hallucis, 무지내전근)

발바닥Sole, 족저의 셋째층 근육을 형성하는 세개의 근육 중 중간에 있는 엄지모음근Adductor hallucis, 무지내전근은 세 번째에서 다섯 번째 발가락의 발허리발가락관절Metatarsophalangeal joint, 중족지절관절의 깊은가로발허리인대Deep transverse metatarsal ligament, 심횡중족(척골)인대에서 이는 가로갈래Transverse head, 횡두와 두 번째에서 다섯 번째 발허리뼈Metatarsal, 중족골의 바닥에서 이는 빗갈래Oblique head, 사두가 모여 엄지발가락 첫마디뼈Proximal phalanx, 기절골의 가쪽면에 닿습니다. 엄지발가락의 발허리발가락관절Metatarsophalangeal joint, 중족지절관절을 모음Adduction, 내전하고 약간의 굽힘Flexion, 굴곡에도 기여합니다.

짧은새끼굽힘근(Flexor digiti minimi brevis, 단소지굴근)

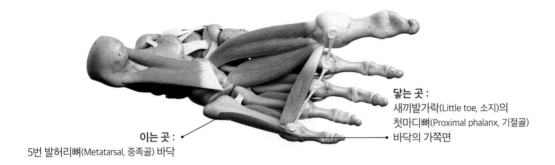

닿는 곳 :
새끼발가락(Little toe, 소지)의
첫마디뼈(Proximal phalanx, 기절골)
바닥의 가쪽면

이는 곳 :
5번 발허리뼈(Metatarsal, 중족골) 바닥

짧은새끼굽힘근(Flexor digiti minimi brevis, 단소지굴근)

발바닥Sole, 족저의 셋째층 근육을 형성하는 세 개의 근육 중 가쪽에 있는 짧은새끼굽힘근 Flexor digiti minimi brevis, 단소지굴근은 종아리Leg, 하퇴 영역에서 이는 긴종아리근Fibularis(=peroneus) longus, 장비골근의 힘줄Tendon, 건을 싸고 있는 힘줄집Tendon sheath, 건초에서 일어나 새끼발가락Littel toe, 소지의 가쪽면에 붙어 굽힘Flexion, 굴곡의 기능을 합니다.

등쪽뼈사이근(Dorsal interosseous, 배측골간근)

이는 곳 :
인접한 발허리뼈(Metatarsal, 중족골)의 측면

아래면(Inferior view)
* 바닥쪽뼈사이근이 제거된 모습

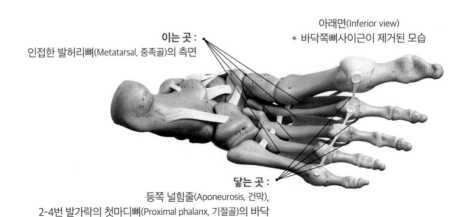

닿는 곳 :
등쪽 널힘줄(Aponeurosis, 건막),
2-4번 발가락의 첫마디뼈(Proximal phalanx, 기절골)의 바닥

등쪽뼈사이근(Dorsal interosseous, 배측골간근)

발바닥Sole, 족저의 가장 깊은층인 넷째층의 두 개의 근육 중 등쪽Dorsal, 배측에 있는 등쪽뼈사이근Dorsal interosseous, 배측골간근은 4개의 근육으로 이루어져 있습니다. 발허리뼈Metatarsal, 중족골 사이에서 일어 둘째에서 넷째 발가락의 첫마디뼈Proximal phalanx, 기절골에 닿아 발가락의 벌림Abduction, 외전의 기능을 합니다. 또한 발허리발가락관절Metatarsophalangeal joint, 중족지절관절에서는 굽힘Flexion, 굴곡을 발가락뼈사이관절Interphalangeal joint, 지절간관절에서는 폄Extension, 신전의 기능도 합니다.

바닥쪽뼈사이근(Plantar interosseous, 척측골간근)

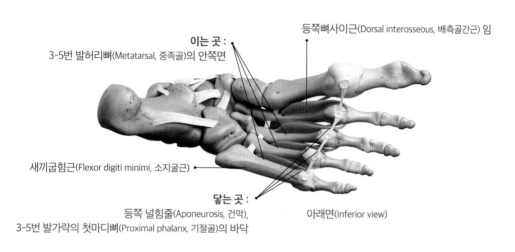

등쪽뼈사이근(Dorsal interosseous, 배측골간근) 임

이는 곳 :
3-5번 발허리뼈(Metatarsal, 중족골)의 안쪽면

새끼굽힘근(Flexor digiti minimi, 소지굴근)

닿는 곳 :
등쪽 널힘줄(Aponeurosis, 건막),
3-5번 발가락의 첫마디뼈(Proximal phalanx, 기절골)의 바닥

아래면(Inferior view)

바닥쪽뼈사이근(Plantar interosseous, 척측골간근)

발바닥Sole, 족저의 가장 깊은층인 넷째층의 두 개의 근육 중 발바닥쪽Plantar, 척측에 있는 바닥쪽뼈사이근Plantar interosseous, 척측골간근은 3개의 근육으로 이루어져 있습니다. 뼈사이근의 이름처럼 발허리뼈Metatarsal, 중족골 사이에 있지 않고 조금 아래에 있습니다. 발허리뼈Metatarsal, 중족골 사이에서 일어 셋째에서 다섯째 발가락 첫마디뼈Proximal phalanx, 기절골의 등쪽널힘줄Dorsal aponeurosis, 배측건막에 닿아 발가락의 모음Adduction, 내전의 기능을 합니다. 또한 등쪽뼈사이근Dorsal interosseous, 배측골간근과 함께 발허리발가락관절Metatarsophalangeal joint, 중족지절관절에서는 굽힘Flexion, 굴곡을, 발가락뼈사이관절Interphalangeal joint, 지절간관절에서는 폄Extension, 신전의 기능도 합니다.

| 발 영역의 근육들 |

1. 발등Dorsum of foot, 족배

이는곳(Origin)	닿는곳(Insertion)	작용(Action)	신경지배(Innervation)
짧은발가락폄근(Extensor digitorum brevis, 단지신근)			
발꿈치뼈(Calcaneus, 종골)의 위가쪽면	2-4번 발가락의 긴발가락폄근힘줄(Tendon of extensor digitorum longus, 장지신근건)의가쪽면	2-4번 발허리발가락관절(Metatarsophalangeal joint, 중족지절관절)의 폄(Extension, 신전)	S1, S2 깊은종아리신경(Deep peroneal nerve, 심비골신경)
짧은엄지폄근(Extensor hallucis brevis, 단무지신근)			
발꿈치뼈(Calcaneus, 종골)의 위가쪽면	엄지발가락(Great toe, 무지)의 첫마디뼈(Proximal phalanx, 기절골) 바닥,	엄지발가락(Great toe, 무지)의 폄(Extension, 신전)	

2. 발바닥Sole, 족저

2-1. 첫째 층1st layer

이는곳(Origin)	닿는곳(Insertion)	작용(Action)	신경지배(Innervation)
엄지벌림근(Abductor hallucis, 무지외전근)			
발꿈치뼈(Calcaneus, 종골) 거친면(Tuberosity, 조면)의 안쪽돌기	엄지발가락(Great toe, 무지)의 첫마디뼈(Proximal phalanx, 기절골) 바닥의 안쪽면	엄지발가락 발허리발가락관절(Metatarsophalangeal joint, 중족지절관절)의 벌림(Abduction, 외전), 굽힘(Flexion, 굴곡)	S2, S3 안쪽발바닥신경(Medial plantar nerve, 내측척측신경)
짧은발가락굽힘근(Flexor digitorum brevis, 단무지굴근)			
발꿈치뼈(Calcaneus, 종골) 거친면(Tuberosity, 조면)의 안쪽돌기, 발바닥널힘줄(Plantar aponeusoris, 족척건막)	2-5번 발가락의 중간마디뼈(Middle phalanx, 중절골)의 바닥쪽측면	2-5번 몸쪽발가락뼈사이관절(Proximal interphalangeal joint, 근위지절간관절)의 굽힘(Flexion, 굴곡)	
새끼벌림근(Abductor digiti minimi, 소지외전근)			
발꿈치뼈(Calcaneus, 종골) 거친면(Tuberosity, 조면)의 안쪽과 가쪽돌기, 5번 발허리뼈(Metatarsal, 중족골)의 바닥과 발꿈치뼈(Calcaneus, 종골)를 연결하는 결합조직의 띠	새끼발가락(Little toe, 소지)의 첫마디뼈(Proximal phalanx, 기절골) 바닥의 가쪽면	새끼발가락(Little toe, 소지)의 발허리발가락관절(Metatarsophalangeal joint, 중족지절관절)의 벌림(Abduction, 외전)	S2, S3 가쪽발바닥신경(Lateral plantar nerve, 외측척측신경)

2-2. 둘째 층_{2nd layer}

이는곳(Origin)	닿는곳(Insertion)	작용(Action)	신경지배(Innervation)
발바닥네모근(Quadratus plantae, 족척방형근)			
발꿈치뼈(Calcaneus, 종골)의 안쪽면, 발꿈치뼈(Calcaneus, 종골)의 거친면(Tuberosity, 조면) 가쪽	긴발가락굽힘근힘줄(Tendon of flexor digitorum longus, 장지굴근)의 가쪽	긴발가락굽힘근(Flexor digitorum longus, 장지굴근)이 2-5번째 발가락을 굽힘(Flexion, 굴곡)할 때 굽힘을 보조	S1, S2, S3 가쪽발바닥신경(Lateral plantar nerve, 외측척측신경)
벌레근(Lumbricalis, 충양근)			
긴발가락굽힘근힘줄(Tendon of flexor digitorum longus, 장지굴근)의 안쪽	2-5번 폄근널힘줄(Extensor aponeurosis, 신근건막)의 안쪽모서리	발허리발가락관절(Metatarsophalangeal jont, 중족지절관절)의 굽힘(Flexion, 굴곡), 발가락뼈사이관절(Interphalangeal joint, 지절간관절)의 폄(Extension, 신전)	첫째 벌레근 : 안쪽발바닥신경(Medial plantar nerve, 내측척측신경) 둘째-넷째 벌레근 : S2, S3 가쪽발바닥신경(Lateral plantar nerve, 외측척측신경)

2-3. 셋째 층_{3rd layer}

이는곳(Origin)	닿는곳(Insertion)	작용(Action)	신경지배(Innervation)
짧은엄지굽힘근(Flexor hallucis brevis, 단무지굴근)			
안쪽갈래 **(Medial head, 내측두)** 뒤정강근힘줄(Tendon of tibialis posterior, 후경골근건) **가쪽갈래** **(Lateral head, 외측두)** 입방뼈(Cuboid, 입방골)와 가쪽쐐기뼈(Lateral cuneiform, 외측설상골)의 바닥	엄지발가락(Great toe, 무지)의 첫마디뼈(Proximal phalanx, 기절골) 바닥의 안가쪽면	엄지발가락(Great toe, 무지)의 발허리발가락관절(Metatarsophalangeal joint, 중족지절관절)의 굽힘(Flexion, 굴곡)	S2, S3 가쪽발바닥신경(Lateral plantar nerve, 외측척측신경)

이는곳(Origin)	닿는곳(Insertion)	작용(Action)	신경지배(Innervation)
엄지모음근(Adductor hallucis, 무지내전근)			
가로갈래 **(Transverse head, 횡두)**	엄지발가락(Great toe, 무지)의 첫마디뼈(Proximal phalanx, 기절골) 바닥의 가쪽면	엄지발가락(Great toe, 무지)의 발허리발가락관절(Metatarsophalangeal joint, 중족지절관절)의 모음(Adduction, 내전)	S2, S3 가쪽발바닥신경 (Lateral plantar nerve, 외측척측신경)
3-5번 발가락의 발허리발가락관절(Metatarsophalangeal joint, 중족지절관절)과 인대(Ligament)			
빗갈래(Oblique head, 사두)			
2-4번 발허리뼈(Metatarsal, 중족골)의 바닥			
짧은새끼굽힘근(Flexor digiti minimi brevis, 단소지굴근)			
5번 발허리뼈(Metatarsal, 중족골) 바닥	새끼발가락(Little toe, 소지)의 첫마디뼈(Proximal phalanx, 기절골) 바닥의 가쪽면	새끼발가락(Little toe, 소지)의 발허리발가락관절(Metatarsophalangeal joint, 중족지절관절)의 굽힘(Flexion, 굴곡)	

2-4. 넷째 층4th layer

이는곳(Origin)	닿는곳(Insertion)	작용(Action)	신경지배(Innervation)
등쪽뼈사이근(Dorsal interosseous, 배측골간근)			
인접한 발허리뼈 (Metatarsal, 중족골)의 측면	등쪽 널힘줄(Aponeurosis, 건막), 2-4번 발가락의 첫마디뼈(Proximal phalanx, 기절골)의 바닥	2-4번 발가락의 발허리발가락관절(Metatarsophalangeal joint, 중족지절관절)의 벌림(Abduction, 외전), 폄(Extension, 신전), 발가락뼈사이관절(Interphalangeal joint, 지절간관절)의 굽힘(Flexion, 굴곡)	S2, S3 가쪽발바닥신경 (Lateral plantar nerve, 외측척측신경), 1, 2번 벌레근은 깊은 종아리신경(Deep peroneal nerve, 심비골신경)도 지배

이는곳(Origin)	닿는곳(Insertion)	작용(Action)	신경지배(Innervation)
바닥쪽뼈사이근(Plantar interosseous, 척측골간근)			
3-5번 발허리뼈(Metatarsal, 중족골)의 안쪽면	등쪽 널힘줄(Aponeurosis, 건막), 3-5번 발가락의 첫 마디뼈(Proximal phalanx, 기절골)의 바닥	3-5번 발가락의 발 허리발가락관절 (Metatarsophalangeal joint, 중족지절관절)의 모음(Adduction, 내전), 폄(Extension, 신전), 발가락뼈사이관절 (Interphalangeal joint, 지절간 관절)의 굽힘(Flexion, 굴곡)	S2, S3 가쪽발바닥신경 (Lateral plantar nerve, 외측척 측신경)

5-12 목 영역의 근육들

머리Head, 두와 몸통Body, 체을 연결하는 목Neck, 경 영역은 목빗근Sternocleidomastoid, 흉쇄유돌근을 기준
으로 앞목삼각Anterior triangle, 전경삼각 영역과 뒤목삼각Posterior triangle, 후경삼각 영역으로 분류합니다.
앞목삼각Anterior triangle, 전경삼각 영역은 얕은층Superficial layer, 천대 근육과, 목뿔뼈Hyoid, 설골를 기준으
로 위와 아래에 붙어있는 근육인 깊은층Deep layer, 심대 근육, 그리고 목뼈Cervical, 경추의 앞쪽 가
까이에 위치한 척주앞근육Prevertebral muscle, 척추전근으로 분류합니다.

목 영역에는 많은 근육이 위치합니다. 그중에 인두Pharynx와 후두Larynx를 움직이는 기능을
하는 근육들은 제외되었습니다.

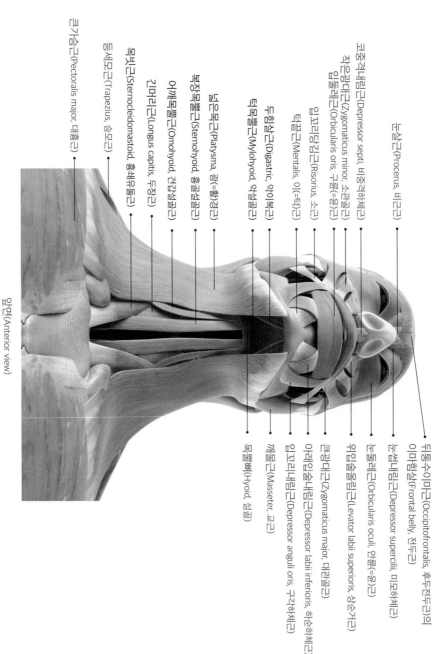

코중격내림근(Depressor septi, 비중격하체근)
작은광대근(Zygomaticus minor, 소관골근)
입둘레근(Orbicularis oris, 구륜(=원)근)
입꼬리당김근(Risorius, 소근)
턱끝근(Mentalis, 이(=턱)근)

눈살근(Procerus, 비근)

턱목뿔근(Mylohyoid, 악설근)
두힘살근(Digastric, 악이복근)
넓은목근(Platysma, 광(=활)경근)
복장목뿔근(Sternohyoid, 흉골설근)
어깨목뿔근(Omohyoid, 견갑설근)
긴머리근(Longus capitis, 두장근)
목빗근(Sternocleidomastoid, 흉쇄유돌근)
등세모근(Trapezius, 승모근)

큰가슴근(Pectoralis major, 대흉근)

뒤통수이마근(Occipitofrontalis, 후두전두근)의
이마힘살(Frontal belly, 전두근)
눈썹내림근(Depressor supercilii, 미모하체근)
눈둘레근(Orbicularis oculi, 안륜(=원)근)
위입술올림근(Levator labii superioris, 상순거근)
큰광대근(Zygomaticus major, 대관골근)
아래입술내림근(Depressor labii inferioris, 하순하체근)
입꼬리내림근(Depressor anguli oris, 구각하체근)
깨물근(Masseter, 교근)
목뿔뼈(Hyoid, 설골)

▶ 목(Neck)의 근육들

앞면(Anterior view)

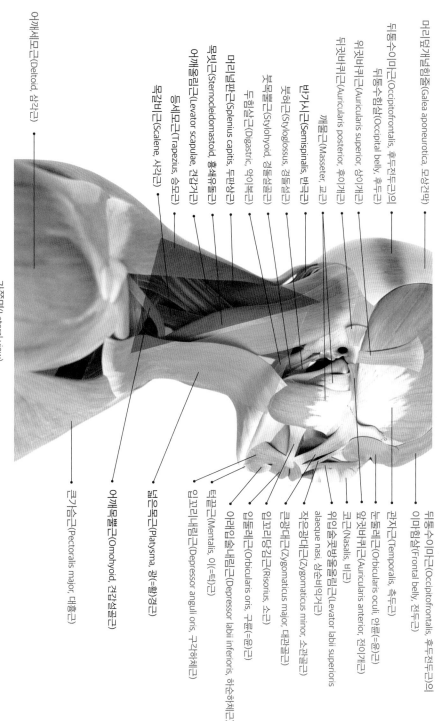

머리덮개널힘줄(Galea aponeurotica, 모상건막)

뒤통수이마근(Occipitofrontalis, 후두전두근)의
뒤통수힘살(Occipital belly, 후두근)

위귓바퀴근(Auricularis superior, 상이개근)

뒤귓바퀴근(Auricularis posterior, 후이개근)

깨물근(Masseter, 교근)

반가시근(Semispinalis, 반가시근)

붓혀근(Styloglossus, 경돌설근)

붓목뿔근(Stylohyoid, 경돌설골근)

두힘살근(Digastric, 악이복근)

머리널판근(Splenius capitis, 두판상근)

목빗근(Sternocleidomastoid, 흉쇄유돌근)

어깨올림근(Levator scapulae, 견갑거근)

등세모근(Trapezius, 승모근)

목갈비근(Scalene, 사각근)

어깨세모근(Deltoid, 삼각근)

뒤통수이마근(Occipitofrontalis, 후두전두근)의
이마힘살(Frontal belly, 전두근)

관자근(Temporalis, 측두근)

눈둘레근(Orbicularis oculi, 안륜(=윤)근)

앞귓바퀴근(Auricularis anterior, 전이개근)

코근(Nasalis, 비근)

위입술콧방울올림근(Levator labii superioris
alaeque nasi, 상순비익거근)

작은광대근(Zygomaticus minor, 소관골근)

큰광대근(Zygomaticus major, 대관골근)

입꼬리당김근(Risorius, 소근)

입둘레근(Orbicularis oris, 구륜(=윤)근)

아래입술내림근(Depressor labii inferioris, 하순하체근)

입꼬리내림근(Depressor anguli oris, 구각하체근)

턱끝근(Mentalis, 이(=턱)근)

넓은목근(Platysma, 광(=활)경근)

어깨목뿔근(Omohyoid, 견갑설골근)

큰가슴근(Pectoralis major, 대흉근)

가쪽면(Lateral view)

▲ 목(Neck)의 근육들

* 목빗근(Sternocleidomastoid, 흉쇄유돌근)를 중심으로 앞목삼각(Anterior triangle, 전경삼각) 영역과 뒤목삼각(Posterior triangle, 후경삼각) 영역으로 구분함

5-12-1 앞목삼각(Anterior trianlge) 영역의 얕은무리(Superficial group) 근육들

앞목삼각Anterior triangle, 전경삼각의 얕은무리Superficial group 근육은 넓은목근Platysma, 광경근과 목빗근Sternocleidomastoid, 흉쇄유돌근이 있습니다. 목빗근Sternocleidomastoid, 흉쇄유돌근의 앞부분은 앞목삼각Anterior triangle, 전경삼각 영역에 포함되고, 목빗근의 뒤부분은 뒤목삼각Posterior triangle, 후경삼각 영역에 포함됩니다. 일부 문헌에서는 목빗근을 뒤목삼각으로 분류하기도 합니다.

넓은목근(Platysma, 광(=활)경근)

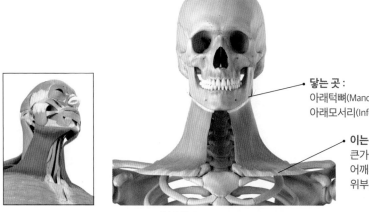

닿는 곳 :
아래턱뼈(Mandible, 하악골)의
아래모서리(Inferior margin, 하연)

이는 곳 :
큰가슴근(Pectoralis major, 대흉근)과
어깨세모근(Deltoid, 삼각근)의
위부분을 덮고 있는 근막(fascia)

넓은목근(Platysma, 광(=활)경근)

목Neck, 경 영역의 근육 중 앞쪽 가장 얕은층에 있는 넓은목근Platysma, 광경근은 '평평한 물체'를 의미하는 그리스어 πλᾰτΰσμᾰplatusma와 '넓다'의 뜻을 가진 그리스어 πλᾰτΰνωplatúnō에 접미사 -μᾰ-ma가 합쳐진 용어입니다. 이름의 의미처럼 가슴의 얕은근막Superficial fascia, 천근막에서 일어 아래턱뼈에 닿는 아주 얕고 넓은 근육입니다. 얕고 넓은 근육의 특성상 움직임의 기능보다는 아래턱뼈에서 얼굴 근육의 근막과 연결되어 있는 구조로 인해 넓은목근Platysma, 광경근이 수축할 경우 입꼬리Oral angle, 구각를 내리며 목 영역의 피부를 주름지게 합니다.

목빗근(Sternocleidomastoid, 흉쇄유돌근)

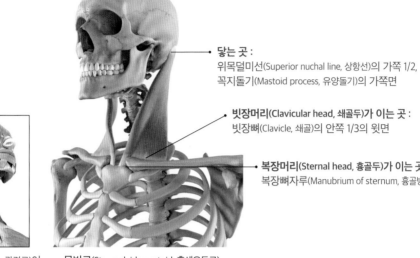

닿는 곳 :
위목덜미선(Superior nuchal line, 상항선)의 가쪽 1/2,
꼭지돌기(Mastoid process, 유양돌기)의 가쪽면

빗장머리(Clavicular head, 쇄골두)가 이는 곳 :
빗장뼈(Clavicle, 쇄골)의 안쪽 1/3의 윗면

복장머리(Sternal head, 흉골두)가 이는 곳 :
복장뼈자루(Manubrium of sternum, 흉골병)의 위부분

넓은목근(Platysma, 광경근)이
제거된 모습

목빗근(Sternocleidomastoid, 흉쇄유돌근)

목Neck, 경 영역을 앞목삼각 영역과 뒤목삼각 영역으로 구분하는 기준인 목빗근Sternocleidomastoid, 흉쇄유돌근은 근육의 부착 부위를 기준으로 이름이 정해졌습니다. 근육의 이는 부위인 복장뼈Sternum, 흉골 sterno-와 빗장뼈Clavicle, 쇄골 cleido- 그리고 근육이 닿는 부위인 꼭지돌기Mastoid process, 유양돌기 -mastoid가 합쳐진 용어로, 신용어 목빗근은 '목에 사선(빗) 모양으로 위치한 근육'이라는 의미가 있습니다. 근육이 부착된 특성으로 인해 머리를 뒤로 젖힐 수도 있고, 목을 굽힐 수도 있습니다.

이는곳(Origin)	닿는곳(Insertion)	작용(Action)	신경지배(Innervation)
넓은목근(Platysma, 광경근)			
큰가슴근(Pectoralis major, 대흉근)과 어깨세모근(Deltoid, 삼각근)의 위부분을 덮고 있는 근막(fascia)	아래턱뼈(Mandible, 하악골)의 아래모서리(Inferior margin, 하연)	아래턱(Mandible, 하악골)과 입꼬리(Oral angle, 구각)의 내림(Depression, 하강)	Ⅶ 얼굴신경(Facial nerve, 안면신경)의 목가지(Cervical branch, 경지)
목빗근(Sternocleidomastoid, 흉쇄유돌근)			
복장머리 **(Sternal head, 흉골두)**	위목덜미선(Superior nuchal line, 상항선)의 가쪽 1/2, 꼭지돌기(Mastoid process, 유양돌기)의 가쪽면	양쪽수축 시 : 머리(Head, 두) 혹은 목(Neck, 경)의 굽힘(Flexion, 굴곡) 한쪽수축 시 ; 같은쪽 목(Neck, 경)의 가쪽굽힘(Lateral flexion, 외측굴곡), 머리(Head, 두)의 반대쪽 돌림(Rotation, 회전)	더부신경(Accessory nerve, 부신경), C2-C3(C4) 척수신경(Spinal nerve)의 앞가지(Anterior branch, 전지)
복장뼈자루(Manubrium of sterntum, 흉골병)의 위부분			
빗장머리 **(Clavicular head, 쇄골두)**			
빗장뼈(Clavicle, 쇄골)의 안쪽 1/3의 윗면			

5-12-2 앞목삼각(Anterior trianlge) 영역의 깊은무리(Deep group)의 근육들

앞목삼각Anterior triangle, 전경삼각의 깊은무리Deep group 근육은 목뿔뼈Hyoid, 설골를 중심으로 목뿔뼈 위와 아래에 위치한 근육들을 말합니다. 깊은층 무리 근육 중에서 목뿔뼈 위에 위치한 근육을 목뿔위근육Suprahyoid muscle, 설골상근이라 부르고, 목뿔뼈 아래에 위치한 근육을 목뿔아래근육Infrahyoid mucsle, 설골하근이라 부릅니다.

목뿔위근육Suprahyoid muscle, 설골상근은 4개로 가쪽에서부터 두힘살근Digastric, 악이복근, 붓목뿔근Stylohyoid, 경돌설골근, 턱목뿔근Mylohyoid, 악설골근, 턱끝목뿔근Geniohyoid, 이(턱)설골근이 있고 목뿔아래근육Infrahyoid muscle, 설골하근 역시 4개로 복장목뿔근Sternohyoid, 흉골설골근, 어깨목뿔근Omohyoid, 견갑설골근, 방패목뿔근Thyrohyoid, 갑상설골근, 복장방패근Sternothyroid, 흉골갑상근이 있습니다.

두힘살근(Digastric, 악이복근)

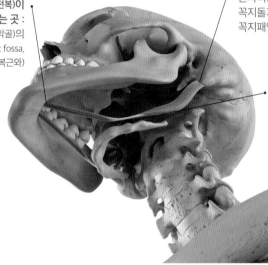

뒤힘살(Posterior belly, 후복)이 이는 곳 :
관자뼈(Temporal bone, 측두골)의
꼭지돌기(Mastoid process, 유양돌기) 안쪽의
꼭지패임(Mastoid notch, 유돌절흔)

**앞힘살(Anterior belly, 전복)이
이는 곳 :**
아래턱뼈(Mandible, 하악골)의
두힘살근오목(Digastric fossa,
이복근와)

닿는 곳 :
목뿔뼈몸통(Body of hyoid bone,
설골체)의
두힘살(Digastric, 이복) 사이의
중간힘줄(Intermediate tendon, 중간건)
* 중간힘줄은 표지되지 않음

두힘살근(Digastric, 악이복근)

깊은무리Deep group 근육 중 목뿔위근육Suprahyoid muscle, 설골상근을 이루는 4개의 근육 가운데 가장 가쪽에서 이는 근육인 두힘살근Digastric, 악이복근은 '두 개(부분)로 된, 두 배의' 뜻을 지닌 라틴어 Dis에 유래한 Di-와 '둥글다, 볼록하다'의 의미를 지닌 라틴어 Gaster에서 유래한 Gastric이 합쳐진 용어입니다. 목뿔뼈 몸통Body of hyoid, 설골체에 붙는 힘줄에 의해 앞힘살Anterior belly, 전복과 뒤힘살Posterior belly, 후복로 나뉩니다.

앞힘살Anterior belly, 전복은 아래턱뼈Mandible, 하악골에서 일어 목뿔뼈에 있는 힘줄에 닿고, 뒤힘살Posterior belly, 후복은 관자뼈Temporal bone, 측두골에서 일어 목뿔뼈에 있는 힘줄에 닿습니다. 근육이 이는 곳의 위치 때문에 아래턱뼈Mandible, 하악골를 아래로 당기기도 하고, 목뿔뼈Hyoid, 설골를 위로 올리기도 합니다.

붓목뿔근(Stylohyoid, 경돌설골근)

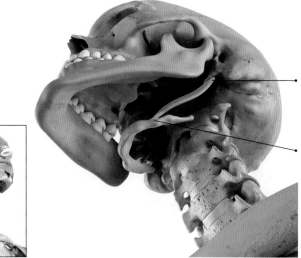

이는 곳 :
관자뼈(Temporal bone, 측두골)의
붓돌기(Styloid process, 경상돌기)
바닥

닿는 곳 :
목뿔뼈몸통(Body of hyoid bone,
설골체)의 가쪽구역

붓목뿔근(Stylohyoid, 경돌설골근)

두힘살근Digastric, 악이복근의 뒤힘살Posterior belly, 후복보다 안쪽에서 이는 붓목뿔근Stylohyoid, 경돌설골근은 관자뼈Temporal bone, 측두골의 붓돌기Styloid process, 경상돌기에서 일어 목뿔뼈Hyoid, 설골에 닿아 붙여진 이름입니다. 음식물을 삼킬 때 목뿔뼈Hyoid, 설골를 뒤로 당기는 기능을 합니다.

턱목뿔근(Mylohyoid, 악설골근)

이는 곳 :
아래턱뼈(Mandible, 하악골)의
턱목뿔근선(Mylohyoid line,
악설골근선)

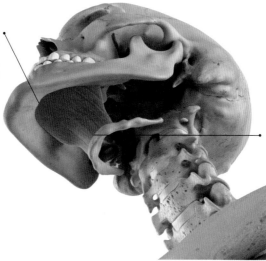

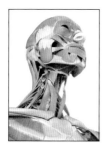

닿는 곳 :
목뿔뼈몸통(Body of hyoid bone,
설골체)과 반대쪽 근육의 섬유

턱목뿔근(Mylohyoid, 악설골근)

'맷돌, 방앗간'의 뜻이 있는 그리스어 μύλος에서 유래한 Mylo-는 음식을 가는 역할을 하는 큰어금니Molar, 대구치 아래 부위에서 일어 Mylo-라고 이름이 붙어졌습니다. 2개의 근육이 짝을 이루어 입의 아래 바닥을 형성하는 턱목뿔근Mylohyoid, 악설골근은 두힘살근Digastric, 악이복근의 앞힘살Anterior belly, 전복이 이는 곳보다 깊은곳에서 일어납니다. 아래턱뼈Mandible, 하악골가 고정이 된 상태에서 목뿔뼈Hyoid, 설골를 들어올리는 기능을 하고, 목뿔뼈Hyoid, 설골가 고정된 상태에서는 아래턱뼈Mandible, 하악골를 내리는 기능을 보조합니다.

턱끝목뿔근(Geniohyoid, 이(턱)설골근)

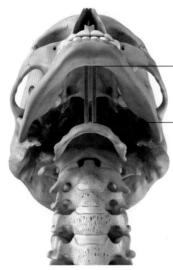

이는 곳 :
아래턱뼈(Mandible, 하악골)의
턱끝가시(Mental spine, 이(턱)극)

닿는 곳 :
목뿔뼈몸통(Body of hyoid bone,
설골체)의 앞면

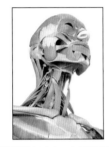

턱목뿔근(Mylohyoid, 악설골근)에
가려 보이지 않음

턱끝목뿔근(Geniohyoid, 이(턱)설골근)

    턱목뿔근_{Mylohyoid, 악설골근}의 깊은층에 위치한 턱끝목뿔근_{Geniohyoid, 이(턱)설골근}은 '턱, 턱수염'의 뜻이 있는 그리스어 γένια에서 유래한 Genio-와 목뿔뼈_{Hyoid, 설골}가 합쳐진 용어입니다. 다른 목뿔위근육_{Suprahyoid muscle, 설골상근}들과 마찬가지로 목뿔뼈_{Hyoid, 설골}가 고정된 상태에서는 아래턱뼈_{Mandible, 하악골}를 아래로 내리는 기능을 하고, 아래턱뼈_{Mandible, 하악골}가 고정된 상태에서는 목뿔뼈_{Hyoid, 설골}를 위로 당기는 기능을 합니다.

복장목뿔근(Sternohyoid, 흉골설골근)

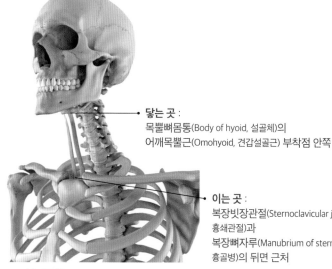

닿는 곳 :
목뿔뼈몸통(Body of hyoid, 설골체)의
어깨목뿔근(Omohyoid, 견갑설골근) 부착점 안쪽

이는 곳 :
복장빗장관절(Sternoclavicular joint,
흉쇄관절)과
복장뼈자루(Manubrium of sternum,
흉골병)의 뒤면 근처

복장목뿔근(Sternohyoid, 흉골설골근)

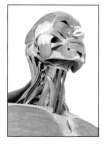

어깨목뿔근(Omohyoid, 결갑설골근)과
목빗근(Sternocleidomastoid, 흉쇄유돌근)이
제거된 모습

깊은무리Deep group 근육 중 목뿔아래근육Infrahyoid muscle, 설골하근을 이루는 4개의 근육 가운데 가장 앞에 위치한 복장목뿔근Sternohyoid, 흉골설골근은 얇고 긴 두 개의 띠Strap모양의 근육입니다. 다른 목뿔아래근육Infrahyoid muscle, 설골하근과 함께 목뿔뼈Hyoid, 설골를 아래로 내리는 기능을 하고, 목뿔위근육Suprahyoid muscle, 설골상근이 제 위치에서 기능을 할 수 있게 목뿔뼈Hyoid, 설골를 지지해 주는 기능도 합니다.

어깨목뿔근(Omohyoid, 견갑설골근)

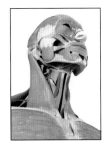

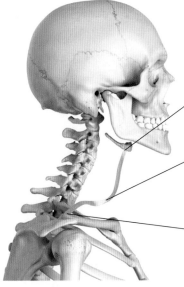

위힘살(Superior belly, 상복)이 닿는 곳 :
목뿔뼈몸통(Body of hyoid bone, 설골체)의
아래모서리(Inferior border, 하연)

위힘살이 이는 곳 / 아래힘살이 닿는 곳 :
빗장뼈(Clavicle, 쇄골)의 안쪽끝
근막걸이(Fascial sling)
* 근막걸이는 표시되지 않음

아래힘살(Inferior belly, 하복)이 이는 곳 :
어깨뼈(Scapula, 견갑골)의
어깨뼈패임(Scapular notch, 견갑골절흔)
안쪽의 위모서리(Superior border, 상연)

어깨목뿔근(Omohyoid, 견갑설골근)

복장목뿔근Sternohyoid, 흉골설골근의 가쪽에서 이는 어깨목뿔근Omohyoid, 견갑설골근은 '어깨'의 뜻이 있는 그리스어 ὦμος에서 유래한 Omo-와 목뿔뼈Hyoid, 설골가 합쳐진 이름입니다. 두힘살근Digastric, 악이복근처럼 빗장뼈Clavicle, 쇄골의 안쪽 끝에 붙어있는 중간힘살Intermediate tendon에 의해 위힘살Superior belly, 상복과 아래힘살Inferior belly, 하복로 나뉩니다. 위힘살Superior belly, 상복은 앞목삼각Anterior triangle, 전경삼각 영역에 위치하고, 아래힘살Inferior belly, 하복은 뒤목삼각Posterior triangle, 후경삼각 영역에 위치하여 뒤목삼각Posterior triangle, 후경삼각 영역의 근육으로 분류되기도 합니다.

방패목뿔근(Thyrohyoid, 갑상설골근)

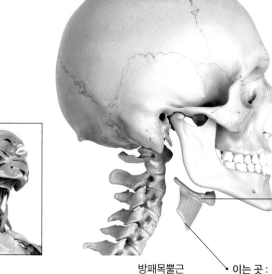

닿는 곳 :
목뿔뼈(Hyoid bone, 설골)의
큰뿔(Greater horn, 대각)과
목뿔뼈몸통(Body of hyoid bone, 설골체)의 면

방패목뿔근
(Thyrohyoid, 갑상설골근)

이는 곳 :
방패연골(Thyroid cartilage, 갑상연골)의
빗선(Oblique line, 사선)
＊ 방패연골이 제거된 모습

복장목뿔근Sternohyoid, 흉골설골근과 어깨목뿔근Omohyoid, 견갑설골근의 깊은층에 위치한 방패목뿔
근Thyrohyoid, 갑상설골근은 '문Door'의 뜻이 있는 그리스어 θύρα에서 유래한 Thyro-와 목뿔뼈Hyoid, 설
골가 합쳐진 용어로 그리스 병사의 방패와 모양이 흡사하여 붙여진 방패연골Thyroid cartilage, 갑
상연골에서 일어 붙여진 이름입니다. 일반적으로 목뿔뼈Hyoid, 설를 아래로 내리는 기능을 하
고, 목뿔뼈가 고정이 되어 있으면 후두Larynx를 위로 당기는 기능을 합니다.

복장방패근(Sternothyroid, 흉골갑상근)

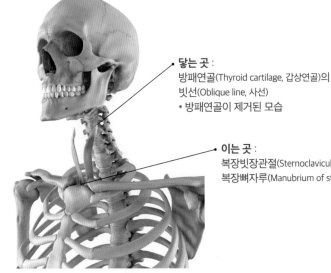

닿는 곳 :
방패연골(Thyroid cartilage, 갑상연골)의
빗선(Oblique line, 사선)
* 방패연골이 제거된 모습

이는 곳 :
복장빗장관절(Sternoclavicular joint, 흉쇄관절)과
복장뼈자루(Manubrium of sterum, 흉골병)의 뒤면

복장목뿔근(Sternohyoid,
흉골설골근)과 어깨목뿔근(Omohyoid,
견갑설골근)이 제거된 모습

복장방패근(Sternothyroid, 흉골갑상근)

복장목뿔근Sternohyoid, 흉골설골근과 어깨목뿔근Omohyoid, 견갑설골근의 깊은층에 위치하고 방패목뿔근Thyrohyoid, 갑상설골근의 아래에 위치한 복장방패근Sternothyroid, 흉골갑상근은 복장뼈Sternum, 흉골의 복장뼈자루Manubrium of sternum, 흉골병 뒤에서 일어 방패연골Thyroid cartilage, 갑상연골에 닿습니다. 근육이 닿는 곳에서 방패목뿔근Thyrohyoid, 갑상설골근과 연결되어 있는 복장방패근Sternothyroid, 흉골갑상근은 앞목삼각Anterior triangle, 전경삼각의 깊은층Deep layer, 심대 근육 중 목뿔뼈Hyoid, 설골에 닿지 않는 근육입니다. 근육이 수축하면 후두Larynx를 아래로 내리는 기능을 합니다.

| 앞목삼각 영역의 깊은무리 근육들 |

1. 목뿔위근육Suprahyoid muscle, 설골상근

이는곳(Origin)	닿는곳(Insertion)	작용(Action)	신경지배(Innervation)
두힘살근(Digastric, 악이복근)			
앞힘살(Anterior belly, 전복) 아래턱뼈(Mandible, 하악골)의 두힘살근오목(Digastric fossa, 이복근와) 뒤힘살 (Posterior belly, 후복) 관자뼈(Temporal bone, 측두골)의 꼭지돌기(Mastoid process, 유양돌기)안쪽의 꼭지패임(Mastoid notch, 유돌절흔)	목뿔뼈몸통(Body of hyoid bone, 설골체)의 두힘살(Digastric, 이복) 사이의 중간힘줄(Intermediate tendon, 중간건)	아래턱(Mandible, 하악골)의 내림(Depression, 하강), 목뿔뼈(Hyoid, 설골)의 올림(Elevation, 상승)	아래턱신경(Mandibular nerve, 하악신경)에서 나온 턱목뿔근신경(Mylohyoid nerve, 악설골근신경)
붓목뿔근(Stylohyoid, 경돌설골근)			
관자뼈(Temporal bone, 측두골)의 붓돌기(Styloid process, 경상돌기) 바닥	목뿔뼈몸통(Body of hyoid bone, 설골체)의 가쪽구역	목뿔뼈(Hyoid, 설골)의 올림(Elevation)	VII 얼굴신경(Facial nerve, 안면신경)
턱목뿔근(Mylohyoid, 악설골근)			
아래턱뼈(Mandible, 하악골)의 턱목뿔근선(Mylohyoid line, 악설골근선)	목뿔뼈몸통(Body of hyoid bone, 설골체)과 반대쪽 근육의 섬유	입의 바닥지지 및 올림(Elevation, 상승), 목뿔뼈(Hyoid, 설골)의 올림(Elevation, 상승)	아래턱신경(Mandibular nerve, 하악신경)에서 나온 턱목뿔근신경(Mylohyoid nerve, 악설골근신경)
턱끝목뿔근(Geniohyoid, 이(턱)설골근)			
아래턱뼈(Mandible, 하악골)의 턱끝가시(Mental spine, 이(턱)극)	목뿔뼈몸통(Body of hyoid bone, 설골체)의 앞면	아래턱(Mandible, 하악골)을 아래쪽으로 내림(Depression, 하강), 뒤당김(Retraction, 후인) 목뿔뼈(Hyoid, 설골)를 위쪽으로 올림(Elevation, 상승), 앞으로 내밈(Protraction, 전인)	C1 척수신경(Spinal nerve)의 앞가지(Anterior branch, 전지)

2. 목뿔아래근육 Infrahyoid muscle, 설골하근

이는곳(Origin)	닿는곳(Insertion)	작용(Action)	신경지배(Innervation)
복장목뿔근(Sternohyoid, 흉골설골근)			
복장빗장관절 (Sternoclavicular joint, 흉쇄관절)과 복장뼈자루 (Manubrium of sternum, 흉골병)의 뒤면 근처	목뿔뼈몸통(Body of hyoid, 설골체)의 어깨목뿔근 (Omohyoid, 견갑설골근) 부착점 안쪽	삼키키(Swallowing, 연하), 목뿔뼈(Hyoid, 설골)의 내림 (Depression, 하강)	목신경고리(Ansa cervicalis, 경신경고리)를 지나는 C1-C3 앞가지(Anterior branch, 전지)
어깨목뿔근(Omohyoid, 견갑설골근)			
위힘살(Superior belly, 상복)			
빗장뼈(Clavicle, 쇄골)의 안쪽끝 근막걸이(Fascial sling)	목뿔뼈몸통(Body of hyoid bone, 설골체)의 아래모서리 (Inferior border, 하연)	목뿔뼈(Hyoid, 설골)의 내림(Depression, 하강), 고정 (Fixation)	
아래힘살(Inferior belly, 하복)			
어깨뼈(Scapula, 견갑골)의 어깨뼈패임(Scapular notch, 견갑골절흔) 안쪽의 위모서리(Superior border, 상연)	빗장뼈(Clavicle, 쇄골)의 안쪽끝 근막걸이(Fascial sling)		
방패목뿔근(Thyrohyoid, 갑상설골근)			
방패연골(Thyroid cartilage, 갑상연골)의 빗선(Oblique line, 사선)	목뿔뼈(Hyoid bone, 설골)의 큰뿔(Greater horn, 대각)과 목뿔뼈몸통(Body of hyoid bone, 설골체)의 면	목뿔뼈(Hyoid, 설골)의 내림(Depression, 하강), 후두(Larynx)의 올림(Elevation, 상승)	XII 허밑신경(Hypoglossal nerve, 설하신경)을 따라 온 C1 앞가지(Anterior branch, 전지)
복장방패근(Sternothyroid, 흉골갑상근)			
복장빗장관절 (Sternoclavicular joint, 흉쇄관절)과 복장뼈자루 (Manubrium of sternum, 흉골병)의 뒤면	방패연골(Thyroid cartilage, 갑상연골)의 빗선(Oblique line, 사선)	후두(Larynx)의 내림 (Depression, 하강)	목신경고리(Ansa cervicalis, 경신경고리)를 지나는 C1-C3 앞가지(Anterior branch, 전지)

5-12-3 앞목삼각(Anterior trianlge) 영역의 척주앞근육(Prevertebral muscle, 척추전근)들

앞목삼각Anterior triangle, 전경삼각의 가장 깊은 곳에 위치한 척주앞근육Prevertebral muscle, 척추전근은 목뼈Cervical, 경추와 후두Larynx 사이에 위치한 근육입니다. 총 4개의 근육으로 앞머리곧은근Rectus capitis anterior, 전두직근, 가쪽머리곧은근Rectus capitis lateralis, 외측두직근, 긴머리근Longus capitis, 두장근, 긴목근Longus colli, 경장근이 있습니다.

앞머리곧은근(Rectus capitis anterior, 전두직근)

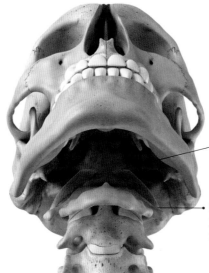

닿는 곳 :
뒤통수뼈(Occipital, 후두골)의
바닥부분(Basilar part, 저부)의 아래면

이는 곳 :
고리뼈(Atlas, 환추)의 가쪽부분 앞면과
가로돌기(Transverse process, 횡돌기)

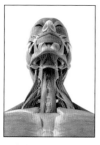

턱밑 근육들에 가려
보이지 않음

앞머리곧은근(Rectus capitis anterior, 전두직근)

목Neck, 경 영역의 가장 깊은 곳에 위치한 척주앞근육Prevertebral muscle, 척추전근 중 가장 깊은 곳 위에 위치한 앞머리곧은근Rectus capitis anterior, 전두직근은 고리뼈Atlas, 환추라고도 부르는 첫째 목뼈Cervical, 경추의 가로돌기Transverse process, 횡돌기에서 일어 뒤통수뼈Occipital bone, 후두골의 바닥부분Basilar part, 저부의 아래면에 닿는 작은 근육입니다. 가쪽머리곧은근Rectus capitis lateralis, 외측두직근과 목의 뒤목삼각Posterior triangle, 후경삼각 영역의 깊은층Deep layer, 심대에 위치한 4개의 근육으로 구성된 뒤통수밑근육Suboccipital muscles, 후두하근과 함께 머리의 미세한 위치 조절을 담당합니다.

가쪽머리곧은근(Rectus capitis laterails, 외측두직근)

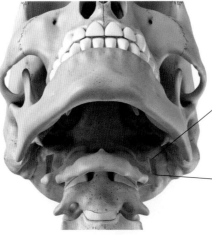

닿는 곳 :
뒤통수뼈(Occipital, 후두골)의
목정맥구멍돌기(Juglar process, 경정맥공돌기)
아래면

이는 곳 :
고리뼈(Atlas, 환추)의
가로돌기(Transverse process, 횡돌기)
위면

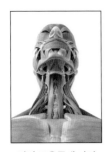

턱밑 근육들에 가려
보이지 않음

가쪽머리곧은근(Rectus capitis lateralis, 외측두직근)

앞머리곧은근Rectus capitis anterior, 전두직근의 가쪽에 위치한 가쪽머리곧은근Rectus capitis lateralis, 외측두직근은 고리뼈Atlas, 환추의 가로돌기Transverse process, 횡돌기에서 일어 뒤통수뼈Occipital bone, 후두골의 아래 양 가쪽 목정맥구멍돌기Juglar process, 경정맥공돌기에 닿습니다.

긴머리근(Longus capitis, 두장근)

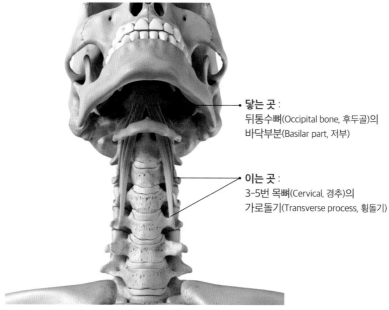

닿는 곳 :
뒤통수뼈(Occipital bone, 후두골)의
바닥부분(Basilar part, 저부)

이는 곳 :
3-5번 목뼈(Cervical, 경추)의
가로돌기(Transverse process, 횡돌기)

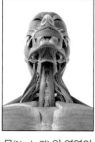

목(Neck, 경) 앞 영역의
근육을 제거한 모습

긴머리근(Longus capitis, 두장근)

앞머리곧은근Rectus capitis anterior, 전두직근보다 얕은층에 위치한 긴머리근Longus capitis, 두장근은 목뼈Cervical, 경추의 가로돌기Transverse process, 횡돌기에서 일어 뒤통수뼈Occipital bone, 후두골의 바닥부분 Basilar part, 저부 앞머리곧은근Rectus capitis anterior, 전두직근이 닿는 곳 앞과 사이에 닿습니다. 긴머리 근Longus, capitis, 두장근은 긴목근Longus colli, 경장근과 함께 목을 앞으로 굽히는 기능을 합니다.

긴목근(Longus colli, 경장근)

이는 곳 :
3-5번 목뼈(Cervical, 경추)의 가로돌기
(Transverse process, 횡돌기),
5번 목뼈에서 3번 등뼈(Thoracic, 흉추)까지의
척추뼈몸통(Vertebral body, 척추체)의 앞면

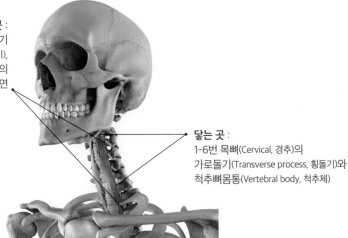

닿는 곳 :
1-6번 목뼈(Cervical, 경추)의
가로돌기(Transverse process, 횡돌기)와
척추뼈몸통(Vertebral body, 척추체)

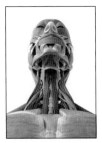

목(Neck, 경) 앞 영역의
근육을 제거한 모습

긴목근(Longus colli, 경장근)

긴머리근Longus capitis, 두장근의 아래에 위치한 긴목근Longus colli, 경장근은 긴머리근Longus capitis, 두장근과 함께 목Neck, 경을 구부리는 기능을 하는 것 외에도 약간의 가쪽굽힘Lateral flexion, 외측굴곡과 돌림Rotation, 회전의 기능도 합니다.

거북목Turtle neck이 있거나 오랜시간 목과 머리에 좋지 않은 자세를 유지한 경우 머리Head, 두와 목Neck, 경을 구부릴 때 긴머리근Longus capitis, 두장근과 긴목근Longus colli, 경장근이 제대로 기능하지 않을 수 있습니다.

| 앞목삼각 영역의 척주앞근육(Prevertebral muscle)들 |

이는곳(Origin)	닿는곳(Insertion)	작용(Action)	신경지배(Innervation)
앞머리곧은근(Rectus capitis anterior, 전두직근)			
고리뼈(Atlas, 환추)의 가쪽부분앞면과 가로돌기(Transverse process, 횡돌기)	뒤통수뼈(Occipital, 후두골)의 바닥부분(Basilar part, 저부)의 아래면	고리뒤통수관절(Atlanto-occipital joint, 환추후두관절)에서 머리(Head, 두)의 굽힘(Flexion, 굴곡)	C1, C2 목신경(Cervical nerve, 경신경)의 앞가지(Anterior branch, 전지)에서 온 가지들
가쪽머리곧은근(Rectus capitis lateralis, 외측두직근)			
고리뼈(Atlas, 환추)의 가로돌기(Transverse process, 횡돌기) 위면	뒤통수뼈(Occipital, 후두골)의 목정맥구멍돌기(Juglar process, 경정맥공돌기) 아래면	머리(Head, 두)의 같은 쪽 굽힘(Ipsilateral flexion, 동측굴곡)	
긴머리근(Longus capitis, 두장근)			
3-5번 목뼈(Cervical, 경추)의 가로돌기(Transverse process, 횡돌기)	뒤통수뼈(Occipital bone, 후두골)의 바닥부분(Basilar part, 저부)	머리(Head, 두)의 굽힘(Flexion, 굴곡)	
긴목근(Longus colli, 경장근)			
3-5번 목뼈(Cervical, 경추)의 가로돌기(Transverse process, 횡돌기), 5번 목뼈에서 3번 등뼈(Thoracic, 흉추)까지의 척추뼈몸통(Vertebral body, 척추체)의 앞면	1-6번 목뼈(Cervical, 경추)의 가로돌기(Transverse process, 횡돌기)와 척추뼈몸통(Vertebral body, 척추체)	목(Neck, 경)의 굽힘(Flexion, 굴곡), 약간의 가쪽굽힘(Lateral flexion, 외측굴곡)	C2-C6 목신경(Cervical nerve, 경신경)의 앞가지(Anterior branch, 전지)에서 온 가지들

5-12-4 뒤목삼각(Posterior trianlge) 영역의 얕은층(Superficial layer) 근육들

뒤목삼각Posterior triangle, 후경삼각 영역은 목빗근Sternocleidomastoid, 흉쇄유돌근을 기준으로 뒤쪽에 있는 근육들을 말합니다. 얕은층Superficial layer, 천대의 근육은 얕은층에서 깊은층의 순서로 등세모근Trapezius, 승모근, 머리널판근Splenius capitis, 두판상근, 목널판근Splenius cervicis, 경판상근, 어깨올림근Levator scapulae, 견갑거근, 목갈비근Scalene, 사각근이 있습니다. 뒤목삼각Posterior triangle, 후경삼각 영역의 얕은층 근육 중 등세모근Trapezius, 승모근, 어깨올림근Levator scapulae, 견갑거근은 등 영역에서 다루었기 때문에 본 장에서는 머리널판근Splenius capitis, 두판상근, 목널판근Splenius cervicis, 경판상근, 목갈비근Scalene, 사각근만 다루겠습니다.

널판근(Splenius, 판상근)

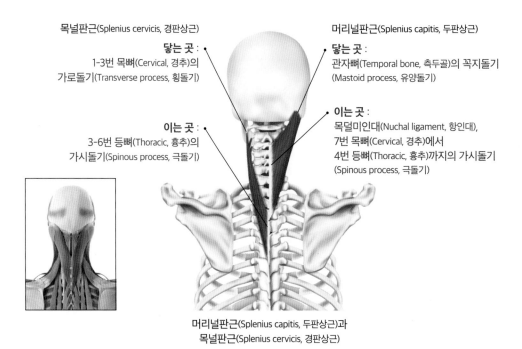

목널판근(Splenius cervicis, 경판상근)

닿는 곳 :
1-3번 목뼈(Cervical, 경추)의
가로돌기(Transverse process, 횡돌기)

머리널판근(Splenius capitis, 두판상근)

닿는 곳 :
관자뼈(Temporal bone, 측두골)의 꼭지돌기
(Mastoid process, 유양돌기)

이는 곳 :
3-6번 등뼈(Thoracic, 흉추)의
가시돌기(Spinous process, 극돌기)

이는 곳 :
목덜미인대(Nuchal ligament, 항인대),
7번 목뼈(Cervical, 경추)에서
4번 등뼈(Thoracic, 흉추)까지의 가시돌기
(Spinous process, 극돌기)

머리널판근(Splenius capitis, 두판상근)과
목널판근(Splenius cervicis, 경판상근)

　'붕대, 띠, 판'의 뜻이 있는 그리스어 Splenion에서 유래한 널판근Splenius, 판상근은 등Back 영역에서 가시돌기가로근육Spinotransversarius, 횡돌극근으로 분류하기도 합니다. 머리널판근Splenius capitis, 두판상근과 목널판근Splenius cervicis, 경판상근으로 분류하기도 하고, 하나의 근육으로 널판근Splenius, 판상근으로 부르기도 합니다. 머리Head, 두와 목Neck, 경을 뒤당김Retraction, 후인하거나 폄Extension, 신전 하는 기능을 하며, 한쪽만 수축할 경우 같은쪽의 돌림Rotation, 회전의 기능을 합니다.

목갈비근(Scalene, 사각근)

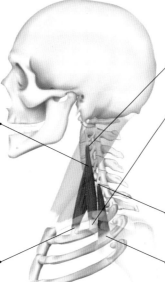

중간목갈비근(Scalenus medius, 중사각근)

이는 곳 :
2-7번 목뼈(Cervical, 경추)의
가로돌기(Transverse process, 횡돌기)

닿는 곳 :
1번 갈비뼈(Rib, 늑골)의 결절(Tubercle)과
빗장밑동맥고랑
(Groove for subclavian artery, 쇄골하동맥구) 사이

뒤목갈비근(Scalenus posterior, 후사각근)

이는 곳 :
4-6번 목뼈(Cervical, 경추)의
가로돌기(Transverse process, 횡돌기)

닿는 곳 :
2번 갈비뼈(Rib, 늑골)의 위면

앞목갈비근(Scalenus anterior, 전사각근)

이는 곳 :
3-6번 목뼈
(Cervical, 경추)의
가로돌기
(Transverse process,
횡돌기)의
앞결절
(Anterior tubercle,
전결절)

닿는 곳 :
1번 갈비뼈
(Rib, 늑골)의 위면

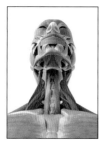

목(Neck, 경) 앞 영역의
근육을 제거한 모습

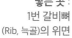

목갈비근(Scalene, 사각근)

　'평평하지 않은, 고르지 않은, 같지 않은'의 뜻이 있는 그리스어 σκᾰληνός skalēnós에서 유래하여 '같지 않은 면'의 뜻이 있는 라틴어 scalēnus를 지나 현재의 Scalene(목갈비근, 사각근)으로 부릅니다. 세 개의 근육무리가 유사한 위치에서 일고 닿아 같은 기능을 하고 있는 목갈비근은 앞목갈비근Scalenus anterior, 전사각근, 중간목갈비근Scalenus medius, 중사각근, 뒤목갈비근Scalenus posterior, 후사각근으로 분류합니다. 목갈비근Scalene, 사각근은 목의 움직임 외에도 갈비뼈Rib, 늑골를 들어 올려 호흡을 하는 호흡근으로서의 기능도 합니다.

| 뒤목삼각 영역의 얕은층(Superficial layer) 근육들 |

이는곳(Origin)	닿는곳(Insertion)	작용(Action)	신경지배(Innervation)
널판근(Splenius, 판상근)			
머리널판근(Splenius capitis, 두판상근) 목덜미인대(Nuchal ligament, 항인대), 7번 목뼈(Cervical, 경추)에서 4번 등뼈(Thoracic, 흉추)까지의 가시돌기(Spinous process, 극돌기)	관자뼈(Temporal bone, 측두골)의 꼭지돌기(Mastoid process, 유양돌기)	머리(Head, 두)의 뒤당김(Retraction, 후인), 목(Neck, 경)의 폄(Extension, 신전), 머리와 목의 같은쪽돌림(Ipsilateral rotation, 동측회전)	중간목신경(Middle cervical spinal nerve, 중경추신경)의 뒤가지(Posterior rami, 후지)
목널판근(Splenius cervicis, 경판상근) 3-6번 등뼈(Thoracic, 흉추)의 가시돌기(Spinous process, 극돌기)	1-3번 목뼈(Cervical, 경추)의 가로돌기(Transverse process, 횡돌기)	목(Neck, 경)의 폄(Extension, 신전), 머리와 목의 같은쪽돌림(Ipsilateral rotation, 동측회전)	아랫목신경(Lower cervical spinal nerve, 하경추신경)의 뒤가지(Posterior rami, 후지)
목갈비근(Scalene, 사각근)			
앞목갈비근(Scalenus anterior, 전사각근) 3-6번 목뼈(Cervical, 경추)의 가로돌기(Transverse process, 횡돌기)의 앞결절(Anterior tubercle, 전결절)	1번 갈비뼈(Rib, 늑골)의 위면	1번 갈비뼈(Rib, 늑골)의 올림(Elevation, 거상)	C4-C7의 앞가지(Anterior branch, 전지)
중간목갈비근(Scalenus medius, 중사각근) 2-7번 목뼈(Cervical, 경추)의 가로돌기(Transverse process, 횡돌기)	1번 갈비뼈(Rib, 늑골)의 결절(Tubercle)과 빗장밑동맥고랑(Groove for subclavian artery, 쇄골하동맥구) 사이	1번 갈비뼈(Rib, 늑골)의 올림(Elevation, 거상)	C3-C7의 앞가지(Anterior branch, 전지)
뒤목갈비근(Scalenus posterior, 후사각근) 4-6번 목뼈(Cervical, 경추)의 가로돌기(Transverse process, 횡돌기)	2번 갈비뼈(Rib, 늑골)의 위면	2번 갈비뼈(Rib, 늑골)의 올림(Elevation, 거상)	C5-C7의 앞가지(Anterior branch, 전지)

5-12-5 뒤목삼각(Posterior triangle) 영역의 깊은층(Deep layer) 근육들

뒤목삼각Posterior triangle, 후경삼각 영역의 깊은층Deep layer, 심대 근육은 등근육Back muscle, 배근으로도 분류되는 네 개의 작은 근육입니다. 닿는 곳을 기준으로 가장 안쪽에서부터 작은뒤머리곧은근Rectus capitis posterior minor, 소후두직근, 큰뒤머리곧은근Rectus capitis posterior major, 대후두직근, 위머리빗근Obliquus capitis superior, 상두사근, 아랫머리빗근Obliquus capitis inferior, 하두사근이 있습니다. 이 네 개의 근육은 뒤통수밑근육Suboccipital muscles, 후두하근이라고도 부릅니다. 뒤통수밑근육Suboccipital muscles, 후두하근이 수축하면 머리를 폄Extension, 신전하는 기능을 합니다. 앞목삼각Anterior triangle, 전경삼각 부위의 척주앞근육Prevertebral muscle, 척추전근과 함께 머리의 미세한 움직임을 조절하여 눈운동Optokinetic, 시선이동을 올바르게 할 수 있도록 도와줍니다.

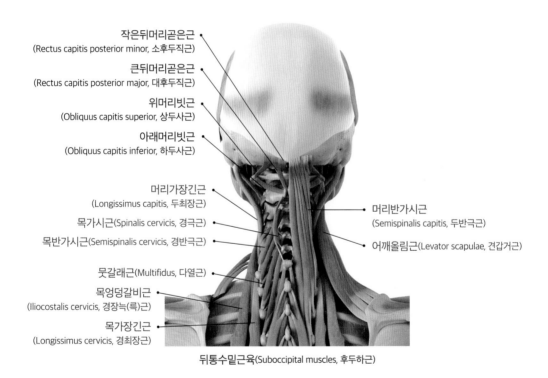

작은뒤머리곧은근
(Rectus capitis posterior minor, 소후두직근)

큰뒤머리곧은근
(Rectus capitis posterior major, 대후두직근)

위머리빗근
(Obliquus capitis superior, 상두사근)

아래머리빗근
(Obliquus capitis inferior, 하두사근)

머리가장긴근
(Longissimus capitis, 두최장근)

목가시근(Spinalis cervicis, 경극근)

목반가시근(Semispinalis cervicis, 경반극근)

뭇갈래근(Multifidus, 다열근)

목엉덩갈비근
(Iliocostalis cervicis, 경장늑(륵)근)

목가장긴근
(Longissimus cervicis, 경최장근)

머리반가시근
(Semispinalis capitis, 두반극근)

어깨올림근(Levator scapulae, 견갑거근)

뒤통수밑근육(Suboccipital muscles, 후두하근)

작은뒤머리곧은근(Rectus capitis posterior minor, 소후두직근)

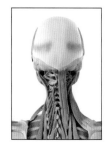

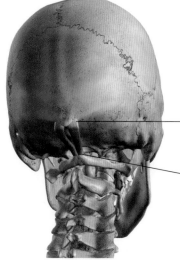

닿는 곳 :
뒤통수뼈(Occipital, 후두골) 아래목덜미선
(Inferior nuchal line, 하항선)의 안쪽

이는 곳 :
1번 목뼈(Cervical, 경추)의 가시돌기
(Spinous process, 극돌기)

작은머리뒤곧은근
(Rectus capitis posterior minor, 소후두직근)

뒤통수밑근육Suboccipital muscle, 후두하근의 네 개의 근육 중 가장 안쪽에서 이는 작은뒤머리곧은근Rectus capitis posterior minor, 소후두직근은 고리뼈Atlas, 환추라고도 부르는 1번 목뼈Cervical, 경추의 가시돌기Spinous process, 극돌기에서 일어 뒤통수뼈Occipital, 후두골의 아래목덜미선Inferior nuchal line, 하항선에 닿는 작은 근육입니다.

큰뒤머리곧은근(Rectus capitis posterior major, 대후두직근)

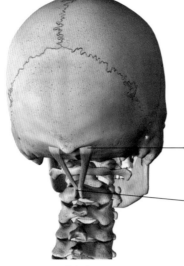

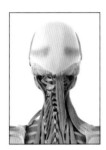

닿는 곳 :
뒤통수뼈(Occipital, 후두골) 아래목덜미선
(Inferior nuchal line, 하항선)의 가쪽

이는 곳 :
2번 목뼈(Cervical, 경추)의 가시돌기
(Spinous process, 극돌기)

큰머리뒤곧은근
(Rectus capitis posterior major, 대후두직근)

큰뒤머리곧은근Rectus capitis posterior major, 대후두직근은 중쇠뼈Axis, 축추라고도 부르는 2번 목뼈 Cervical, 경추의 가시돌기Spinous process, 극돌기에서 일어 작은뒤머리곧은근Rectus capitis posterior minor, 소후 두직근의 가쪽에 닿습니다.

위머리빗근(Obliquus capitis superior, 상두사근)

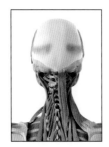

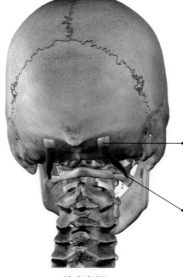

닿는 곳 :
뒤통수뼈(Occipital, 후두골)의
위와 아래목덜미선(Superior and inferior
nuchal line, 상, 하항선)의 사이

이는 곳 :
1번 목뼈(Cervical, 경추)의 가로돌기
(Transverse process, 횡돌기)

위머리빗근
(Obliquus capitis superior, 상두사근)

위머리빗근Obliquus capitis superior, 상두사근은 고리뼈Atlas, 환추라 부르는 1번 목뼈Cervical, 경추의 가로돌기Transverse process, 횡돌기에서 일어 큰뒤머리곧은근Rectus capitis posterior major, 대후두직근의 가쪽에 닿습니다.

아래머리빗근(Obliquus capitis inferior, 하두사근)

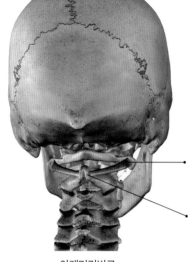

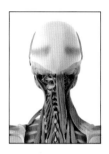

닿는 곳 :
1번 목뼈(Cervical, 경추)의 가로돌기
(Transverse process, 횡돌기)

이는 곳 :
2번 목뼈(Cervical, 경추)의 가시돌기
(Spinous process, 극돌기)

아래머리빗근
(Obliquus capitis inferior, 하두사근)

아래머리빗근Obliquus capitis inferior, 하두사근은 중쇠뼈Axis, 축추라 부르는 2번 목뼈Cervical, 경추의 가시돌기Spinous process, 극돌기에서 일어 유일하게 뒤통수뼈Occipital, 후두골가 아닌 고리뼈Atlas, 환추라 부르는 1번 목뼈Cervical, 경추의 가로돌기Transverse process, 횡돌기에 닿습니다.

| 뒤목삼각 영역의 깊은층(Deep layer) 근육들 |

이는곳(Origin)	닿는곳(Insertion)	작용(Action)	신경지배(Innervation)
작은뒤머리곧은근(Rectus capitis posterior minor, 소후두직근)			
1번 목뼈(Cervical, 경추)의 가시돌기(Spinous process, 극돌기)	뒤통수뼈(Occipital, 후두골) 아래목덜미선(Inferior nuchal line, 하항선)의 안쪽	머리(Head, 두)의 폄(Extension, 신전)	C1 목신경(Cervical nerve, 경신경)의 뒤가지(Posterior rami, 후지)
큰뒤머리곧은근(Rectus capitis posterior major, 대후두직근)			
2번 목뼈(Cervical, 경추)의 가시돌기(Spinous process, 극돌기)	뒤통수뼈(Occipital, 후두골) 아래목덜미선(Inferior nuchal line, 하항선)의 가쪽	머리(Head, 두)의 폄(Extension, 신전), 같은쪽 돌림(Ipsilateral rotation, 동측회전)	

이는곳(Origin)	닿는곳(Insertion)	작용(Action)	신경지배(Innervation)
위머리빗근(Obliquus capitis superior, 상두사근)			
1번 목뼈(Cervical, 경추)의 가로돌기(Transverse process, 횡돌기)	뒤통수뼈(Occipital, 후두골)의 위와 아래목덜미선(Superior and inferior nuchal line, 상, 하항선)의 사이	머리(Head, 두)의 폄(Extension, 신전), 같은쪽 가쪽굽힘(Ipsilateral lateral flexion, 동측외측굴곡)	C1 목신경(Cervical nerve, 경신경)의 뒤가지(Posterior rami, 후지)
아랫머리빗근(Obliquus capitis inferior, 하두사근)			
2번 목뼈(Cervical, 경추)의 가시돌기(Spinous process, 극돌기)	1번 목뼈(Cervical, 경추)의 가로돌기(Transverse process, 횡돌기)	머리(Head, 두)의 같은쪽 돌림(Ipsilateral rotation, 동측회전)	

5-13 머리 영역의 근육들

머리Head, 두 영역의 근육은 뼈Bone, 골에서 일어 뼈에 닿는 다른 영역의 근육과 달리 뼈에서 일어 피부Skin에 닿는 특징이 있습니다. 머리 영역의 근육은 각 위치에서 감정을 표현하기 위해 얼굴의 표정을 짓거나 눈을 깜빡이고 음식을 씹거나 삼키며 소리를 내기 위해 입을 움직이는 등 다양한 활동을 합니다. 근육이 주로 얼굴에 위치하여 얼굴근육Facial muscle, 안면근이라 부릅니다.

머리영역의 근육은 머리덮개무리Scalp group, 두피군, 눈확무리Orbital group, 안와군, 코무리Nasal group, 비군, 입무리Oral group, 경구군, 씹기근육Muscle of mastication, 저작근으로 분류합니다.

위 분류 외에도 눈알Eyeball, 안구을 움직이거나 코 속과 입 속, 귀 속에서 기능을 하는 근육들이 존재하지만 본 장에서는 머리영역의 바깥층Superficial layer, 천대 영역인 얼굴근육Facial muscle, 안면근만을 다루고 깊은층Deep layer, 심대에 존재하는 근육은 제외하였습니다.

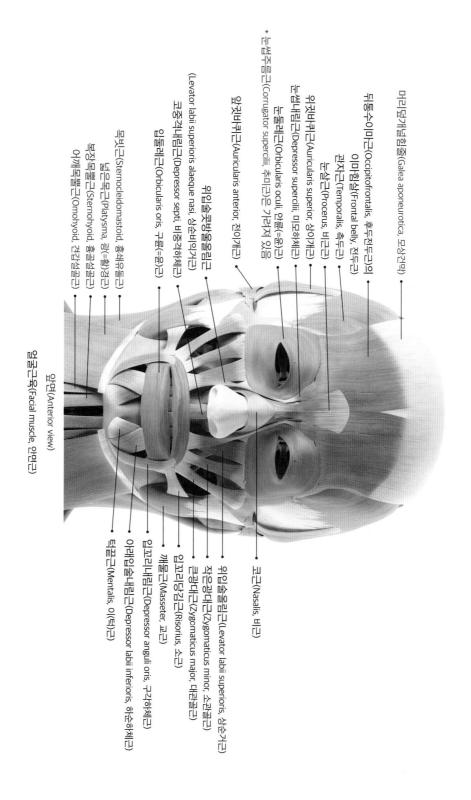

머리덮개널힘줄(Galea aponeurotica, 모상건막)

뒤통수이마근(Occipitofrontalis, 후두전두근)의
　이마힘살(Frontalis, 전두근)

관자근(Temporalis, 측두근)

눈살근(Procerus, 비근)

위귓바퀴근(Auricularis superior, 상이개근)

눈썹내림근(Depressor supercilii, 미모하체근)

눈둘레근(Orbicularis oculi, 안륜(=운)근)

* 눈썹주름근(Corrugator supercilii, 추미(근)은 가려져 있음

앞귓바퀴근(Auricularis anterior, 전이개근)

위입술콧방울올림근
(Levator labii superioris alaeque nasi, 상순비익거근)

코중격내림근(Depressor septi, 비중격하체근)

입둘레근(Orbicularis oris, 구륜(=운)근)

목빗근(Sternocleidomastoid, 흉쇄유돌근)

넓은목근(Platysma, 광(=활)경근)

복장목뿔근(Sternohyoid, 흉골설골근)

어깨목뿔근(Omohyoid, 견갑설골근)

코근(Nasalis, 비근)

위입술올림근(Levator labii superioris, 상순거근)

작은광대근(Zygomaticus minor, 소관골근)

큰광대근(Zygomaticus major, 대관골근)

입꼬리당김근(Risorius, 소근)

깨물근(Masseter, 교근)

입꼬리내림근(Depressor anguli oris, 구각하체근)

아래입술내림근(Depressor labii inferioris, 하순하체근)

턱끝근(Mentalis, 이(턱)근)

앞면(Anterior view)
얼굴근육육(Facial muscle, 안면근)

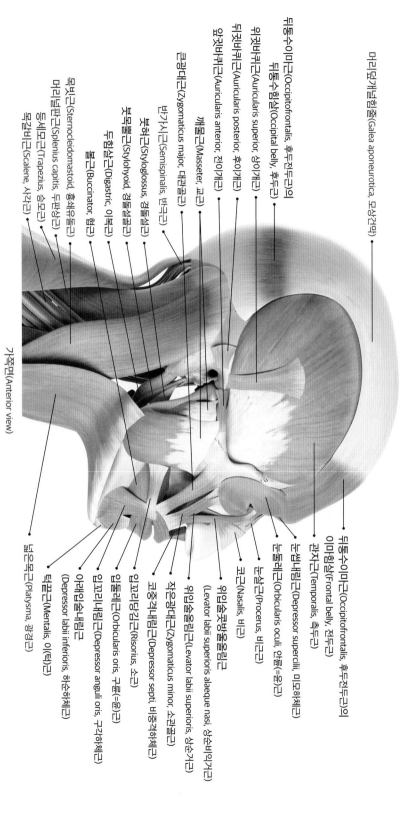

머리덮개널힘줄(Galea aponeurotica, 모상건막)

뒤통수이마근(Occipitofrontalis, 후두전두근의)
뒤통수힘살(Occipital belly, 후두근)

윗귓바퀴근(Auricularis superior, 상이개근)

뒤귓바퀴근(Auricularis posterior, 후이개근)

앞귓바퀴근(Auricularis anterior, 전이개근)

큰광대근(Zygomaticus major, 대관골근)

반가시근(Semispinalis, 반극근)

깨물근(Masseter, 교근)

붓혀근(Styloglossus, 경돌설근)

붓목뿔근(Stylohyoid, 경돌설골근)

두힘살근(Digastric, 이복근)

볼근(Buccinator, 협근)

목빗근(Sternocleidomastoid, 흉쇄유돌근)

머리널판근(Splenius capitis, 두판상근)

등세모근(Trapezius, 승모근)

목갈비근(Scalene, 사각근)

앞쪽면(Anterior view)
얼굴근육육(Facial muscle, 안면근)

뒤통수이마근(Occipitofrontalis, 후두전두근의)
이마힘살(Frontal belly, 전두근)

관자근(Temporalis, 측두근)

눈썹내림근(Depressor supercilii, 미모하체근)

눈둘레근(Orbicularis oculi, 안륜(=윤)근)

코살근(Procerus, 비모근)

코근(Nasalis, 비근)

위입술콧방울올림근
(Levator labii superioris alaeque nasi, 상순비익거근)

위입술올림근(Levator labii superioris, 상순거근)

작은광대근(Zygomaticus minor, 소관골근)

코중격내림근(Depressor septi, 비중격하체근)

입꼬리당김근(Risorius, 소근)

입둘레근(Orbicularis oris, 구륜(=윤)근)

입꼬리내림근(Depressor anguli oris, 구각하체근)

아래입술내림근
(Depressor labii inferioris, 하순하체근)

턱끝근(Mentalis, 이(턱)근)

넓은목근(Platysma, 광경근)

388 · 근육뼈대계통 기초 해부학

5-13-1 머리덮개무리(Scalp group, 두피군)의 근육들

머리Head, 두의 가장 위면을 덮고 있는 머리덮개Scalp, 두피의 근육은 뒤통수이마근 Occipiofrontalis, 후두전두근이 있습니다. 함께 설명하는 귓바퀴근Auricular, 이개근은 머리덮개 영역이 아닌 귀 부위에 있지만 본 장에서는 함께 포함하였습니다.

뒤통수이마근(Occipitofrontalis, 후두전두근)

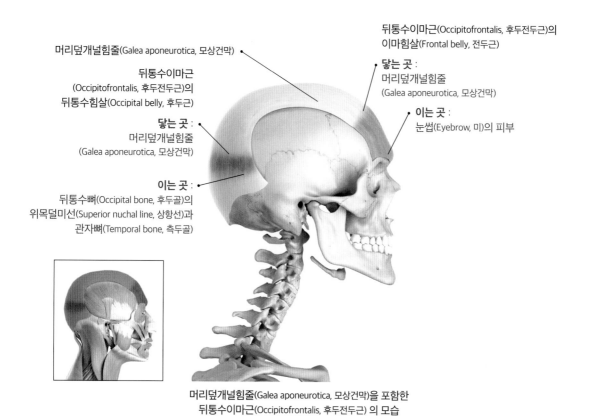

머리덮개널힘줄(Galea aponeurotica, 모상건막)

뒤통수이마근
(Occipitofrontalis, 후두전두근)의
뒤통수힘살(Occipital belly, 후두근)

닿는 곳 :
머리덮개널힘줄
(Galea aponeurotica, 모상건막)

이는 곳 :
뒤통수뼈(Occipital bone, 후두골)의
위목덜미선(Superior nuchal line, 상항선)과
관자뼈(Temporal bone, 측두골)

뒤통수이마근(Occipitofrontalis, 후두전두근)의
이마힘살(Frontal belly, 전두근)

닿는 곳 :
머리덮개널힘줄
(Galea aponeurotica, 모상건막)

이는 곳 :
눈썹(Eyebrow, 미)의 피부

머리덮개널힘줄(Galea aponeurotica, 모상건막)을 포함한
뒤통수이마근(Occipitofrontalis, 후두전두근) 의 모습

뒤통수이마근Occipitofrontalis, 후두전두근은 이마Forehead, 전두 부위의 이마힘살Frontal belly, 전두근과 뒤통수Occipital, 후두 부위의 뒤통수힘살Occipital belly, 후두근이 머리덮개널힘줄Galea aponeurotica, 모상건막 혹은 Epicranial aponeurosis, 두피건막에 의해 연결되어 있습니다. 이마힘살Frontal belly, 전두근은 눈썹Eyebrow, 미 부위의 끝에 부착되어 근육이 수축되면 눈썹을 위로 올리는 기능을 합니다. 뒤통수이마근 Occipitofrontalis, 후두전두근은 수축하면 이마와 머리의 피부가 움직입니다.

귓바퀴근(Auricular, 이개근)

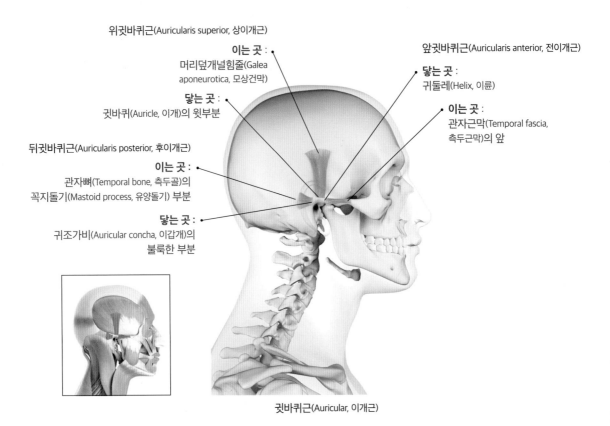

위귓바퀴근(Auricularis superior, 상이개근)

이는 곳 :
머리덮개널힘줄(Galea
aponeurotica, 모상건막)

닿는 곳 :
귓바퀴(Auricle, 이개)의 윗부분

앞귓바퀴근(Auricularis anterior, 전이개근)

닿는 곳 :
귀둘레(Helix, 이륜)

이는 곳 :
관자근막(Temporal fascia,
측두근막)의 앞

뒤귓바퀴근(Auricularis posterior, 후이개근)

이는 곳 :
관자뼈(Temporal bone, 측두골)의
꼭지돌기(Mastoid process, 유양돌기) 부분

닿는 곳 :
귀조가비(Auricular concha, 이갑개)의
볼록한 부분

귓바퀴근(Auricular, 이개근)

'귀Ear, 이'의 뜻이 있는 라틴어 Auris의 축소사인 Auricula(바깥귀, 외이)에서 유래한 Auricular(귓바퀴근, 이개근)는 귀둘레에서 앞귓바퀴근Auricularis anterior, 전이개근, 위귓바퀴근 Auricularis superior, 상이개근, 뒤귓바퀴근Auricularis posterior, 후이개근으로 구성됩니다. 근육이 수축하면 귓불을 움직이지만 귓바퀴근Auricular, 이개근이 발달한 동물들에 비해 인간의 귓바퀴근은 큰 움직임을 만들지 못합니다.

본 책에서는 표시하지 않았지만 위귓바퀴근Auricularis superior, 상이개근의 앞으로 관자마루근 Temporoparietalis, 측두두정근이 위치하는데 관자마루근은 뒤통수이마근Occipitofrontalis, 후두전두근과 함께 머리덮개무리Scalp group, 두피군를 이루는 근육으로 분류하기도 하고, 위귓바퀴근Superior auricular, 상이개근과 함께 포함되어 표시되기도 합니다.

| 머리덮개무리의 근육들 |

이는곳(Origin)	닿는곳(Insertion)	작용(Action)	신경지배(Innervation)
뒤통수이마근(Occipitofrontalis, 후두전두근)			
이마힘살(Frontal belly, 전두근)	머리덮개널힘줄(Galea aponeurotica, 모상건막)	이마(Forehead, 전두)를 주름지게 함, 눈썹(Eyebrow, 미)의 올림 (Elevation, 거상)	얼굴신경(Facial nerve, 안면신경)
눈썹(Eyebrow, 미)의 피부			
뒤통수힘살(Occipital belly, 후두근)	머리덮개널힘줄(Galea aponeurotica, 모상건막)	머리덮개널힘줄(Galea aponeurotica, 모상건막)을 뒤로 당김(Retraction, 후인)	
뒤통수뼈(Occipital bone, 후두골)의 위목덜미선 (Superior nuchal line, 상항선)과 관자뼈(Temporal bone, 측두골)			
귓바퀴근(Auricular, 이개근)			
앞귓바퀴근(Auricularis anterior, 전이개근)	귀둘레(Helix, 이륜)	귀(Ear, 이)의 앞쪽 내밈 (Protraction, 전인)	
관자근막(Temporal fascia, 측두근막)의 앞			
위귓바퀴근(Auricularis superior, 상이개근)	귓바퀴(Auricle, 이개)의 윗부분	귀(Ear, 이)의 올림(Elevation, 거상)	
머리덮개널힘줄(Galea aponeurotica, 모상건막)			
뒤귓바퀴근(Auricularis posterior, 후이개근)	귀조가비(Auricular concha, 이갑개)의 불룩한 부분	귀(Ear, 이)의 뒤쪽 당김 (Retraction, 후인)	
관자뼈(Temporal bone, 측두골)의 꼭지돌기(Mastoid process, 유양돌기) 부분			

5-13-2 눈확무리(Orbital group, 안와군)의 근육들

머리Head, 두의 영역에서 눈Eye, 안 주위에 위치한 눈확무리Orbital group, 안와군 근육은 눈둘레근Orbicularis oculi, 안륜(=윤)근, 눈썹내림근Depressor supercilii, 미모하체근, 눈썹주름근Corrugator supercilii, 추미근이 있습니다. 눈확무리Orbital group, 안와군의 근육은 눈을 깜빡이거나 눈 주위의 피부를 움직이는 기능을 합니다.

눈둘레근(Orbicularis oculi, 안륜(=윤)근)

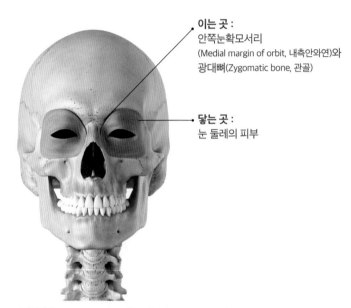

이는 곳 :
안쪽눈확모서리
(Medial margin of orbit, 내측안와연)와
광대뼈(Zygomatic bone, 관골)

닿는 곳 :
눈 둘레의 피부

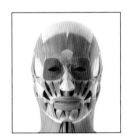

눈둘레근(Orbicularis oculi, 안륜(=윤)근)

'둥근, 원형, 원 모양'의 뜻인 라틴어 Orbis에서 유래한 Orbicularis와 '눈'의 뜻이 있는 라틴어 Oculus에서 유래한 Oculi가 합쳐진 이름입니다. 이름에서 알 수 있듯이 눈 둘레를 형성하는 근육으로 눈을 감는 기능을 합니다.

눈썹내림근(Depressor supercilii, 미모하체근)

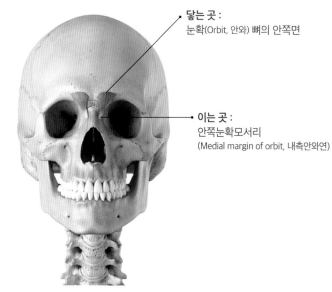

닿는 곳 :
눈확(Orbit, 안와) 뼈의 안쪽면

이는 곳 :
안쪽눈확모서리
(Medial margin of orbit, 내측안와연)

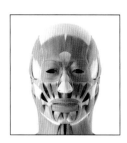

눈썹내림근(Depressor supercilii, 미모하체근)

'우울한 사람, 압박'의 뜻이 있는 라틴어 Deprimere에서 유래한 Depressor와 '위, 위쪽'의 뜻이 있는 라틴어 Super, '눈꺼풀'의 뜻이 있는 라틴어 Cilium이 합쳐진 눈썹내림근 Depressor supercilii, 미모하체근은 눈둘레근Orbicularis oculi, 안륜(=윤)근의 일부가 눈썹Eyebrow, 미의 피부로 연장되어 생긴 근육입니다. 눈썹내림근Depressor supercilii, 미모하체근이 수축하면 눈썹을 내리는 기능을 합니다.

눈썹주름근(Corrugator supercilii, 추미근)

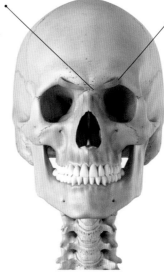

이는 곳 :
· 눈썹활(Superciliary arch, 미궁)의 안쪽 끝

닿는 곳 :
눈썹(Eyebrow, 미)의 안쪽 피부 절반부위

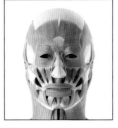

눈썹주름근(Corrugator supercilii, 추미근)은 눈둘레근(Orbicularis oculi, 안륜(=윤)근)과 눈썹내림근(Depressor supercilii, 미모하체근)에 가려져있다

눈썹주름근(Corrugator supercilii, 추미근)

'주름을 만들다, 주름지게 하다'의 뜻이 있는 라틴어 Corrugatus에서 유래한 Corrugator 와 '위, 위쪽'의 뜻이 있는 라틴어 Super와 '눈꺼풀'의 뜻이 있는 라틴어 Cilium이 합쳐진 눈 썹주름근Corrugator supercilii, 추미근은 눈썹Eyebrow, 미과 눈둘레근Orbicularis oculi, 안륜(=윤)근의 깊은층에 위 치합니다. 눈썹주름근Corrugator supercilii, 추미근이 수축하면 눈썹활사이Glabella, 미간에 세로주름이 생깁니다.

| 눈확무리의 근육들 |

이는곳(Origin)	닿는곳(Insertion)	작용(Action)	신경지배(Innervation)
눈둘레근(Orbicularis oculi, 안륜(=윤)근)			
안쪽눈확모서리(Medial margin of orbit, 내측안와연)와 광대뼈(Zygomatic bone, 관골)	눈 둘레의 피부	눈을 감음 = 조임(Constriction, 교약)	얼굴신경(Facial nerve, 안면신경)

이는곳(Origin)	닿는곳(Insertion)	작용(Action)	신경지배(Innervation)
눈썹내림근(Depressor supercilii, 미모하체근)			
안쪽눈확모서리(Medial margin of orbit, 내측안와연)	눈확(Orbit, 안와) 뼈의 안쪽 면	눈썹(Eyebrow, 미)을 내림 (Depression, 하강)	얼굴신경(Facial nerve, 안면 신경)
눈썹주름근(Corrugator supercilii, 추미근)			
눈썹활(Superciliary arch, 미 궁)의 안쪽 끝	눈썹(Eyebrow, 미)의 안쪽 피부 절반부위	눈썹을 안쪽으로 당김	

5-13-3 코무리(Nasal group, 비군)의 근육들

머리Head, 두의 영역에서 코Nasal, 비 주위에 위치한 코무리Nasal group, 비군 근육은 위에서부터 눈살근Procerus, 비근근, 코근Nasalis, 비근, 코중격내림근Depressor septi, 비중격하체근이 있습니다.

눈살근(Procerus, 비근근)

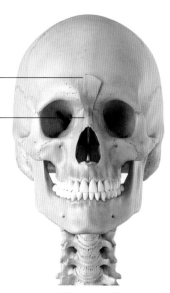

닿는 곳 :
눈썹사이(Glabella, 미간)와
이마(Forehead, 전두) 아래 부위 피부

이는 곳 :
코뼈(Nasal bone, 비골)와
가쪽코연골(Lateral nasal cartilage, 외측비연골)의
윗부분

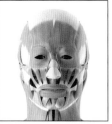

눈살근(Procerus, 비근근)

눈살근Procerus, 비근근은 '-앞에'의 뜻이 있는 라틴어 Pro-와 '성장하다, 자라다'의 뜻이 있는 라틴어 crēscere 그리고 [접미사](형용사·명사에서) -rus가 합쳐진 용어로 '길게 자라 앞에 있는 근육'을 말합니다. 코뼈Nasal bone, 비골의 위에서 일어 위로 길게 뻗어 눈썹사이Glabella, 미간와 이마Forehead, 전두의 피부에 닿는 눈살근Procerus, 비근근은 수축하면 콧등Dorsum of nose, 비배에 가로주름을 만듭니다.

코근(Nasalis, 비근)

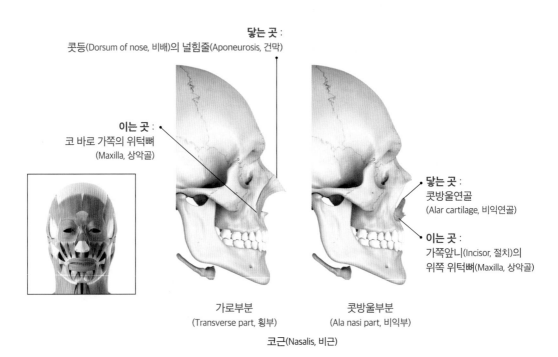

닿는 곳 :
콧등(Dorsum of nose, 비배)의 널힘줄(Aponeurosis, 건막)

이는 곳 :
코 바로 가쪽의 위턱뼈
(Maxilla, 상악골)

닿는 곳 :
콧방울연골
(Alar cartilage, 비익연골)

이는 곳 :
가쪽앞니(Incisor, 절치)의
위쪽 위턱뼈(Maxilla, 상악골)

가로부분
(Transverse part, 횡부)

콧방울부분
(Ala nasi part, 비익부)

코근(Nasalis, 비근)

'코'의 뜻이 있는 라틴어 Nasus에서 유래한 코근Nasalis, 비근은 가로부분Transverse part, 횡부과 콧방울부분Ala nasi part, 비익부으로 나뉩니다. 수축하면 콧구멍Naris, 비공을 벌리는 기능을 합니다.

코중격내림근(Depressor septi, 비중격하체근)

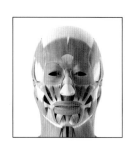

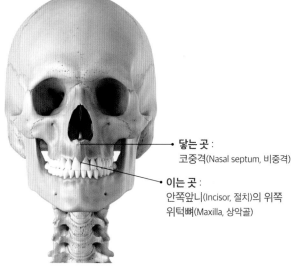

닿는 곳 :
코중격(Nasal septum, 비중격)

이는 곳 :
안쪽앞니(Incisor, 절치)의 위쪽
위턱뼈(Maxilla, 상악골)

코중격내림근(Depressor septi, 비중격하체근)

코중격내림근Depressor septi, 비중격하체근은 '우울한 사람, 압박'의 뜻이 있는 라틴어 Deprimere
에서 유래한 Depressor와 '울타리, 벽, 숫자 7'의 뜻이 있는 라틴어 Septum이 합쳐진 용어
로 Depressor septi nasi라고 하지만 '코'를 의미하는 nasi는 생략하기도 합니다. 코의 아래
에 위치한 코중격내림근Depressor septi, 비중격하체근은 코를 아래로 내려 코근Nasalis, 비근이 콧구멍
Naris, 비공을 벌리는 기능을 돕습니다.

| 코무리의 근육들 |

이는곳(Origin)	닿는곳(Insertion)	작용(Action)	신경지배(Innervation)
눈살근(Procerus, 비근근)			
코뼈(Nasal bone, 비골)와 가쪽코연골(Lateral nasal cartilage, 외측비연골)의 윗부분	눈썹사이(Glabella, 미간)와 이마(Forehead, 전두) 아래 부위 피부	콧등(Dorsum of nose, 비배)의 가로주름을 형성	얼굴신경(Facial nerve, 안면신경)
코근(Nasalis, 비근)			
가로부분(Transverse part, 횡부)	콧등(Dorsum of nose, 비배)의 널힘줄(Aponeurosis, 건막)	콧구멍(Naris, 비공)을 압박	
코 바로 가쪽의 위턱뼈(Maxilla, 상악골)			
콧방울부분(Ala nasi part, 비익부)	콧방울연골(Alar cartilage, 비익연골)	콧구멍(Naris, 비공)을 벌리도록 보조	
가쪽앞니(Incisor, 절치)의 위쪽 위턱뼈(Maxilla, 상악골)			
코중격내림근(Depressor septi, 비중격하체근)			
안쪽앞니(Incisor, 절치)의 위쪽 위턱뼈(Maxilla, 상악골)	코중격(Nasal septum, 비중격)	코(Nose, 비)를 내림(Depression, 하강)	

5-13-4 입무리(Oral group, 구군)의 근육들

입무리Oral group, 구근 근육은 입둘레근Orbicularis oris, 구륜(=윤)근과 볼근Buccinator, 협근 그리고 6개의
근육이 있는 위무리Superior group와, 3개의 근육이 있는 아래무리Inferior group로 분류합니다. 입
무리Oral group, 구근의 근육은 입술Lip, 구순과 뺨Cheek, 협을 움직입니다.

입둘레근(Orbicularis oris, 구륜(=윤)근)

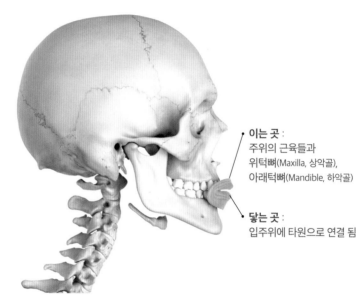

이는 곳 :
주위의 근육들과
위턱뼈(Maxilla, 상악골),
아래턱뼈(Mandible, 하악골)

닿는 곳 :
입주위에 타원으로 연결 됨

입둘레근(Orbicularis oris, 구륜(=윤)근)

입둘레근Orbicularis oris, 구륜(=윤)근은 '둥근, 원형, 원 모양'의 뜻인 라틴어 Orbis에서 유래한
Orbicularis와 '입'의 뜻이 있는 라틴어 Os에서 유래한 Oris가 합쳐진 용어입니다. 입을 오므
리고 입술을 닫는 기능을 합니다.

볼근(Buccinator, 협근)

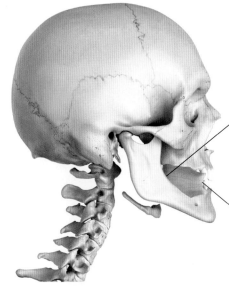

이는 곳 :
위턱뼈(Maxilla, 상악골)와
아래턱뼈(Mandible, 하악골) 뒤부분,
날개아래턱솔기(Pterygomandibular
raphe, 익돌하악봉선)

닿는 곳 :
입둘레근(Orbicularis oris, 구륜(=윤)근)과
섞임

볼근(Buccinator, 협근)

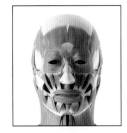

입근육의 위무리(Superior group)와
아래무리(Inferior group)에
가려져 있음

입근육들 중에서 깊은층에 위치한 볼근Buccinator, 협근은 '나팔'의 뜻이 있는 라틴어 Buccina에서 유래합니다. 부풀어진 상태의 볼을 압박하여 나팔을 불거나 공기는 내뱉는 기능을 하고, 빨대로 주스를 마실 실 때 볼을 입안Oral cavity, 구강으로 당기는 기능을 합니다.

입꼬리당김근(Risorius, 소근)

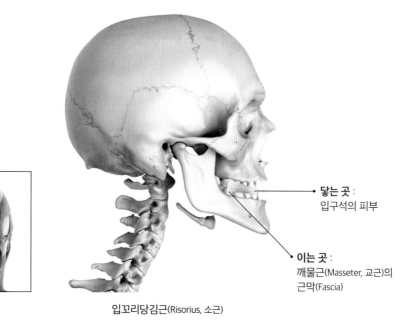

닿는 곳 :
입구석의 피부

이는 곳 :
깨물근(Masseter, 교근)의
근막(Fascia)

입꼬리당김근(Risorius, 소근)

　　입근육의 위무리Superior group 6개의 근육 중 가장 가쪽에 위치한 입꼬리당김근Risorius, 소근은 '웃기다, 웃다'의 뜻이 있는 라틴어 Rideo에서 유래하였습니다. 구용어 소근笑筋 역시 '웃는 근육'으로 해석할 수 있습니다. 근육의 이름처럼 입을 위가쪽Superolateral, 상외측으로 당겨 방긋 웃는 표정을 만듭니다. 입꼬리당김근Risorius, 소근이 강하게 수축하면 일부 사람에게서 보조개가 만들어집니다.

큰광대근(Zygomaticus major, 대관골근)

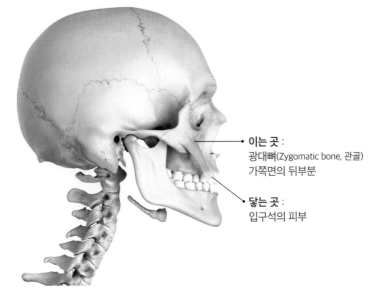

이는 곳 :
광대뼈(Zygomatic bone, 관골)
가쪽면의 뒤부분

닿는 곳 :
입구석의 피부

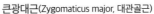

큰광대근(Zygomaticus major, 대관골근)

입근육의 위무리Superior group 6개의 근육 중 입꼬리당김근Risorius, 소근보다 안쪽에 위치한 큰광대근Zygomaticus major, 대관골근은 근육이 광대뼈Zygomatic bone, 관골에서 일어 붙여진 이름입니다. 입꼬리당김근Risorius, 소근, 작은광대근Zygomaticus minor, 소관골근과 함께 웃음 짓는 표정을 만듭니다. 입꼬리당김근Risorius, 소근이 입을 가쪽Lateral, 외측 방향으로 당긴다면 큰광대근Zygomaticus major, 대관골근과 작은광대근Zygomaticus minor, 소관골근은 조금 더 위Superior, 상 방향으로 당기는 기능을 합니다.

작은광대근(Zygomaticus minor, 소관골근)

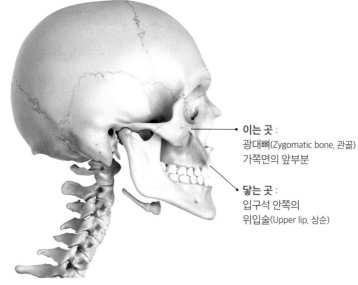

이는 곳 :
광대뼈(Zygomatic bone, 관골)
가쪽면의 앞부분

닿는 곳 :
입구석 안쪽의
위입술(Upper lip, 상순)

작은광대근(Zygomaticus minor, 소관골근)

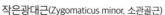

입근육의 위무리Superior group 6개의 근육 중 큰광대근Zygomaticus major, 대관골근보다 안쪽에 위치한 작은광대근Zygomaticus minor, 소관골근은 큰광대근Zygomaticus major, 대관골근과 함께 기능합니다.

위입술올림근(Levator labii superioris, 상순거근)

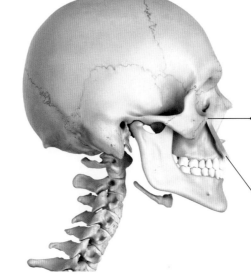

이는 곳 :
위턱뼈(Maxilla, 상악골)의
눈확아래모서리(Infraorbital
margin, 안와하연)

닿는 곳 :
위입술(Upper lip, 상순)의
가쪽 절반의 피부

위입술올림근(Levator labii superioris, 상순거근)

입근육의 위무리Superior group 6개의 근육 중 작은광대근Zygomaticus minor, 소관골근보다 안쪽에 위치한 위입술올림근Levator labii superioris, 상순거근은 '들어올리다'의 뜻이 있는 라틴어 **Levātor**에서 유래한 Levator와 '입술'의 뜻이 있는 라틴어 Labium에서 유래한 Labii, 그리고 '위'를 뜻하는 Superioris가 합쳐진 단어입니다. 슬픈 표정을 할 때 코Nose, 비와 입 사이의 고랑Groove, 구을 깊게 합니다.

위입술콧방울올림근(Levator labii superioris alaeque nasi, 상순비익거근)

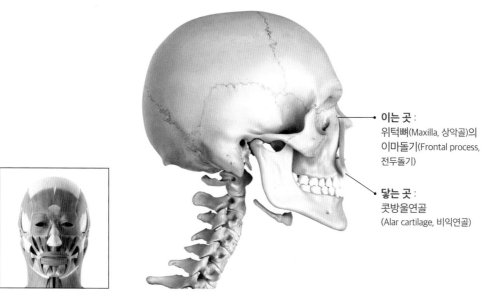

이는 곳 :
위턱뼈(Maxilla, 상악골)의
이마돌기(Frontal process,
전두돌기)

닿는 곳 :
콧방울연골
(Alar cartilage, 비익연골)

위입술콧방울올림근(Levator labii superioris alaeque nasi, 상순비익거근)

입근육의 위무리Superior group 6개의 근육 중 가장 안쪽에 위치한 위입술콧방울올림근Levator labii superioris alaeque nasi, 상순비익거근은 '들어올리다'의 뜻이 있는 라틴어 Levātor에서 유래한 Levator와 '입술'의 뜻이 있는 라틴어 Labium에서 유래한 Labii 그리고 '위'를 뜻하는 Superioris에 '날개'라는 뜻이 있는 라틴어 Ala와 접미사 -que, '코'의 뜻인 Nose가 변형된 Nasi가 합쳐진 단어입니다. 번역하면 '위입술과 코의 날개를 올리는 근육' 정도로 해석할 수 있습니다. 위입술콧방울올림근Levator labii superioris alaeque nasi, 상순비익거근이 수축하면 찡그린 표정을 지어 콧구멍Naris, 비공이 열리고, 코입술선Nasolabial line, 비순구이 주름지게 됩니다.

입꼬리올림근(Levator anguli oris, 구각거근)

이는 곳 :
위턱뼈(Maxilla, 상악골)의
눈확아래구멍(Infraorbital foramen,
안와하공) 아래부위

닿는 곳 :
입구석의 피부

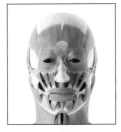

입근육의 위무리(Superior group)
얕은층(Superficial layer, 천대) 근육에
가려져 있음

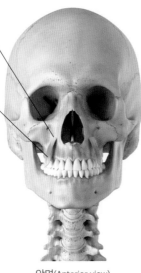

앞면(Anterior view)

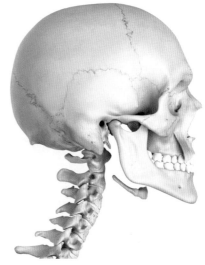

가쪽면(Lateral view)

입꼬리올림근(Levator anguli oris, 구각거근)

입근육의 위무리Superior group 6개의 근육 중 큰광대근Zygomaticus major, 대관골근, 작은광대근Zygomaticus minor, 소관골근, 위입술올림근Levator labii superioris, 상순거근, 위입술콧방울올림근Levator labii superioris alaeque nasi, 상순비익거근의 깊은층에 위치한 입꼬리올림근Levator anguli oris, 구각거근은 '들어올리다'의 뜻이 있는 라틴어 Levātor에서 유래한 Levator와 '모퉁이, 구석'의 뜻이 있는 라틴어 Angulus에서 유래한 Anguli, '입'의 뜻이 있는 라틴어 Os에서 유래한 Oris가 합쳐진 단어입니다. 입을 위로 들어올리거나 슬픈 표정을 지을 때 위입술콧방울올림근Levator labii superioris alaeque nasi, 상순비익거근과 함께 코입술선Nasolabial line, 비순구을 주름지게 합니다.

입꼬리내림근(Depressor anguli oris, 구각하체근)

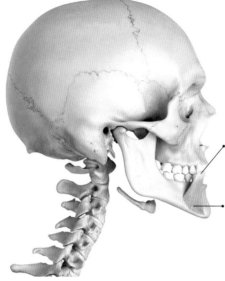

닿는 곳 :
입구석의 피부와
입둘레근(Orbicularis oris, 구륜(=윤)근)

이는 곳 :
송곳니(Canine, 견치)와
작은어금니(Premolar, 소구치)
아래의 아래턱뼈(Mandible, 하악골)의
빗선(Oblique line, 사선)

입꼬리내림근(Depressor anguli oris, 구각하체근)

입근육의 아래무리_{Inferior group} 3개의 근육 중 가장 가쪽에 위치한 입꼬리내림근_{Depressor anguli oris, 구각하체근}은 수축할 경우 입을 아래로 내려 입가에 '팔ㅅ'자 주름을 짓습니다.

아랫입술내림근(Depressor labii inferioris, 하순하체근)

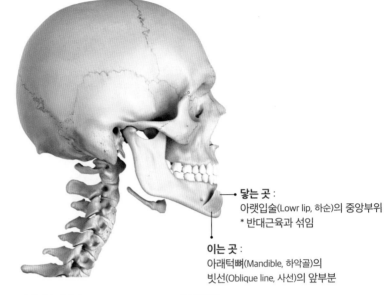

닿는 곳 :
아랫입술(Lowr lip, 하순)의 중앙부위
* 반대근육과 섞임

이는 곳 :
아래턱뼈(Mandible, 하악골)의
빗선(Oblique line, 사선)의 앞부분

아래입술내림근(Depressor laii inferioris, 하순하체근)

입근육의 아래무리Inferior group 3개의 근육 중 입꼬리내림근Depressor anguli oris, 구각하체근의 안쪽
에 위치한 아랫입술내림근Depressor labii inferioris, 하순하체근은 아랫입술을 내리는 기능을 합니다.

턱끝근(Mentalis, 이(턱)근)

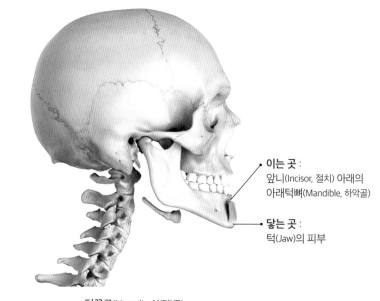

이는 곳 :
앞니(Incisor, 절치) 아래의
아래턱뼈(Mandible, 하악골)

닿는 곳 :
턱(Jaw)의 피부

턱끝근(Mentalis, 이(턱)근)

입근육의 아래무리Inferior group 3개의 근육 중 가장 안쪽 그리고 가장 깊은층에 위치한 턱

끝근Mentalis, 이근은 아랫입술을 올리거나 내미는 기능을 합니다.

| 입무리의 근육들 |

이는곳(Origin)	닿는곳(Insertion)	작용(Action)	신경지배(Innervation)
입둘레근(Orbicularis oris, 구륜(=윤)근)			
주위의 근육들과 위턱뼈 (Maxilla, 상악골), 아래턱뼈 (Mandible, 하악골)	입주위에 타원으로 연결 됨	입술(Lip, 구순)을 닫거나 내 밈(Protraction, 전인)	얼굴신경(Facial nerve, 안면 신경)
볼근(Buccinator, 협근)			
위턱뼈(Maxilla, 상악골)와 아 래턱뼈(Mandible, 하악골) 뒤부분, 날개아래턱솔기 (Pterygomandibular raphe, 익돌하악봉선)	입둘레근(Orbicularis oris, 구 륜근)과 섞임	뺨(Cheek, 협)을 누르고 압박	

1. 위무리Superior group

이는곳(Origin)	닿는곳(Insertion)	작용(Action)	신경지배(Innervation)
입꼬리당김근(Risorius, 소근)			
깨물근(Masseter, 교근)의 근막(Fascia)	입구석의 피부	입꼬리(Oral angle, 구각)를 위가쪽(Superolateral, 상외측)으로 뒤당김(Retraction, 후인) *가쪽(Lateral, 외측)으로 당김에 유리	
큰광대근(Zygomaticus major, 대관골근)			
광대뼈(Zygomatic bone, 관골) 가쪽면의 뒤부분	입구석의 피부	입꼬리(Oral angle, 구각)를 위가쪽(Superolateral, 상외측)으로 뒤당김(Retraction, 후인) *위쪽(Superior, 상방)으로 올림(Elevation, 거상)에 유리	
작은광대근(Zygomaticus minor, 소관골근)			
광대뼈(Zygomatic bone, 관골) 가쪽면의 앞부분	입구석 안쪽의 위입술(Upper lip, 상순)	입꼬리(Oral angle, 구각)를 올림(Elevation, 거상)	얼굴신경(Facial nerve, 안면신경)
위입술올림근(Levator labii superioris, 상순거근)			
위턱뼈(Maxilla, 상악골)의 눈확아래모서리(Infraorbital margin, 안와하연)	위입술(Upper lip, 상순)의 가쪽 절반의 피부	위입술(Upper lip, 상순)을 올림(Elevation, 거상), 코입술선(Nasolabial line, 비순구)을 형성	
위입술콧방울올림근(Levator labii superioris alaeque nasi, 상순비익거근)			
위턱뼈(Maxilla, 상악골)의 이마돌기(Frontal process, 전두돌기)	콧방울연골(Alar cartilage, 비익연골)	위입술(Upper lip, 상순)을 올림(Elevation, 거상), 콧구멍(Naris, 비공)을 엶	
입꼬리올림근(Levator anguli oris, 구각거근)			
위턱뼈(Maxilla, 상악골)의 눈확아래구멍(Infraorbital foramen, 안와하공) 아래부위	입구석의 피부	입꼬리(Oral angle, 구각)를 올림(Elevation, 거상), 코입술선(Nasolabial line, 비순구)을 형성	

2. 아래무리_{Inferior group}

이는곳(Origin)	닿는곳(Insertion)	작용(Action)	신경지배(Innervation)
입꼬리내림근(Depressor anguli oris, 구각하체근)			
송곳니(Canine, 견치)와 작은어금니(Premolar, 소구치) 아래의 아래턱뼈(Mandible, 하악골)의 빗선(Oblique line, 사선)	입구석의 피부와 입둘레근(Orbicularis oris, 구륜(=윤)근)	입꼬리(Oral angle, 구각)를 아래가쪽(Inferolateral, 하외측)으로 당김(Retraction, 후인)	얼굴신경(Facial nerve, 안면신경)
아랫입술내림근(Depressor labii inferioris, 하순하체근)			
아래턱뼈(Mandible, 하악골)의 빗선(Oblique line, 사선)의 앞부분	아랫입술(Lower lip, 하순)의 중앙부위 * 반대근육과 섞임	아래입술(Lower lip, 하순)을 아래가쪽(Inferolateral, 하외측)으로 뒤당김(Retraction, 후인)	
턱끝근(Mentalis, 이(턱)근)			
앞니(Incisor, 절치) 아래의 아래턱뼈(Mandible, 하악골)	턱(Jaw)의 피부	아랫입술(Lower lip, 하순)을 올림(Elevation, 거상), 내밈(Protraction, 전인), 턱(Chin, 이)을 주름지게 함	

5-13-5 씹기근육(Muscle of mastication, 저작근)들

씹기근육_{Muscle of mastication, 저작근}은 위에서부터 관자근_{Temporalis, 측두근}, 깨물근_{Masseter, 교근}, 가쪽날개근_{Lateral pterygoid, 외측익돌근}, 안쪽날개근_{Medial pterygoid, 내측익돌근}이 있습니다. 씹기근육_{Muscle of mastication, 저작근}은 턱관절_{Temporomandibular joint, 악관절}을 움직여 음식물을 찢거나 가는 움직임을 일으킵니다.

관자근(Temporalis, 측두근)

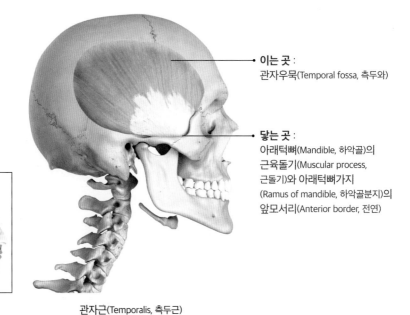

이는 곳 :
관자우묵(Temporal fossa, 측두와)

닿는 곳 :
아래턱뼈(Mandible, 하악골)의
근육돌기(Muscular process,
근돌기)와 아래턱뼈가지
(Ramus of mandible, 하악골분지)의
앞모서리(Anterior border, 전연)

관자근(Temporalis, 측두근)

4개의 씹기근육Muscle of mastication, 저작근 중 가장 위에 위치한 관자근Temporalis, 측두근은 관자뼈 Temporal bone, 측두골에서 이는 넓고 큰 근육입니다. 관자근Temporalis, 측두근은 아래턱뼈Mandible, 하악골를 위로 올리는 강력한 근육이며 뒤로 당기는 기능도 합니다.

깨물근(Masseter, 교근)

이는 곳 :
위턱뼈(Maxilla, 상악골)의
광대돌기(Zygomatic process, 관골돌기) 앞 2/3,
광대뼈(Zygomatic, 관골)의
위턱돌기(Maxillary process, 상악돌기)

닿는 곳 :
아래턱뼈(Mandible,
하악골)의
턱뼈가지(Ramus of
mandible, 하악지)의
가쪽면 뒤부분

이는 곳 :
광대활(Zygomatic arch,
관골궁)의 안쪽면과
아래모서리의 뒤부분

닿는 곳 :
아래턱뼈(Mandible,
하악골)의 턱뼈가지
(Ramus of mandible,
하악지)의 중앙부분과
위부분

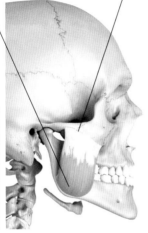 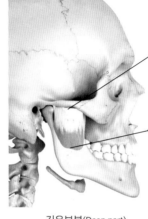

얕은부분(Superficial part)   깊은부분(Deep part)

깨물근(Masseter, 교근)

4개의 씹기근육Muscle of mastication, 저작근 중 관자근Temporalis, 측두근의 아래 얕은층에 위치한 깨물근Masseter, 교근은 '씹다'의 뜻이 있는 그리스어 μᾰσᾰ́ομαιmasáomai에서 유래하였습니다. 관자근Temporalis, 측두근과 함께 아래턱뼈를 위로 올리는 강력한 근육입니다.

가쪽날개근(Lateral pterygoid, 외측익돌근)과 안쪽날개근(Medial pterygoid, 내측익돌근)

가쪽날개근
(Lateral pterygoid, 외측익돌근)

이는 곳 :
나비뼈(Sphenoid bone, 접형골)의
날개돌기(Pterygoid process, 익상돌기)
가쪽판(Lateral plate, 외측판)의 가쪽면

닿는 곳 :
턱관절(Temporomandibular joint, 악관절)의
관절주머니(Joint capsule, 관절낭)와
턱뼈목(Neck of mandible, 하악경)의
날개근오목(Pterygoid fovea, 익돌근와)

안쪽날개근
(Medial pterygoid, 내측익돌근)

이는 곳 :
나비뼈(Sphenoid bone, 접형골)의
날개돌기(Pterygoid process, 익상돌기)
가쪽판(Lateral plate, 외측판)의 안쪽면

닿는 곳 :
아래턱뼈(Mandible, 하악골)의
턱뼈각(Mandibular angle, 하악각)의
안쪽면

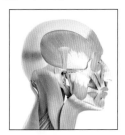

깨물근(Masseter, 교근)과
아래턱뼈(Mandible, 하악골)에
가려져 있음

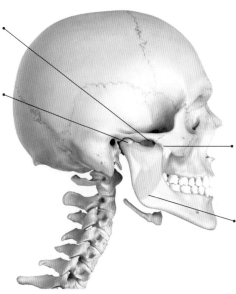

얼굴뼈(Facial bone, 안면골)의
속면(Internal surface, 내면)의 옆면(Side view)

▲ 가쪽날개근(Lateral pterygoid)과 안쪽날개근(Medial pterygoid)

4개의 씹기근육Muscle of mastication, 저작근 중 가장 깊은층에 있는 가쪽날개근Lateral pterygoid, 외측익돌근과 안쪽날개근Medial pterygoid, 내측익돌근은 아래턱뼈Mandible, 하악골의 속면Internal surface, 내면에 위치합니다. 두 근육은 서로 상호작용하여 턱Chin, 이이 앞뒤좌우로 움직여 음식을 갈 수 있도록 합니다.

| 씹기근육들 |

이는곳(Origin)	닿는곳(Insertion)	작용(Action)	신경지배(Innervation)
관자근(Temporalis, 측두근)			
관자우묵(Temporal fossa, 측두와)	아래턱뼈(Mandible, 하악골)의 근육돌기(Muscular process, 근돌기)와 아래턱뼈가지(Ramus of mandible, 하악골분지)의 앞모서리(Anterior border, 전연)	턱(Chin, 이)을 올림(Elevation, 거상), 뒤당김(Retraction, 후인)	아래턱신경(Mandibular nerve, 하악신경)에서 분지한 깊은관자신경(Deep temporal nerve, 심측두신경)
깨물근(Masseter, 교근)			
얕은부분(Superficial part)			
위턱뼈(Maxilla, 상악골)의 광대돌기(Zygomatic process, 관골돌기) 앞 2/3, 광대뼈(Zygomatic, 관골)의 위턱돌기(Maxillary process, 상악돌기)	아래턱뼈(Mandible, 하악골)의 턱뼈가지(Ramus of mandible, 하악지)의 가쪽면 뒤부분	턱(Chin, 이)을 올림(Elevation, 거상)	아래턱신경(Mandibular nerve, 하악신경)에서 분지한 깨물근신경(Masseteric nerve, 교근신경)
깊은부분(Deep part)			
광대활(Zygomatic arch, 관골궁)의 안쪽면과 아래모서리의 뒤부분	아래턱뼈(Mandible, 하악골)의 턱뼈가지(Ramus of mandible, 하악지)의 중앙부분과 위부분		
가쪽날개근(Lateral pterygoid, 외측익돌근)			
나비뼈(Sphenoid bone, 접형골)의 날개돌기(Pterygoid process, 익상돌기) 가쪽판(Lateral plate, 외측판)의 가쪽면	턱관절(Temporomandibular joint, 악관절)의 관절주머니(Joint capsule, 관절낭)와 턱뼈목(Neck of mandible, 하악경)의 날개근오목(Pterygoid fovea, 익돌근와)	턱(Chin, 이)을 내밈(Protraction, 전인), 좌우로 움직임	아래턱신경(Mandibular nerve, 하악신경) 앞가지(Anterior branch, 전지) 혹은 볼가지(Buccal branch, 협근지)에서 분지한 가쪽날개근신경(Lateral pterygoid nerve, 외측익돌근신경)
안쪽날개근(Medial pterygoid, 내측익돌근)			
나비뼈(Sphenoid bone, 접형골)의 날개돌기(Pterygoid process, 익상돌기) 가쪽판(Lateral plate, 외측판)의 안쪽면	아래턱뼈(Mandible, 하악골)의 턱뼈각(Mandibular angle, 하악각)의 안쪽면	턱(Chin, 이)을 올림(Elevation, 거상), 좌우로 움직임	아래턱신경(Mandibular nerve, 하악신경)에서 분지한 안쪽날개근신경(Medial pterygoid nerve, 내측익돌근신경)

MEMO